만병의 치료 근원은 정혈에서

현대적 부항 치료 실제와 실무

박종갑 편저

◇부록◇

① 각법 소론
② 자침 사혈법의 원류
③ 전체 시술법
④ 십사·경락별 시술법
⑤ 병명별·경락별 요소시술점도

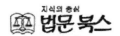
지식의 중심
법문 북스

推　薦　辭

慶　熙　大　學　校
韓醫科大學敎授
市內韓方病院長

韓醫學博士　宋　炳　基

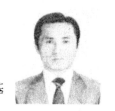

흡각요법이란 전래의 부항요법을 말한다.

부항을 붙이는 방법은 원래 부항단지 속에 솜이나 알콜등을 넣고 불을 붙여 몸에 부착되도록 하는 점화식이 주로 이용되어 왔으나 근래에는 펌프작용에 의하여 음압 (陰壓) 을 형성하는 수동식 또는 전동식의 흡각기가 개발되어 누구나 쉽게 이용할 수 있게 되었다.

흡각요법은 그 방법에 따라 습각 (濕角) 과 건각 (乾角) 으로 나눌 수 있다.

습각이란 체표의 국소에 삼능침으로 자침 (刺針) 을 하고 부항을 붙여서 피를 빼는 방법으로 주로 상처의 응혈 (凝血) 이나 담액 (痰液) 또는 고름을 배출할 목적으로 활용된다. 그러나 이 방법은 정확한 적응증과 시술상의 기술이 요구 됨으로 전문가가 아니면 활용할 수가 없다.

반면 건각 (乾角) 은 시술상의 어려움이나 위험성이 별로 없기 때문에 가정에서도 쉽게 활용할 수 있다.

건각은 다만 부항속의 陰壓에 의하여 모세혈관속을 흐르고 있는 汚染된 혈액을 皮下에 滲出시켜 조직에서 濾過시켜 再吸收시키는 기전으로 淨血作用의 效果가 있음으로 건강증진과 전신요법의 목적으로 널리 활용된다.

특히 吸角療法은 한의학의 經絡理論과 결부하여 시행한다면 고혈압, 당뇨병, 신장병, 위장병, 부인병, 관절염 및 기타 만성 신경통 등 현대 성인병의 치료에 우수한 효과를 나타낸다.

마침 흡각요법에 대한 믿을 만한 참고 서적이 없던차에 韓方醫書出版에 평생을 정진해 오신 朴鐘甲선생께서 이번에 흡각 요법의 부항치료법을 · 체계적으로 정리하여 一卷書로 出刊을 보게됨은 참으로 다행한 일이 아닐수 없다.

이 책은 흡각요법의 모든것에 대하여 알기쉽고 간명하게 설명하였을 뿐 아니라 자세한 도해 (圖解)를 곁드려 누구나 쉽게 이해할 수 있도록 편찬되었다.

흡각요법의 대중하에 공헌할 수 있는 좋은 참고서로서 이방면에 관심이 있는 모든이의 좋은 반려가 될 것을 믿어 의심치 않음으로 감히 추천과 함께 一讀을 해도 좋은 책이므로 권하여 드리는 바이다.

宋 백기

4 -

머 리 말

사람은 삶을 영위하기 爲하여 제각기 건강하기를 願하고 있으며 건강하려고 온갖 努力을 아끼지 아니한다.

건강이란, 여러가지로 들 수 있겠으나 첫째로는 自己 몸에 循環하고 있는 血液이 靑血해야 됨은 누구나 잘 알고 있는 當識이다.

이 血液이 깨끗하지 못하면 成人病의 原因이 될 수도 있으며 現今에 와서 成人病이 갑작스럽게 많아짐에 따라 다소 소홀되었든 東洋醫學에 깊은 關心이 높아졌으며, 現代醫學으로 不可能한 難治病이나 成人病등과 瘀血 血行障害 等의 治療를 하기 爲하여 東洋醫學古來의 槪念을 十分解明하고 이들 병마를 打開하기 爲하여 이 方面에 많은 硏究와 努力을 경주하고 있는 實情이다.

一般的으로 瘀血關係에 對한 治療는 湯液으로서는 驅瘀血劑를 쓰고 針灸로서는 瀉血을 하거나 吸角 吸玉(부항사용) 刺絡을 하는 것이 代表的인 例라 하겠다.

湯液은 이 方面에 硏究하시는 분들이 많아 量과 質이 高度로 發達되어 있음이 주지의 事實이나 "針灸"에 있어서는 刺絡程度로 傳하여진 實情이어서 數年前부터 부항기를 本格的으로 利用, 治療, 硏究하는 분들도 없지 않다. 따라서 最近에 와서는 東洋醫學과 特히 吸角에 關한 優秀한 書籍들이 많이 나와있고 부항이 始初로 開發하였던 中國吸角에 關한 文獻과 針灸治療의 理解道가 넓어졌고 부항 역시 現代式으로 多少發展이 되어 이 分野 治療에 크게 寄與하고 있다.

이 책은 吸玉에 對한 必要性을 强調하였으며 앞으로 부항 使用에 있어 現代化를 向한 道具開發과 많은 文獻收集을 넓혀 吸玉療

法 研究家들이 온갖 情熱을 솟아 일할 수 있는데 조금이라도 도움될까하여 編纂되었으며 附缸의 歷史를 살펴보니 中國·宋나라때부터 부항은 화관요법으로 名命하여 人類疾病退治에 利用되어 왔고 그 效力도 大端하였다고 한다. 그래서 이 學問이 간단하면서도 人類疾病退治에 必要하리라고 믿어 의심치 않기에 이 學問普及을 決心하게 되었으며 이 책은 부항의 歷史를 더듬어 本交에 있어 王鳳儀著 화관요법과 任煥朝著 약관요법을 中心하여 翻譯해 넣고 現代版으로 代表的인 黑岩東五著 眞空淨血療法과 吸角療法目 黑章希 및 浜田章太郎著 吸壓療法도 參考로 하였으며 著者의 一見과 부항 使用의 初步者를 爲하여 實用篇을 두어 부항사용에 불편과 어색함이 없도록 詳細한 說明과 努力을 아끼지 아니하였다.

부항療法의 대상 疾病이라면 84種의 疾病을 治療할 수 있다고 하나 大略 다음을 들 수 있겠다.

화농성 각종 염증 細菌性赤痢 各種 바이르스性 肝炎, 크레톨이 쌓여 血管이 수축되고 血行障害가 있어 血液流通이 원활하지 못한데 淨血療法으로 關節류마치스 酒皶乾癬은 五回程度 吸玉療法으로 治癒된다고 한다. (王鳳儀의 화관요법에서) 以上과 같이 그 利用度가 광법위하고 그 治癒效果도 大端하다고 보면 이 "경의적인 요법이야 말로 앞으로 크게 각광 발전할 可能性이 있음을 믿어 의심치 않으며 이 책으로 하여금 初步者의 부항이용에 專門家의 硏究에 多小나마 도움이 되었으면 多幸으로 여기는 바이다.

編著者씀

凡 例

1) 이 책은 中國의 王鳳儀 著 「火罐療法」 任煥朝의 「藥罐療法」을 中心하고 編著者가 우리 日常生活에 便利하고 有益한 부항사용에 必要로 하는 用語等을 挿入하고 「月刊中醫雜誌」 그外 中國雜誌와 吸玉療法에 관련된 문헌을 골라 全譯하였으며 特히 眞空淨血療法 및 吸角療法의 冊子를 參考로 하였다. (14經絡과 要所시술점 等)

2) 부항을 使用하는 初心者를 爲하여 다음의 用語는 그 根本的인 뜻이 같음을 알려둔다.

㉮ 吸角器(흡각기) ㉯ 附缸器(부항기) ㉰ 電氣부항기 ㉱흡옥기 ㉲ 방기등은 모두가 淨血하는 기구 이름이나 정혈하는 用語임을 알려 둡니다.

3) 14경락이라 함은 針灸學에 있어 基本이 되는 經絡이고 經穴은 침이나 뜸을 놓는 자리인데 吸角(흡각)을 시도할때 주로 이자리를 이용하여 부항하는 것입니다. 特히 注意할 사항은 〔吸玉이나 吸角·附缸〕은 모두 같은 뜻으로 淨血하는 方法입니다.

以上의 用語을 參考로 하시어 부항구입과 使用에 혼동하는 일이 없어시기를 바라면서 現代式으로 普及되고 있는 펌푸式 부항기가 일반에 많이 이용되고 있는 實情이나, 使用者의 기호에 따라 재래式인 火罐부항기도 그 효력과 위력은 더욱 좋읍니다.

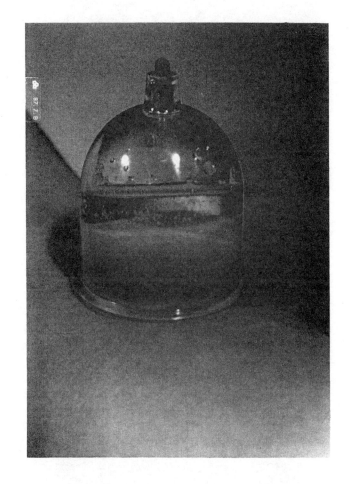

부항사용후 생기는 기포실험(氣泡實驗)

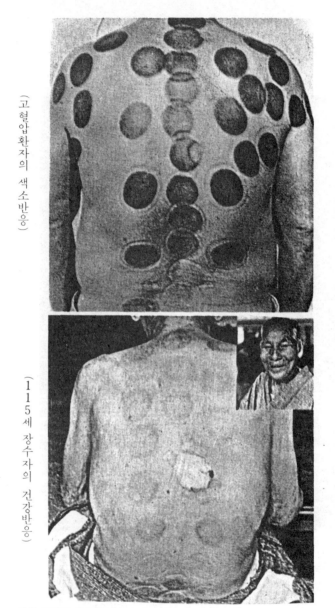

(고혈압환자의 색소반응)

(115세 장수자의 건강반응)

흡옥(吸玉)을 하였을때 (부항을 붙였을때) 나타나는 색소반응

※ 색소를 봐서 체내 어느부분의 질병 유무를 알수 있다.

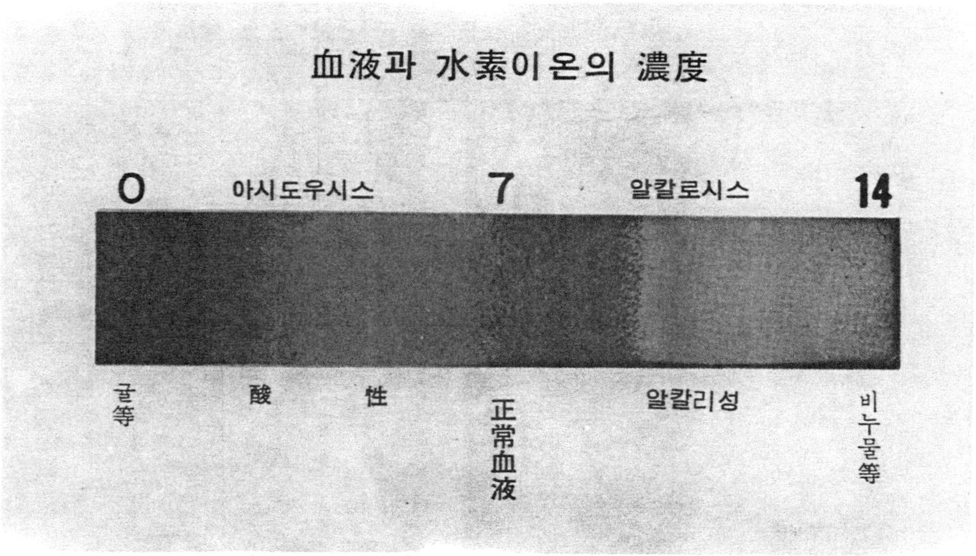

血液와 水素이온의 濃度

0   7   14

아시도우시스   알칼로시스

물쪽   酸性   正常血液   알칼리성   비누물쪽

정상혈액은 PH 7.0 PH 7.3 전후의 약 알칼리성이래야 건강상태를 유지한다. PH 6.8 PH 6.5, 6.0…… 으로 되면 점차 산성체질이 될뿐아니라 화학균이 번식하게 되니 이온처리를 하여 깨끗한 혈액유지가 중요하다.

혈액의 수소이온 농도

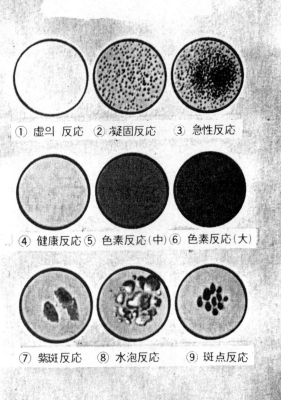

진공정혈요법의 치료반응

① 虛의 反応　② 凝固反応　③ 急性反応

④ 健康反応　⑤ 色素反応(中)　⑥ 色素反応(大)

⑦ 紫斑反応　⑧ 水泡反応　⑨ 斑点反応

인체에 부항시술을 하면 위와같은 반응이 나온다

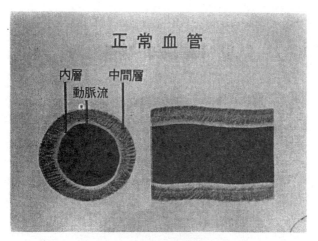

正常 血管

內層　中間層

動脈流

정상적 혈관

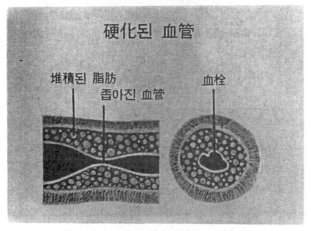

硬化된 血管

堆積된 脂肪

좁아진 血管

血栓

경화된 혈관

크래스톨이 싸여 경화된 血管과 正常血管

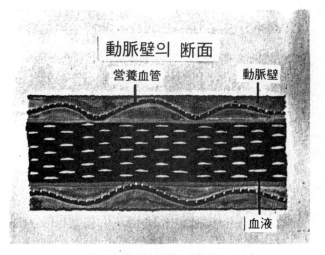

動脈壁의 斷面

営養血管　　　　　　　　　動脈壁

血液

正常血管과 그 斷面図

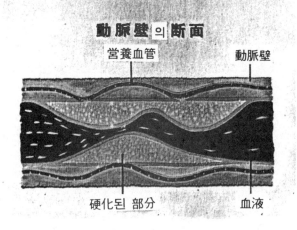

動脈壁의 斷面

営養血管　　　　　　　　　動脈壁

硬化된 部分　　　　　血液

硬化된 血管과 그 斷面模型図

정상.이상의 동맥벽의 단면도

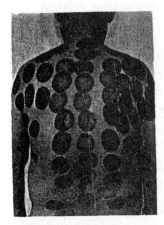

③66歲,男子,高血压,五十肩

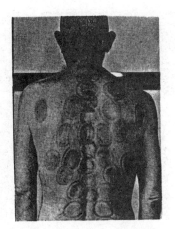

① 81歲，男子，健康

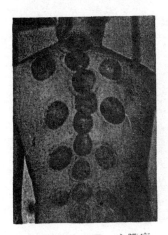

④ 47歲，男子，心臟病

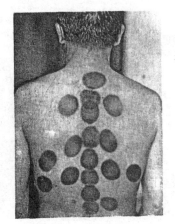

② 56歲，男子，肝臟病

색소반응의예 1

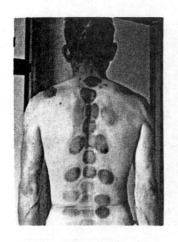

③65歳、男子、高血圧、便秘

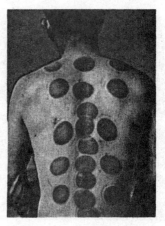

①45歳、男子、膽囊과 右腎臟病

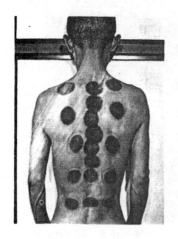

④54歳、男子、慢性胃腸病

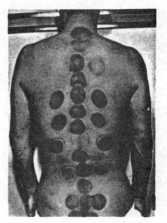

②41歳、男子、肝臟、腎臟病

색소반응의예 2

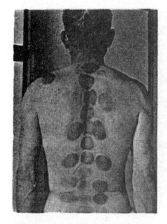

③ 65歲, 男子, 高血圧, 便秘

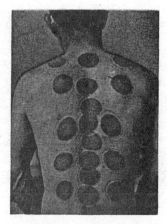

① 45歲, 男子, 胆嚢과 右腎臟病

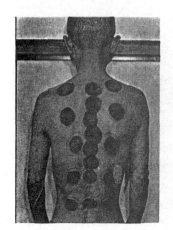

④ 54歲, 男子, 慢性胃腸病

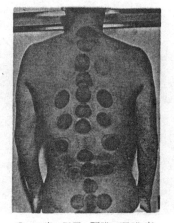

② 41歲, 男子, 肝臟, 腎臟病

배부색소반응예

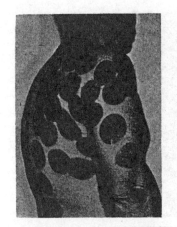

③ 48歳, 男子, 高血圧, 肩臂痛

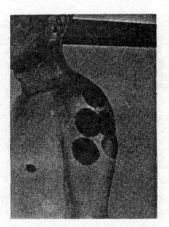

① 55歳, 男子, 肩臂痛

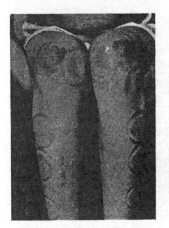

④ 58歳, 男子, 膝関節炎, 胃疾患

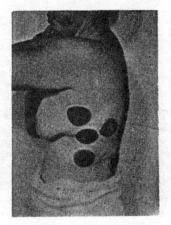

② 52歳, 女子, 脾臓疾患

국소색소반응예

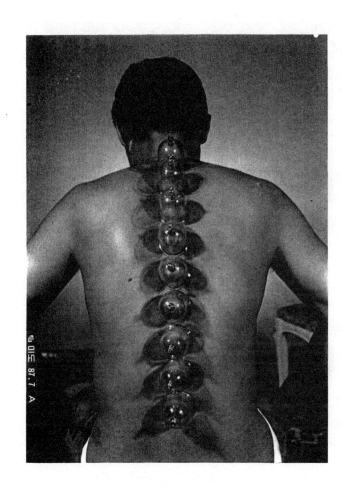

◎ 모든 질병의 근본시술법

전체시술법

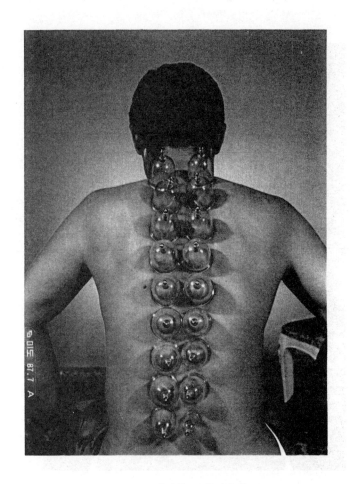

◎ 모든 질병의 근본시술법

전체시술법

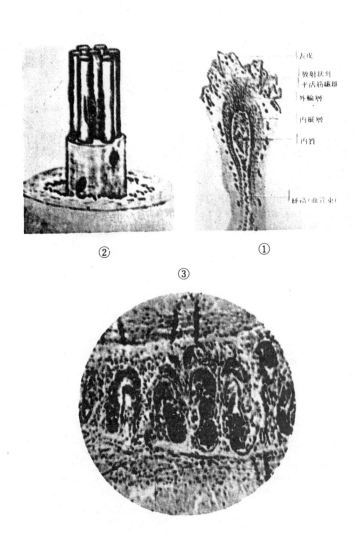

②

表皮
放射状의 平滑筋纖耕
外輪層
內縱層
內質

絲球(血管束)

①

③

① 은 표층경혈의 단면도   ② 는 경락의 단면모형도

③ 표층경혈 小体内質의 모세혈관망)

표층경혈단면도 (表層經穴斷面図)

정혈법과 경혈의 관계

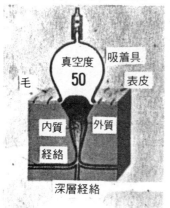

真空度 **50**

吸着具

毛

表皮

内質

外質

経絡

深層経絡

③ 진공도 50

정혈법과 경혈의 관계

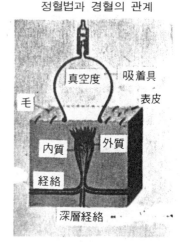

真空度

吸着具

毛

表皮

内質

外質

経絡

深層経絡

① 진공도 0

정혈법과 경혈의 관계

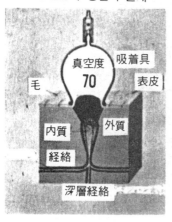

真空度 **70**

吸着具

毛

表皮

内質

外質

経絡

深層経絡

④ 진공도 70

정혈법과 경혈의 관계

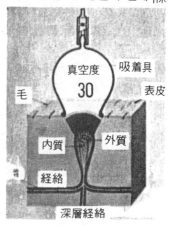

真空度 **30**

吸着具

毛

表皮

内質

外質

経絡

深層経絡

② 진공도 30

경혈을 통한 가스교환의 원리

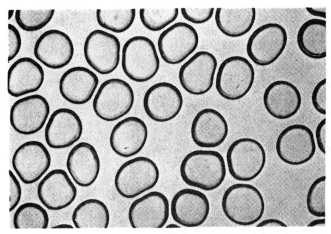

정상적혈구

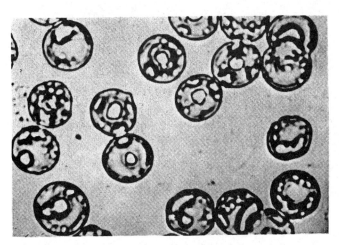

정상적혈구와 병적적혈구

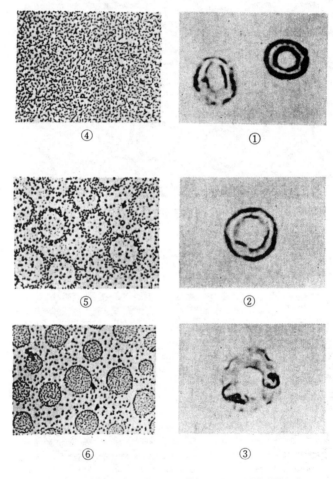

수포액내의 병적 적혈구와 과립(顆粒)

目　　次

산부인과 질환

iv

v

제 4 부　임상치료

vii

제1부 실용편(實用篇)

1. 이책의 내용

　이책은 가장 쉽게 많은 사람들이 활용할 수 있도록 부항기(附缸), 흡각(吸角)기, 진공정혈요법(眞空淨血療法)기, 사혈(瀉血)기, 火罐療法(화관요법) 등을 막론한 어떠한 기구라도 이책으로 하여금 모두 사용할 수 있도록 편찬한 것이 특색이며 사실상 以上 네가지 기구는 같은 것으로 모두가 청혈하는 일종의 방법이며 기구임을 알려 둔다.

　부항요법은(흡각요법) 한마디로 진공청혈요법이라고 말할 수 있다. 사람의 몸속에는 큰혈관으로부터 적은 혈관에 이르기까지 수많은 혈관이 분포되어, 이 혈관을 통하여 정맥과 동맥이 쉴사이 없이 움직이고 있는 인체내의 혈액 $1mm^2$ 당 450-500만개의 적혈구가 있다. 적혈구의 성분은 수분을 제외하고 거의 헤모글로빈이다.

　이 헤모글로빈은 磁性을 띤 철을 함유한 붉은 색소와 글로빈이라는 단백질로 결합되는데 1분자 중 4개의 헴이 들어 있다.

　헴이 심장을 통과 할때 심장에서 전류 영향을 받아 강자성의 헴으로되어 산소운반과 탄산가스 배출이란 헤모글로빈 본래의 기능을 다하게 된다.

　그런데 이때 헤모글로빈의 철이 미약한 경우나 혈관이 노쇄하거나 혈관내 크래스톨이라는 노폐물이 쌓이게 되면 혈관은 본래의 의무를 다하지 못하게 된다. 이 크래스톨이 과잉 축축이 되면 동맥경화의 현상으로 중년이후에 많으나 젊은층도 나타나는 경우도 없지는 않다.

이것은 자동차가 가스린의 힘으로 움직이나 이 가스린에 이물질이 섞이게 되어 연료가 지나가는 어느 부분을 막아주면 곧 엔진의 상태가 좋치 못하고, 심하게 되면 자동차가 정지하는 경우를 볼 수 있듯이 사람의 몸에 맑지 못한 혈액이나 크래스톨이 쌓여 혈관의 수축작용을 원활하지 못하게 되면 심장으로 부터 강한 반박과 무리한 역할로 인체내에 이상을 일으키게 됩니다.

이러한 경우는 누구나 조심하여야 되기에 우리 일반 가정에서 민간요법으로 활용할 수 있도록 하는데 역점을 두어, 현재 우리나라에서 생산되고 있는 각종 부항(흡각) 모두를 이책으로 하여금 용이하게 사용할 수 있도록 하였으며, 부항요법은 그 기구가 많은 변천을 하여 왔음은 두말할 나위도 없으나 그원리는 몸에 좋치못한 피가 축척되어 있는 것을 사혈 혹은 정혈화 하는데 목적이 있기에 기구 이용은 각자 필요한 데로 이용하셔도 좋으나, 일반적으로 불로하는 부항이 더욱 힘이 강하여 흡각이 많이 됨을 알려 두는 바이다.

2. 부항기(흡각기) 사용법

※ 현재 유통되고 있는 부항기를 크게 대분하면서 세가지 종류로 나눌 수 있다.

1) 펌프式 부항기 : 펌프식으로 된 부항기인데 부항의 알맹이를 부항기에 꽂아 사혈 기타 목적에 따라 살위에 올려놓고 펌프를 실우면서 살이 흡각(흡옥)되어 모든 부위가 당기게 되어 혈관속에 쌓인 **좋지못한** 물질이 흡각되어 혈액을 정화시킨다.

2) 항아리 부항기: 적은 항아리와 같은 모양을 한 부항에 알콜을 품어 그 알콜에 불을 붙이고, 이 항아리를 일정한 부위(部位)에 붙여 피부 표면에 인위적인 진공자락을 주면 공기의 분압(分壓)차로 가스교환이 일어나고, 경혈에 침체되어 있는 이상 혈액이 제거되어 혈액이 정화되고, 산염(酸鹽) 기준의 평행이 유지되어 건강한 체력을 유지한다.

3) 전기 부항기:모든 원리는 앞서 설명한 두가지 부항과 꼭 같으나 다만 전기로 사용하여 인위적인 힘이 들지않고 사용할 수 있으나 그 가격의 차로 일반가정에서 사용하는 예는 드물다.
※ 이상의 모든 부항기는 같은 목적과 그 원리와 용도가 동일 하므로 이용하는 사람에 따라 손에 익은 것을 사용함이 좋을듯 합니다.

3. 펌프式 부항기의 종류 및 사용법

한일부항기, 대전부항기, 현대부항기 등이 있으며, 그중 한손으로 마치 권총 방아쇠를 당기는 것과 같은 부항은 대단히 편리한 현대식인 부항기이다.

◉ 그사용법의 요령은
첫째 ①의 그림과 같이 부항의 알맹이를 원하는 환부(患部)의 크기에 따라 골라 잡아 왼손에 잡고, 그림 ② 와 같이 오른손에 부항 펌프를 잡아 그림 ③과 같이 펌프에 부항 알맹이를 꽂아 주십시요. 다음에는 이상태의 부항기를 그림 ④ 와 같이 자기가 원하는 부위에 놓고 공기가 새어 들어가지 않게 꼭 누른 다음 펌프를 실우게 되면 부항이 닿은 곳은 반달식으로 당기게 되는데, 여기서부터 강약의 조절은 시술상의 주의와 치료 지침에 따라 활용하시기 바랍니다.

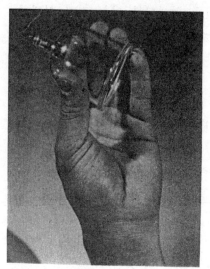

〈그림 1〉

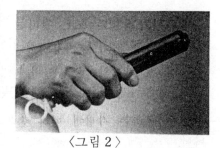

〈그림 2〉

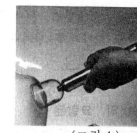

〈그림 3〉

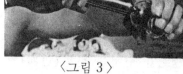

〈그림 4〉

4. 항아리 부항기의 종류 및 사용법

　제 3 의학의 방기, 동의부항기 등이 있으며 모든 원리는 펌프式과 같으나, 다만 알콜로 사용하는 것이 특징이고, 옛날 우리 선조들이 종지로 널리 이용하여 온 것에 착안하여 현대식으로 많이 변천되어 있으나, 화상에 주의하여 그 요령과 숙련의 기술이 필요하나 그 위력은 펌프式 보다 대단히 강한것이 장점이라 하겠다.

◉ 그사용의 요령은

　시술시에는 반드시 시술용 로숀을 피부에 바르고 그림①과　같이 알콜을 부항기 안에 품어 넣는다. 큰 그림②와 같이 알콜양을 조정하여 그림 3과 같이 항아리주의 (피부에 다을곳)를 깨끗이 닦고, 알콜램프에서 점화하여 반드시 큰 그림 5와 같은 형으로 세워 즉 한쪽 모서리부터 피부에 대고 재빨리 피부 전체에　부착시킨다. (그림 5와 같이) 이와같이 요령있게 붙이면 화상의　위험성이 없으므로 재빨리 붙이도록 계속 연습해 두는 것이 좋다.

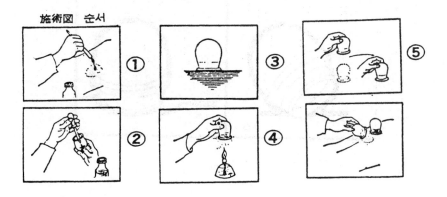

施術図　순서

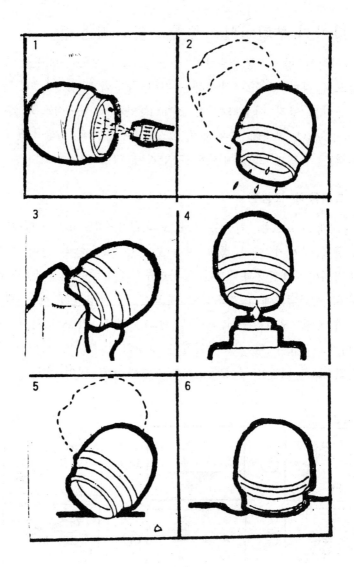

5. 전기 부항기의 사용법

전동식 부항기는 현재 우리나라에서는 널리 사용되고 있지는 않다. 이것은 모터의 성능, 吸引力이 좋아야 하며, 진공도 74 ㎝ Hg 까지 吸引할 수 있어야 하며 사용법은 간단하다. 장점은 한 번에 여러 사람을 시술하여도 무리가 안돼 병원이나 환자가 많은 데 적격이라 할 수 있고, 전동 흡각기에 전기를 연결한 후 스윗치를 넣고, 유리흡착구를 치료점 피부에 대고 그 위에 붙어있는 접속자(接續子)에다 전동기의 고무호오스만 가져다 붙이면 흡착이 된다.

처음에는 진공도 조절미터 40정도에 맞추어 놓고 흡각하며 차차 50 - 60 등으로 올려 놓을수도 있다. 시술시간은 초행자는 30초 정도, 차츰 시간을 늘려 3분정도까지 가능하다. (요, 색소 반응을 봐가면서 조절하는 것이 좋다) 알아두어야 할 것은, 흡각구를 떼는 요령은 흡각구에 달려있는 고무호오스의 중간부분을 두 손가락으로 누르면 밸부가 열려 공기가 들어가고 흡각구는 자연 떨어진다. 자주 시술하면 그 요령이 생겨 익숙해 질 것이다.

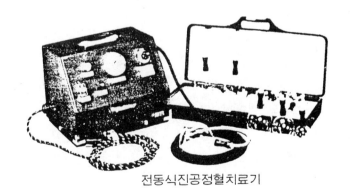

전동식진공정혈치료기

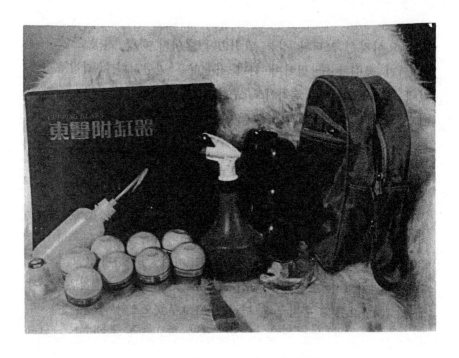

각종 정혈치료기(浄血治療器)

6. 색소반응은 질병의 정도를 정한다.

　피부는 호흡, 분비 및 배설(排泄)을 통해서 체액을 정화하는 중요한 기능을 가지고 있으며, 그 총면적은 어른의 경우 평균 약 1.6평방미이터가 되고, 표피(表皮)의 두께는 〈평균 1.5 ～ 2 밀리〉로써 사람의 몸을 보호하고 있다. 또한 피부는 내장의 거울이라고도 하며, 오장육부의 각 내장으로부터 피부의 표면을 향하여 거미줄 처럼 헤아릴 수없이 수많은 경락이 흘러서 항상 내장의 노폐물(老廢物)이나 이상혈액(異常血夜)을 피부표면에 운반하여 자연스러운 정혈작용을 하고 있다. 내장의 이상은 피부에 반응을 나타나며, 특히 관련성이 있는 경락상의 피부에 필연적으로 나타나는 것이다.

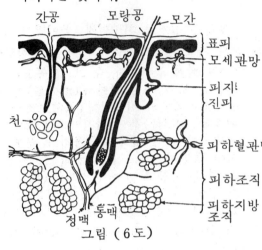

간공   모랑공   모간

표피
모세관망
피지
진피
피하혈관망
피하조직
피하지방
조직
천
정맥 동맥

그림 (6도)

경락상이라고 할 수 있는 피부면에는 거의 예외없이 여드름. 사마귀, 종기, 점 따위가 생겨난다. 그러므로 피부면의 경락상에 부항기로 압력차를 가해 보면, 건강치 못한 상태에서 이상혈액이 있을 경우에는 반드시 색소반응이 나타나지만, 건강상태인 경우에는 이상혈액이 적기 때문에 동일한 공기 압력차에도 불구하고 절대로 강한 색소반응은 나타나지 않는다.

피부의 구조

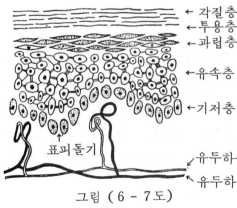

← 각질층
← 투용층
← 과립층
← 유속층
← 기저층

표피돌기

유두하층동맥
유두하층정맥

그림 (6 - 7도)

여기에는 예외(例外)란 있을 수 없는 현상으로

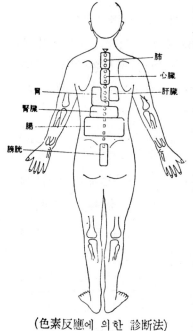

肺
心臓
胃
肝臓
腎臓
腸
膀胱

(色素反應에 의한 診斷法)

그림 (1 ~ 3 圖)

반드시 동일한 진공도(眞空度)라 할지라
도 어디서나 같은 색소 반응은 일어나지
않는 것이다.

7. 색소반응으로 건강도 알 수 있다.

부항을 일정한 피부면에 붙이면 진공
도의 강도 반응에 따라서 표피는 부항알맹
이속에 빨려 올려온다. 즉 그 진공도가 강
할수록, 즉 공기의 압력차(壓力差)가 강
할수록 표면의 이상혈액(異常血液)의
배출량(排出量)은 많아지며 색소반응은
강해진다. 이 원리를 응용하여 피부 표
면에 동일한 진공도를 가하면 그 사람의
몸 속에 머물고 있는 이상혈액(異常血液)
의 양과, 그 정도, 그 부위가 피부 표면에
나타나는 색소반응에 의해서 거의 판명되
는 것이다. 이 색소반응에 따라서 그 사
람의 건강도를 알 수 있다.

8. 모든 질병은 혈액정화로 부터

천연색그림 3은 색소반응의 진단법인데, 오른쪽 사람은 병이 없고 건강
하며, 왼쪽 사람은 고혈압증인 사람의 색소반응의 예이다.
물론 두사람 다 동일한 부항의 규격, 동일한 진공도, 동일한 붙이
는시간에 의한 것이다. 오른쪽 건강한 사람의 척추는 이상
이 없지만, 왼쪽 건강치 못한 사람은 척추는 급(c)형으

로 만곡하고 있다. 이것은 간장의 기능 저하를 의미한다. 혈액이 깨끗하면 근육은 자연히 바란스가 잡혀 척추는 스스로 바르게 된다. 혈액이 병적 상태가 되면 인체의 균형이 무너져서 이와 같이 척추가 만곡형으로 굽게 된다. 이 척추의 만곡을 질병의 원인으로 생각하고 있는 사람들이 있다. 그러나 이 만곡이 질병의 유일한 원인이 아니며, 이상혈액이 질병의 원인이 되는 것이다. 이상혈액에 의해서 척추도 만곡되고 동시에 질병도 유발(誘發)된다. 따라서 혈액이 깨끗해지면, 척추도 자연히 바르게 되고 무병 무탈한 사람이 된다. 위하수(胃下垂)나 자궁 위치 이상등도 모두 이 혈액 이상화(異常化)에 의한 근육 이완(弛緩)에 의한 것이며, 수술보다 정혈(淨血)이 선결문제다.

혼탁(混濁) 해진 어혈(瘀血)이 만병을 일으키는 근원(根原)으로 고담(古談)에 「피(血液)가 깨끗하면 무병하다」는 소치(所致)가 바로 여기에 있는 것이다.

〔註〕 색소반응은 질병과 관계있는 부위에 강(强)하게 나타난다.

천연색 그림 삽화(揷畫)의 사진에서 왼쪽 사람은 색소반응의 표증(表症)이다.

동일한 규격의 부항, 동일한 진공도, 동일한 흡착시간 이지만 이와 같이 동일인(同一人)에 있어서도 色素反應으로서 나타나는 이상혈액(異常血液)이 존재하는 부위가 확실하게 다르다는 점이다. 이 사람은 여러해 동안 신장병으로 고생하고, 병원에도 입원하여 치료도 받았지만, 좀처럼 병세는 호전하지 않았다는 것이다. 이사람의 색소반응에서 가장 강한 곳은 팔꿈치 관절 높이의 등 부분의 두 곳인데, 이것은 신장(腎臟) 색소반응의 반응점(反應點)이다. 그 까닭은 다른곳 보다 신장에 이상혈액(異常血液)이 고여 있다는 것을 표시하고 있으며, 그것이 질병의 원인이 되며, 피부 표면에 부항으로 진공 상태를 가함으로써 이상혈액이 질병과 관련 되는 곳에 나타난다는 것을 표시하고 있기 때문이다. 또한 미저골(尾低骨) 부근의 색소반응도 강하다는 것은 방광의 배설 기능의 저하를 나타내는 것인데, 여러 해의 고혈압의 원인은 이 기능의 저하에서 유래한다는 것을 알 수 있다. 한편 이상이 없는 등(背) 위쪽 부근에는 강한 색소반응(色素反應)을 볼 수 없는데, 만일 이 색소반응(色素反應)으로서 나오는 피가, 내출혈(內出血)에 의해서 나오는 정상적인 피라면, 몸 곳곳에 정상적인 혈액은 항상 분포하고 있기 때문에 동일한 규격의 부항, 동일한 진공도, 동일한 흡착시간이라면, 어느 부위에서든지 동일한 색소반응을 나타내는 것이 당연하며, 지당한 이치라고 하겠다.

그런데 이와 같이 疾病에 따라 그 病과 관련된 표피부(表皮部)에 다른 곳보다 강한 색소반응(色素反應)이 나타난다는 이 사실이야말로, 그 색소반응은 정상혈액이 아닌, 질병과 관련된 이상혈액(異常血液)이라는 것을 증명한다. 이와 같이 局部 세포조직의 이상혈액은, 피부의 정화작용을 이용하여, 표피부에 부항으로 진공(眞空)을 가해서 정혈(淨血)하는 방법 이외에는 다른 방법이 없다. 그래서 색소반응이 소멸(消滅)됨에 따라서 그 이상(異常) 혈액이 정화되어 그 색소반응과 관련되었던 병이 호전된다든가 낫는 사실을 보더라도 이 색소반응은 바로 이상혈액이며 병의 원인이라는 것을 알 수 있다. 따라서 부항시술을 하는데 병과 관련이 없는 곳의 시술보다는 그 병과 관련된 국부나, 경락상(經絡上) 및 경혈상(經穴上)의 표피에 부항으로 진공을 가하여 시술하는 편이 더 효과적이라는 것을 알 수 있다. 그리고 이 색소반응이야

말로 병의 관찰은 물론 질병도 호전 된다. 현대의학(現代醫學)처럼 병명(病名)은 진단되었는데, 치료법이 없다는 따위의 서글픈 현상은 없는 것이다.

9. 부항기 진공속에 피부로 부터 가스가 발생한다.

가스교환이 혈액 정화의 유일한 방법이라는 것은, 호흡에 의한 정혈 원리에서 이미 설명한 바와 같다. 즉 호흡과 동일한 원리로서 부항의 진공력을 이용하여 공기의 압력차를 피부 표면에 가하여 혈액(血液)을 정화하는 부항시술법도 역시 같은 방법이다.

즉 그림 2 권삽화(卷揷畵) 처럼 부항기(附缸器) 내에 물을 조금 넣고, 물이 피부면을 덮도록 표피에 부항기를 흡착시킨다. 〈計器가 부착된 電動式 부항기를 使用하여 실험할 경우〉 이때 진공도를 50 정도까지는 외견상 별로 이상(異常)을 발견 할 수 없으나, 부항기구 내의 진공도를 60 이상으로 높이면 그림 2 와 같이 피부의 표면으로 부터 계속 기포(氣泡)가 발생한다. 이것은 체액(體液)내의 가스가 공기의 압력차에 의해서 발생하는 현상이다. (칼라사진 2 도 參照) 부항시술법에 있어서 보통 시술의 경우는 이와 같이 물을 부항기 내에 넣고 시술하는 것이 아니기 때문에 이러한 현상은 볼 수 없다. 그러나 물을 넣은 실험의 경우와 마찬가지로 시술중에 이런 현상은 일어나고 있는데, 다만 그것이 눈에 보이지 않을 뿐이다. 표피(表皮)는 폐포막(肺胞膜)과 마찬가지로 혈액(血液)은 통과시키지 않으나, 가스교환과 같은 기체는 통과시키는 성질이 있다는 것을 알 수 있다. 그것에

의해서 혈액이 정화된다는 것도 폐포막의 경우와 동일하다. 이것
이 부항시술법의 가스교환에 의한 혈액 정화의 원리이다.

10. 색소반응내의 적혈구는 병적 적혈구이다.

색소반응은 정상혈액이 아니면, 피부 표면에 공기의 압력차를
가함으로써, 체내에 있는 건강치 못한 혈액이 표피의 가장 표면
에 있는 과립층(顆粒層)까지 나와서 그곳에 머물고, 투명층(透明
層)을 통하여 보이는 것이 색소반응이다. 이 투명층이 폐포막과
같은 기능(機能)을 가지고 있다. 그래서 이상혈액(異常血液)은
이 투명층에서 제시 당하고, 한 방울도 피부 밖으로는 나가지 못
한 채, 그곳에서 이상혈액(異常血液) 속의 가스를 배출함으로써
정화(淨化)되는 것이다.

그런데 이 투명층까지 나온 색소반응이 과연 이상혈액(異常血
液)인가를 확인하기 위해서는, 그 색소반응속의 적혈구상(赤血球
像)을 관찰하면 알 수 있다. 먼저 그 대상이 되는 정상 혈액 속
에 있는 건강한 적혈구(赤血球)를 관찰해 보기로 하자.

우선 손가락을 소독하고 손톱 밑뿌리의 모세혈관망(毛細血管網)
에 약간 상처를 내어 거기서 혈관속의 깨끗한 피를 두세 방울 적
출한 후, 네댓 방울째에 나온 피를 현미경 관찰용의 프레파라트에
담아 관찰용의 표본을 만들고, 현미경으로 관찰하면, 혈관 내의
건강한 정상 적혈구는 깨끗한 모양을 한 적혈구상이라는 것을 알
수 있다. 이것이 정상 적혈구이며 이 한개의 동구란 구(球)가
하나의 적혈구 이다. 이 한개의 적혈구의 크기는 직경이 약 1밀
리의 1천분의 7로, 도저히 육안으로는 볼 수 없는데 이 적혈구

가 혈액의 1밀리 입방안에 약 5백만 개나 있다. 때문에 혈액은 빨갛게 보이는 것이다. 이와 같이 적혈구가 정상일 때는 혈액이 빨갛고, 적혈구가 파괴되어 병적 적혈구가 되면 혈액은 검으죽죽하게 보여진다. 그것이 탁한 혈액 어혈(瘀血)이다. 그러므로 색소반응이 정상 혈액이 아니고 이상혈액인 경우라면, 색소반응 속의 적혈구는 정상 적혈구가 아니며, 이상혈액(異常血液) 속에서 파괴된 병적 적혈구인 것이다. 다음에 색소반응부(色素反應部)의 적혈구상을 관찰해 보기로 하자.

강색소반응부(强色素反應部)의 표피(表皮)를 소독하고 작은 상처「각질층(角質層) 및 투명층(透明層)만을 상처낸다」를 내서, 그 곳 색소반응부의 혈액을 부항기구 속에 적당한 양을 뽑아낸 후, 마지막에 나온 피의 한 방울을 전과 같이 관찰용 프레파라트를 만들어 현미경으로 관찰한다. 그림 32(卷頭揷畫)의 ②가 그 색소반응부의 적혈구이며, 일목요연하게 이것이 정상 적혈구가 아니라 분명히 변형된 병적 적혈구라는 것을 알 수 있다. 이와 같은 병적 적혈구로 인간이 살아갈 수는 없는 법이다. 이것으로 색소반응은 정상혈액이 아니고 이상혈액이라는 것을 알 수 있다. 그러나 어느 색소반응부에도 이와같이 극단적인 병적 적혈구가 반드시 있다는 것은 아니다. 그 부분의 혈액 정도에 따라서 적혈구의 변화는 다르며, 그 정도가 강할수록 적혈구의 파괴는 심한 것으로 여겨지는데, 이것에 비례하여 색소반응의 색소 강약(强弱)의 차가 나타난다. 일반적으로 중증(重症)인 사람일수록 색소반응이 짙고 건강한 사람은 강한 색소반응을 별로 나타나지 않는다. (115세의 장수자의 색소반응 그림 3 揷畫參照)

이러한 적혈구의 병적변화는 이상혈액(異常血液) 속에서 정상

적혈구가 점차적으로 파괴되어 병적 적혈구로 변하는 것을 말하는데, 그 색소반응의 정도에 따라서 그곳의 적혈구의 파괴 과정도 달라지는 것이라고 생각된다. 예를들어 위암 환자의 왼쪽겨드랑 밑에 생긴 악성종양(惡性腫瘍)의 경우, 그 악성 종양내에 있었던 병적 적혈구에서 구균양(球菌樣)의 과립(顆粒)이 분리된다. 이와 같은 경우 색소 반응부에서 나오는 피는 검으죽죽하고, 이러한 병적 적혈구는 병의 말기적 상태를 나타내는 것이다. 이렇게 되면 이미 부항시술로는 불능의 중증이 되고, 정혈(淨血)로서 될 일이 아니다. 문제는 이렇게 되기 전의 평상시의 정혈을 우리들은 바라고 있는 것이다. ②의 병적 적혈구에서 구균양의 과립이 계속 분리되고 있는 모양이 보인다. 이와 같이 병소부(病巢部)는 물론, 색소반응부에 병적 적혈구가 존재하다는 것은 색소반응이 이상혈액(異常血液)으로 질병의 원인이 된다는 것을 입증(粒證)한 것이며, 또한 부항시술을 거듭함에 따라 그 색소반응이 없어진다는 사실은 부항시술법의 세번째 정혈 원리를 입증하는 것이다.

11. 색소반응 표시의 혈액은 이상혈액이다.

색소반응부의 혈액이 정상 혈액이 아니라는 사실이다. 혈액이 이상(異常) 상태가 된다는 것은 혈액 속에 혈청(血淸)이 이상을 일으킨다는 뜻이다. 그래서 혈액의 산성도(酸性度)를 조사하기 위하여서는 혈액속의 혈청 부분을 조사함으로써 알 수 있다.

다음 표의 분석표에서 두번째 담낭부(胆囊部)의 수포액(水泡液) 이외의 것은 모두 강색소(强色素) 반응부에서 사혈(瀉血)한

血液과　水泡液　分析表

採血　東京都衛生研究所　分析　柳澤文正博士

	姓名	性	칼슘이온은	無機燐	總 Ca	分析 日	採血 場所
1	Y·S	우	二·一	二·六	一〇·八	四一·一二·五	左乳癌附近
2	T·O	웅	三·五	三·七	八·二	四一·一一·七	胆囊部水疱液
3	T·K	우	三·五	三·三	一〇·〇	四一·一二·八	右肩小腸經上
4	E·S	웅	三·九	三·〇	一〇·〇	四一·一二·八	左膝脾經上
5	T·M	웅	三·六	三·四	一〇·〇	四一·一二·九	右肩小腸經上
6	S·M	우	三·〇	四·七	一〇·四	四一·一二·一三	右足胃經上
7	M·M	웅	二·六	四·五	一一·六	〃	右肩小腸經上
8	M·M	웅	三·二	四·〇	一一·四	〃	腰腸關
9	K·K	웅	三·二	四·二	一〇·四	〃	胸腺部
10	K·K	웅	二·四	三·八	一〇·八	〃	腰腸關
標 準 値			四	二·五~三	一〇		

칼슘이온은이 低下되면 病的赤血球가 됩니다. 病的赤血球이 칼슘이온은이 低下되면
細菌의 繁殖에 適合하게 됩니다.

혈액의 혈청 분석표이다. 수포액은 한가지에만 기재 (記載)했다. 정상혈액의 혈청의 칼슘·이온은 표준치 (標準値)가 4로 되어 있으나 이들 색소반응부의 혈액의 혈청은 모두 4이하를 나타내고 있다. 특히 유암 (乳癌) 부근의 색소반응부의 혈청은 표준치의 약 반을 나타내고 있으며, 이미 화농균 따위의 번식도 허용되지 않는 상태로서, 병적 적혈구가 암세포로 이행 (移行)하기에 적합한 산소 결핍의 상태이다. 이 분석표의 분석 결과를 기다릴 것도 없이, 색소 반응부에 나타나는 혈액은 정상 혈액이 아니고 분명히 이상 혈액이기 때문이다.

12. 병적 적혈구에서 과립이 분리된다.

색소반응부의 혈청 중에서 병적 적혈구로부터 구균양(球菌樣)의 과립이 분리되고 있다는 사실이다. 한 개의 적혈구는 몇 억 몇 조라는 미소물체(微小物體)가 융합하여 만들어진 것인데, 혈액중의 혈청이 이상 (異常)을 일으키면, 이 혈액중의 적혈구는 병적 적혈구가 되면서 파괴되어 구균양의 과립이 분리된다. 이윽고 그것은 구균이나 바이러스가 되는 것이라고 보여진다. 이 때의 혈청 상태나 혈구의 성질에 의해서 분리된 과립으로부터 여러 가지 병원균이나 바이러스가 발생하여 병이 유발되는 것이라고 할 수 있다.

다음에는 부항시술법의 색소반응부에서 채혈할 이상 혈액의 혈청중에서 병적 적혈구로부터 구균양의 과립이 분리되는 모양에 대하여 설명하기로 한다. 혈액이 이상을 일으키면 병적 적혈구의 담백질막(蛋白質膜)이 파괴되고, 안에서 이와 같은 구균양의 과

립이 튀어 나온다. 우리들의 피부도 마찬가지여서 적성(適性)이
외의 수소(水素) 이온 농도(濃度)에서 거칠어지기 쉽다. 적혈구
의 수소 이온 농도는 7.3 ~ 7.5의 약(弱) 알카리성(性)이 이
상적이기 때문에 이상혈액 중에서는 적혈구의 단백질 막이 거칠
어져서 병적 적혈구가 되어, 앱늑고 구균양의 과립이 분리 현상
이 일어나는 것이다. 만일 병소부(病巢部)의 세포조직내의 이상
혈액 중에서 이와같이 적혈구로 부터 구균양의 과립이 튀어 나오
면 화농균(化膿菌) 따위로 발육되며 병이 나는 것이라고 추리 할
수 있다.

　이러한 현상은 동맥이나 동맥(動脈) 속에 있는 정상혈액(定常
血液) 중에서는 절대로 볼 수 없는 현상이기 때문에, 색소반응부
의 혈청 중에서 이와 같은 현상이 일어난다는 것은 색소 반응부
의 혈액이 이상(異常)이라는 것을 증명하는 것이다.

第 2 部　火罐療法 (화관요법)

※「알림」제 2부에서는 부항의 신비한 효력과 시술상의 아름다운 구슬과 같은 모양을 상징하기 위하여 부항, 흡착등의 모든 용어를 "吸玉"으로 命名 총칭하오니 혼돈없기를 바랍니다.

1. 吸玉 (흡옥) 의 　種類 (종류)

(1) 竹製 (죽제) 의 　吸玉 (흡옥)

大·中·小의 세가지 型 (형) 으로 나누어진다. 재료는 老竹 (노죽) 의 竹筒 (죽통) 으로 중간은 조금 굵고, 양쪽 끝을 조금 가늘게 하여 腰鼓 (요고) 〔허리에 결부하여 두 손에 가진 북채로 치는 작은 북〕와 같은 원기둥 모양의 管으로 한다. 겉 보기에 좋고 오래 가질 수 있도록 여러가지 모양의 색깔을 칠한다. 竹製 (죽제) 의 吸玉 (흡옥) 은 가볍고 細工 (세공) 하기 쉬우면서 잘 부서지지 않고, 약탕으로 달이기에 적합하고, 재료를 손쉽게 구할 수 있으므로 臨床 (임상) 으로는 많이 이용되고 있다.

(2) 陶製 (도제) 의 　吸玉 (흡옥)

크고 작은 여러가지 모양의 흡옥이 있다. 口 (구) 는 평평하며 가운데는 거북처럼 볼록하다. 陶製 (도제) 의 吸玉 (흡옥) 은 빨아 들이는 힘이 비교적 크지만 부서지기 쉽다. 그러나 광범위하게 이용되고 있다.

(3) 유리製의 　吸玉

모양은 종다래끼 처럼 배는 크고, 주둥이는 둘레가 바깥쪽으로 둘리어 있다.

大·中·小의 세가지의 型(형)이 있다. 유리로 만들기 때문에 투명하고, 刺絡 (자락) 한 뒤의 吸玉 (흡옥) 에 가장 알맞고, 吸着後 (흡착후) 에 外部 (외부) 에서 피부의 변화와 出血 (출혈) 의 量 (양) 을 볼 수 있어 吸玉治療 (흡옥치료) 의 상황을 쉽게 파악 할 수 있다. 더구나 吸玉 (흡옥) 이 준비가 되지 않을 때는 유리의 그릇이나 빈병을 그것의 代用(대용) 으로 하여도 좋으며 그 효과는 같다. (그림 1)

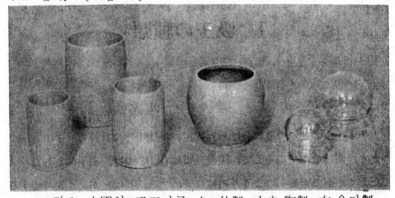

그림1 中國의 吸玉기구 左, 竹製 中央,陶製 右,유리製

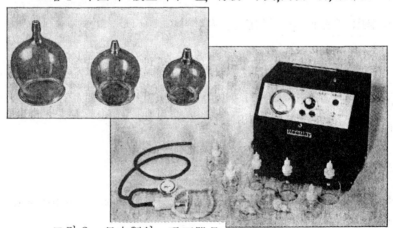

그림 2. 日本製의 吸玉器具

2. 施術前 (시술전)의 準備 (준비)

(1) 환자를 세밀하게 검사하여 임상진단을 확정하였으면, 病狀(병상)에 바탕을 두고 적절한 穴을 골라 診療記錄 (진료기록) 에 기재한다.

(2) 利用 (이용) 하는 기재와 소독약을 준비한다.

(3) 施術前 (시술전) 에 환자에 대해서 치료내용의 설명을 조리 있게 하여 지나치게 걱정을 하지 않도록 치료에 대한 신뢰감을 갖도록 한다.

(4) 術者 (술자) 는 치료에 앞서서 반드시 손을 소독 한다.

(5) 환자의 體位 (체위) 를 고른다. 원칙적으로는 환자가 오래 도록 같은 자세를 취하여 있게 하는 것, 또 術者 (술자)가 조작 하는데 편리하게 하니, 보통 아래의 네 가지 종류의 體位 (체위) 가 있다. (그림 3 - 1 , 2 , 3 , 4)

仰臥位 (앙와위) : 가슴, 배, 下肢 (하지) 앞쪽의 穴을 적용한다.

伏臥位 (복와위) : 등, 허리, 下肢 (하지) 뒷 쪽의 穴을 적용한다.

側臥位 (측와위) : 側背部 (측배부) , 側胸部 (측흉부) , 股關節部 (고관절부) , 下肢側面 (하지측면) 의 穴을 적용한다.

坐位 (좌위) : 어깨, 등, 허리 등의 穴에 적용한다.

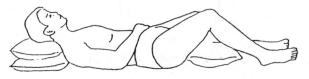

그림 3 - 1   환자의 차세 (仰臥位)

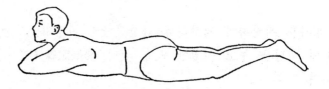

그림 3 - 2 환자의 자세 (伏臥位)

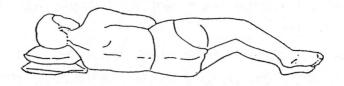

그림 3 - 3 환자의 자세 (側臥位)

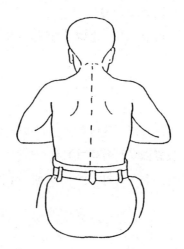

그림 3 - 4 환자의 자세 (坐位)

3. 吸玉의 方法 (흡옥의 방법)

⑴ 投火法 (투화법)

알콜 솜 (혹은 紙片)에 불을 붙여서 吸玉 (흡옥) 속에 投入 (투입) 하여, 재빨리 穴이나 특정한 자리 위에 덮는 방법이다. 이 방법은 吸玉 (흡옥)의 속에 燃燒物質 (연소물질)이 있으므로 側面 (측면)의 옆에서 吸玉을 하는게 적합하다.

그러하지 않으면 타다 남은 솜이 떨어져서 피부를 타게 하든지 옷을 태우게 할 염려가 있다. (그림 4 - 1)

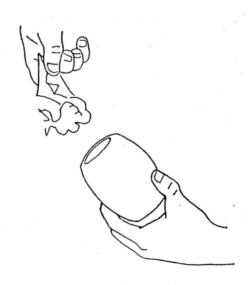

그림 4 - 1 吸玉방법 (투화법)

(2) 閃火法 (섬화법)

핀셋에 끼운 알콜솜 (혹은 紙片) 에 點火(점화)한 다음 吸玉속을 한바퀴 돌리고 솜을 밖으로 낸다. 혹은 알콜에 조금 묻힌 솜으로 吸玉의 안 벽을 문질러 알콜을 안 벽에 칠하여 點火 (점화) 한다.

그런 뒤에 재빨리 吸玉을 穴이나 특정한 자리 위에 吸着시킨다. 이 방법은 火傷 (화상) 할 염려는 적으나 吸着力은 조금 떨어진다. (그림 4 - 2)

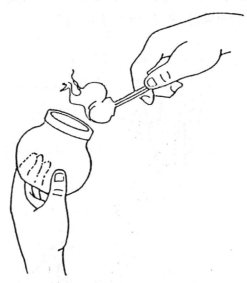

그림 4 - 2 吸玉방법 (閃火法)

(3) 貼棉法 (첩면법)

가위로 1 cm크기의 正方形 (정방형) 인 탈지면을 끊는다. 탈지면은 두텁게 할 필요성은 없다. 95 % 알콜로 濕 (습) 하면 吸

-26-

玉內壁 (흡옥내벽) 의 中段 (중단) 부근 혹은 바닥에 貼付 (첨부) 하여 불을 붙이어 穴이나 특정부위 위에 吸着 (흡착) 시킨다. 이 方法은 탈지면에 묻힌 알콜이 지나치게 많으면 불이 붙은 다음 이것이 入口 (입구) 쪽으로 흘러 내려서 피부를 火傷 (화상) 시킬 염려가 있으므로 주의할 필요가 있다. (그림 4 - 3)

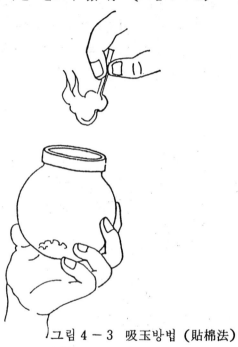

그림 4 - 3 吸玉방법 (貼棉法)

(4) 架火法 (가화법)

타기 쉽고 부드러운 천 (혹은 부드러운 종이) 으로 銅錢 (동전) 한닢을 종이에 싸서 비튼것 처럼 (혹은 종이) 천의 넷 모서리를 위로 향하도록 싸서 혈의 특정한 자리 위에 두고, 천의 끝에 점

화하여 재빨리 吸玉을 덮는다. (圖 4 - 4)

(5) 點適法 (점적법)

吸玉의 中段 (중단)에 95 %의 알콜을 한 두 방울 떨구어 吸
玉을 가로로 몇번 돌려서 알콜이 內壁에 구석구석 빠짐 없이 묻
히도록 한다. 그 즈음에 入口 (입구) 쪽으로 알콜이 흐르면, 피
부가 火傷할 염려가 있으므로 주의가 필요하다. 점화하였으면,
재빨리 穴이나 특정한 부위에 吸着 (흡착) 시킨다.

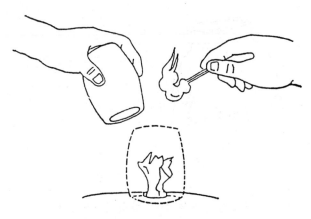

그림 4 - 4 吸玉방법 (架火法)

4. 各種 (각종) 吸玉의　操作順序 (조작순서)

(1) 보통　吸玉法

1. 留置吸玉法 (유치흡옥법) : 留罐 (유관) 이라고도 한다. 投火法 (투화법) 혹은 閃火法 (섬화법) 으로 점화한 吸玉을　재빨리 穴 위에나 특정한 부위에 두고 10～15분간 붙여 두면 풀어지는 것으로서 이 방법은 가장·많이 쓰이는 것으로 어떤 疾患 (질환)에도 이용될 수 있다.

2. 移動吸玉法(이동흡옥법):미리 吸玉을 붙이기 전에 겉 부위의 피부에 와세린을 발라 둔다. 點火 (점화) 되면 피부에 부착시켜 와세린을 칠한 범위에 吸玉을 앞 뒤로 이동하여 피부를 충혈시키고 나서 뗸다. 이 방법은 근육의 비교적 두터운 부위에 적합하다.

3. 瞬間吸玉法 (순간흡옥법) : 吸玉을 吸着 (흡착) 시켰으면 바로 풀고 다시 吸着시킨다. 이런 방법으로 반복하여 局部 (국부)의 充血 (충혈) 을 일으킨다. 이 방법은 機能低下(기능저하)에 依한 질병에 많이 이용된다.

(2) 刺絡吸玉法

穴이나 부위를 선정했으면 三稜針 (삼능침) 으로 세번 정도 點刺 (점자) 하여 그 위에서 吸玉을 吸着 (흡착) 하여 出血시킨다. 보통 10분～15분 동안 방치하여 두지만 조금 더 깊게 방치 하여도 무방하다. 그 뒤에 吸玉을 떼고 血 (혈) 을 닦는다. 이 방법은 適應範圍 (적응범위) 가 비교적 넓으며 각종질환에 응용된다.

(3) 煮藥吸玉法 (자약흡옥법)

이 방법은 主로 竹製 (죽제) 의 吸玉을 이용한다. 먼저 선정한 穴이나 부위를 三稜針 (삼능침) 으로 세번 點刺 (점자) 한다. 다음에 약탕속에 찐 吸玉을 핀셋으로 入口를 밑으로 향하게 하면서 집어 내어 물방울을 흔들어 없애고 재빨리 點刺한 곳에 吸着 (흡착) 시킨다.

10 ~ 15분간 혹은 그 보다 조금 오래도록 방치하여 吸玉을 멘다. 이 방법은 류―마치 등의 질환에 많이 이용된다.

(4) 刺針吸玉法 (자침흡옥법)

선정한 穴이나 부위에 먼저 毫針 (호침) 으로 刺針하여 침을 꽂아 둔다. 다음에 침을 中心點 (중심점) 으로 하여 그 위에서 吸玉을 吸着시킨다. 10 ~ 15분 동안 방치되면 吸玉을 떼고 침을 뽑는다. 이 방법은 대개 류―마치와 疼痛性疾患 (동통성질환) 에 이용된다.

(5) 排氣吸玉法 (배기흡옥법)

스프레프트 마이싱 등의 빈병의 바닥을 끊어 평평하게 갈아서, 끊은 자리를 매끄럽게 한다. 병마개인 고무 뚜껑은 그대로 붙여 둔다. 吸玉을 할려는 穴이나 부위에 딱 들어 붙여서 주사기로 고무 뚜껑인 곳에서 공기를 빼가면 단단하게 吸着 (흡착) 하게 된다. 이 방법은 비교적 작은 면적으로 살의 두터운 부위에 적합하다.

(6) 貯藥吸玉法 (저약흡옥법)

미리 吸玉속에 일정한 藥液 (약액) 을 모아 둔다. (吸玉의 2/3 ~ 1/2). 상용되는 藥液 (약액) 은 生姜汁 (생강즙), 고추液, 風濕酒 (풍습주) 등이다. 排氣吸玉法 (배기흡옥법) 과 같은 방법 으로 피부에 吸着시킨다. 이 방법은 류-마치痛, 해수, 감기, 위 질환 등에 자주 쓰인다.

(煮藥吸玉法 〈자약흡옥법〉에 쓰이는 煮藥處方 〈자약처방〉)

麻黃 (마황), 蘄艾 (점애), 姜活 (강활), 獨活 (독활), 防風 (방풍), 秦艽 (진구), 木瓜 (목과), 川椒 (천숙), 生烏頭 (생 오두), 曼陀羅化 (만다라화), 劉寄奴 (유기노), 乳香 (유향), 沒藥 (몰약) 각 10 g.

5. 適應症 (적응증) 과 禁忌症 (금기증)

吸玉療法 (흡옥요법) 의 적응증은 매우 그 범위가 넓다. 臨床 各科 (임상각과) 의 보통질환에는 어느 것이든지 적응할 수 있다.

內科 (내과) : 운동기 계통 질환, 소화기 계통 질환, 순환기 계 통 질환, 비뇨기 계통 질환, 내분비 계통 질환.

外科 (외과) : 운동기 계통 질환, 생식기 계통 질환 및 急性腹 症 (급성복증), 보통의 炎症 (염증), 産婦人科 (산부인과), 五管 科 (오관과) 〔눈, 코, 귀, 인후, 구강〕, 피부과 등 어느 것이든 지 비교적 광범위한 적응증을 갖고 있다.

吸玉療法 (흡옥요법) 은 단지 만성질환을 치료할 뿐 아니라 일 부의 급성질환 및 진단하기 어려운 중증인 것에도 매우 좋은 치

료효과를 가지고 있다. 또 吸玉요법은 매우 안전하며, 절대적인 급기증은 없지만 부인의 임신기의 腰腹部 (요복부) 에는 때로 이 치료법은 부적당 하다.

6. 常用穴 (상용혈)

— 胸腹部 (흉복부) 의 穴 —

膻中 (단중)

〔位置〕胸骨 (흉골) 의 위이며, 兩乳頭 (양유두) 의 중간에 취혈 한다. 여성의 경우는 第五胸肋 (제오흉늑) 관절의 사이로서 胸部正中線上 (흉부정중선상) 에 取穴 (취혈) 한다. (그림 5—1)

〔解剖〕흉골上의 제5 흉늑골 관절에 있다. 內胸動 (내흉동) 정맥의 가지가 있으며, 제4 肋間神經前皮枝 (늑간신경전피지) 의 內側枝 (내측지) 가 분포한다. (내부에는 심막과 심장이 있다)

〔效能〕氣 (기) 를 조정하여 逆 (역) 하는 것을 내리며, 가슴을 寬 (관) 하고, 膈 (격) 을 이롭게 한다.

〔主治〕기관지천식, 기관지염, 흉통, 乳腺炎 (유선염), 乳汁分泌不全 (유즙분비부전), 늑간신경통 등이다.

〔分類〕족태음, 족소양, 수태양, 수소양, 임맥의 會.

巨闕 (거궐)

〔位置〕前正中線上 (전정중선상) 으로 胸骨劍狀突起 (흉골검상돌기) 의 밑쪽. 배꼽 위 6寸 (그림 5 - 1)

〔解剖〕白線上 (백선상) 에 있으며, 上腹壁動 (상복벽동)·정맥의 枝가 있다. 第7肋間神經前皮枝의 內側枝가 분포한다.

〔效能〕神을 편안하게 하고 氣를 조정하며, 胃를 和하게 하여 膈을 利롭게 한다.

〔主治〕심장질환, 협심통, 정신병, 전간위통, 구토, 횡경막경련, 胆道回虫症 등이다.

〔分類〕任脈에 속한다. 心의 募穴 (모혈).

上腕 (상완)

〔位置〕前正中線上으로 배꼽의 5寸 (그림 5 - 1).

〔解剖〕白線上에 있으며 上腹壁動 (상복벽동) ·정맥의 枝가 있다. 第 7 肋間神經前皮枝 (제칠늑간신경전피지) 가 분포한다.

〔效能〕胃를 조정하여 氣를 다스리며 濕을 化하여 逆하는 것을 내리게 한다.

〔主治〕급성 (만성) 위염, 위확장증, 위경련, 噴門痙攣 (분문경련) 등.

〔分類〕족양명, 족태양, 임맥의 會.

中腕 (중완)

〔位置〕前正中線上으로 배꼽 위 4寸 (그림 5 - 1).

〔解剖〕白線上에 있으며 상복벽동과 정맥이 있다. 第7肋間神經前皮枝의 內側枝가 분포한다. (胃의 臟間部에 해당한다.)

〔效能〕胃를 조정하여 氣를 다스리며 濕을 化하여 逆하는 것을 내리게 한다.

〔主治〕위염, 위궤양, 위하수, 急性腸狹窄, 腸閉塞, 胃痛, 구토, 복부팽만, 하리, 변비, 소화불량, 신경쇠약 등.

〔分類〕수태양, 수소양, 족양명, 임맥의 會.

下腕 (하완)

〔位置〕前正中線上으로 배꼽 위 2寸 (그림 5-1)

〔解剖〕白線上에 있으며, 上腹壁動과 정맥이 있다. 肋間神經 前皮枝의 內側枝가 있다.

〔效能〕胃를 조정하여 氣를 다스리며 腸腑를 通해 조정한다.

〔主治〕위확장증, 위경련, 만성위염, 소화불량, 장염, 변비 등.

〔分類〕임맥에 속한다.

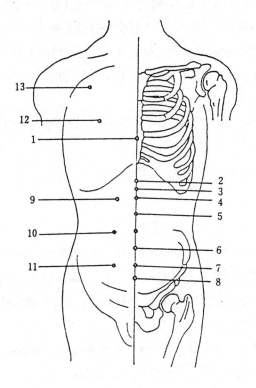

그림 5-1 胸腹部의 穴

1. 腹中 2. 巨闕 3. 上脘 4. 中脘 5. 下脘 6. 氣海
7. 關元 8. 中極 9. 柒門 10. 天樞 11. 水道 12. 膺窓
13. 中府

氣海 (기해)

〔位置〕前正中線上으로 배꼽 위 1.5寸 (그림 5-1).

〔解剖〕白線上에 있으며 淺腹壁動 (천복벽동)과 정맥의 枝 및 下腹壁動과 정맥의 枝가 있다. 第12肋間神經前皮枝가 分布되어 있다. (내부에 小腸이 있다)

〔效能〕氣機를 조정하며, 腎虛 (신허)를 補한다.

〔主治〕신경쇠약, 복부팽만, 복통, 월경불순, 월경통, 腸管 (장관) 마비, 유정, 유뇨, 요폐 등.

〔分類〕임맥에 속한다.

關元 (관원)

〔位置〕前正中線上으로 배꼽 아래 3寸 (그림 5-1).

〔解剖〕白線上에 있으며 淺腹 (천복) 壁動·정맥의 枝 및 下腹壁動과 정맥의 枝가 있다. 第12肋間神經前皮枝의 內側枝가 분포되어 있다. (내부에 소장이 있음).

〔效能〕腎을 배양하여 本을 단단하게 하고 氣를 조정하여 陽을 돌게 한다.

〔主治〕복통, 하리, 적리, 진염, 요로감염증, 월경통, 백대하과다, 골반강내염증, 월경불순, 기능성 자궁출혈,, 자궁하수, 자궁탈 인포텐트, 유정, 유요, 腸管 (장관) 의 회충증, 신경쇠약 등.

〔分類〕족삼음과 임맥의 會, 소장의 募穴 (모혈).

中極 (중극)

〔位置〕前正中線上으로 배꼽 아래 4寸 (그림 5-1)

〔解剖〕白線上에 있으며 淺腹壁動과 동맥의 枝가 있다. 腸骨 (장골) 하복신경의 枝가 分布되어 있다. (내부에는 S모양의 결장이 있다)

〔效能〕氣化 (기화) 를 돕는다. 胞宮 (포궁) 을 조정하여 濕熱을 利롭게 한다.

〔主治〕유정, 유뇨, 요폐, 잉포텐트, 조루, 월경불순, 백대하과다, 불임, 신염, 尿路感染症 (요로감염증), 골반강內突症, 월경통, 방광염.

〔分類〕족삼음과 임맥의 會, 방광의 募穴.

梁門 (양문)

〔位置〕배꼽 위로 4寸, 前正中線의 곁에서 2寸 (그림 5 − 1)

〔解剖〕腹直筋 (복직근) 및 腹直筋鞘 (복직근초) 가 있고, 깊은 곳에는 腹横筋膜 (복횡근막) 이 있다. 第七肋間의 동·정맥의 枝 및 上腹壁動과 정맥이 있다. 第八肋間神經의 枝가 분포한다. (바른편 깊은 곳은 肝의 하염이며, 胃의 유문부에 해당한다)

〔效能〕胃를 조정하고, 氣를 다스린다.

〔主治〕위통, 궤양질환, 급성 (만성) 위염, 위신경증 등.

〔分類〕족양명위경에 속한다.

天樞 (천추)

〔位置〕배꼽 곁 2寸 (그림 5 − 1)

〔解剖〕복직근 및 복직근초인 곳, 第9 늑간의 동·정맥 및 下腹벽의 동정맥의 枝가 있다. 第10 늑간신경의 枝가 分布되어 있다. (속에는 小腸이 있다)

〔效能〕臟腑를 소통하는 조정을 하며, 氣를 다스려서 滯 (체) 를 삭힌다.

〔主治〕급성 (만성) 위염, 급·만성 장염, 세균성하리즘, 腸管마비, 변비, 腸管회충증, 복막염, 월경통 등.

〔分類〕족양명위경에 속한다. , 大腸의 募穴.

水道 (수도)
〔位置〕배꼽 밑 3寸, 前正中線의 곁 2寸 (그림 5 — 1)

〔解剖〕腹直筋 및 腹直筋鞘에 해당한다. 第12 肋下의 동·정맥의 枝가 있으며, 바깥쪽에는 下腹壁에 동·정맥이 있다. 第12 늑간신경이 분포되어 있다. (속에는 小腸이 있다)

〔效能〕濕熱 (습열)을 맑게 하고 膀胱을 利롭게 한다.

〔主治〕신염, 방광염, 요폐, 腹水, 睾丸 (고환) 炎 등.

〔分類〕족양명위경에 속한다.

膺窓 (응창)
〔位置〕乳頭線上 (유두선상)으로 第3 늑간의 흉골 正中線의 곁 4寸인 곳 (그림 5 — 1).

〔解剖〕第3·4 늑간으로 大胸筋 (대흉근) 속에 있으며, 깊은 곳에는 늑간근이다. 늑간에는 동·정맥이 있다. 前胸신경과 늑간신경이 분포한다 (속에는 肺가 있다).

〔效能〕肺를 활발하게 한다. 氣를 다스리고 絡을 통하게 한다.

〔主治〕폐염, 흉막염, 乳線炎 (유선염), 乳汁分泌全 (유즙분비전), 흉통, 천식 등.

〔分類〕족양명위경에 속한다.

中府 (중부)
〔位置〕鎖骨外端 (소골외단)의 아래쪽으로 약 1寸 (그림 5 — 1)

〔解剖〕大胸筋과 小胸筋인 곳으로서 깊은 곳에는 外와 內의 가장 안 쪽 늑간근이 있다. 上外側에는 腋窩에 동·정맥이 있

다. 中間鎖骨上 (중간소골상) 신경이 안 쪽과 바깥 쪽에 胸筋신경
의 枝와 第1 늑간신경이 분포되어 있다.

〔效能〕 肺를 활발하게 하여, 氣를 다스린다.

〔主治〕 기관지염, 폐염, 천식, 폐결핵, 흉통 등.

〔分類〕 手足太陰의 會, 폐의 모혈.

― 背部의 穴 (배부의 혈) ―

大椎 (대추)

〔位置〕 第7 頸椎 (경추) 와 第1 胸椎 (흉추) 의 棘突起 (속돌
기) 사이의 가운데 (그림 5 - 2).

〔解剖〕 棘上靭帶 (속상인대) 와 棘間靭帶사이에 있다. 棘突起
間의 皮下에는 정맥 叢 (총) 이 있다. 第8頸신경 後枝 (후지)의
內側枝가 분포되어 있다.

〔效能〕 表를 풀어 陽을 통하게 하고, 神을 편안하게 하여 髓를
좋게 한다.

〔主治〕 발열, 정신병, 전간, 천식, 혈액질환, 소화기 질환, 운동
성 마비, 및 모든 허약성 질환 등.

〔分類〕 手足三陽과 督脈의 會.

身柱 (신주)

〔位置〕 第3 흉추와 第4 흉추의 속돌기 부위의 사이 (그림 5
- 2)

〔解剖〕 棘上靭帶와 棘間靭帶 (속간인대) 의 속에 있다. 第3
늑간에 동·정맥이 있으며, 第3 흉신경이 분포되어 있다.

〔效能〕 폐를 활발하게 하여 陽을 通하게 하며, 神을 편안하게
하여 髓 (수) 를 돕는다.

〔主治〕기관지염, 폐염, 정신과 질환, 운동성마비, 발열 등.
〔分類〕독맥에 속한다.

神道 (신도)

〔位置〕第5 흉추와 第6 흉추의 棘突起의 사이 (그림 5 - 2).
〔解剖〕第5 흉추와 第6 흉추의 속돌기의 사이로서 僧帽筋 (승모근) 과 大菱形筋 (대능형근) 이 일어난 부위, 肋間에 동·정맥이 있으며 제5흉신경 後枝의 안쪽 皮枝가 분포되어 있다.
〔效能〕氣血 (기혈) 을 다스려 심신을 편안하게 한다.
〔主治〕신경병, 심장병, 히스테리, 심장빈박, 정신과 질환 등.
〔分類〕독맥에 속한다.

靈台 (영태)

〔位置〕제6흉추와 제7흉추의 棘突起의 사이 (그림 5 - 2).
〔解剖〕棘上靭帶와 棘間靭帶의 가운데 있다. 제6늑간 동맥 背枝 (배지) 와 皮下의 정맥총이 분포되어 있으며, 제6흉신경 後枝의 안 쪽 皮枝가 분포되어 있다.
〔效能〕氣血을 다스려 심신을 편안하게 한다.
〔主治〕심장병, 신경과 질환, 해수, 천식, 疔瘡 (정창) 胆道회충증, 위통, 학질 등.
〔分類〕독맥에 속한다.

至陽 (지양)

〔位置〕제7 흉추와 제8 흉추의 棘突起의 사이 (그림 5 - 2)
〔解剖〕棘上靭帶와 棘間靭帶의 가운데 있다. 제7 늑간동맥의 背枝와 皮下의 정맥총이 분포되어 있으며, 제7 흉신경 後枝의 안 쪽 皮枝가 분포되어 있다.

〔效能〕氣機를 다스리고, 습열을 化하며, 흉격을 넓게 한다.

〔主治〕간염, 담낭염, 학질, 위통, 담도 회충증, 협통 등.

〔分類〕독맥에 속한다.

筋脈 (근맥)

〔位置〕제 9 흉추와 제 8 흉추의 棘突起의 사이 (그림 5 - 2)

〔解剖〕棘上靭帶와 棘間靭帶의 가운데 있다. 늑간동맥의 背枝가 있으며, 흉신경 後枝가 분포되어 있다.

〔效能〕痙을 풀어 血을 활성하게 하며, 근을 편안하게 하여 정신을 맑게 한다.

〔主治〕전간, 허리와 등의 신경통, 강직성경련, 위경련, 신경쇠약 등.

〔分類〕독맥에 속한다.

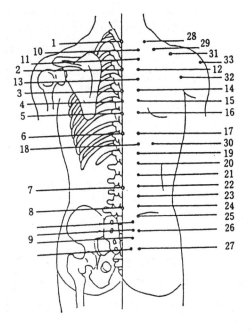

1. 太惟	2.. 身柱
3. 神道	4. 靈台
5. 至陽	6. 筋縮
7. 命門	8. 陽關
9. 八膠	10. 大杼
11. 風門	12. 肺兪
13. 厥隅兪	14. 心兪
15. 督兪	16. 膈兪
17. 肝兪	18. 胆兪
19. 脾兪	20. 胃兪
21. 三焦兪	22. 腎兪
23. 氣海兪	24. 大腸兪
25. 關元兪	26. 膀胱兪
27. 白環兪	28. 肩中兪
29. 肩外兪	30. 陽綱
31. 天膠	32. 肩貞
33. 肩顒	

그림 5 - 2 背部의 穴

命門 (명문)

〔位置〕제2 요추와 제3 요추의 棘突起의 사이 (그림 5-2).

〔解剖〕腰背筋膜 (요배근막) 棘上靭帶・棘間靭帶이 있다. 腰의 동・정맥의 背枝와 피하의 정맥叢이 있으며 요신경 後枝의 안 쪽 枝가 분포되어 있다.

〔效能〕元本을 배양하여 腎을 돕는다. 腰脊을 통과한다.

〔主治〕유뇨, 유정, 잉포텐트, 백대하, 자궁내막염, 신염, 척추 염, 두통 등.

〔分類〕독맥에 속함.

腰陽關 (요양관)

〔位置〕제4요추와 제5요추의 棘突起의 사이 (그림 5-2).

〔解剖〕腰背筋膜 (요배근막), 棘上靭帶・棘間靭帶가 있다. 腰의 동・정맥의 背枝와 피하의 정맥총이 있으며, 요신경후지의 내측枝 가 분포되어 있다.

〔效能〕腎氣를 조절하고, 허리와 무릎을 利롭게 하며, 한습을 제거 한다.

〔主治〕腰仙部 (요선부)의 신경통, 하지운동성마비, 류마치성 관절염, 월경불순, 유정, 인포텐트, 만성장염.

〔分類〕독맥에 속한다.

八髎 (팔료)

〔位置〕좌우의 上髎 (상료), 次髎 (차료), 中髎 (중료), 下 (하료) 를 합하여 八髎 (팔료) 라 부른다. 상료는 제1 後仙 骨孔 (후산선공), 차료는 제2 후선골공, 중료는 제3 후선골공, 하료는 제4 후선골공에 있다 (그림 5-2).

〔解剖〕척추 起立筋 (기립근) 과 大殿筋 (대전근) 의 起始部 (기시부) 로 제 1～제 4 후선골공에 있다. 제 1～ 4 선골신경의 後枝와 그것에 수반되는 정·동맥이 있다.

〔效能〕하초를 다스리며 腰腿 (요퇴) 를 튼튼하게 한다.

〔主治〕유뇨, 遺補 (유보), 인포텐트, 월경불순, 백색대하, 여자내성기의 염증, 고환염, 진통촉진, 요산부의 관절질환, 좌골신경통, 하지마비 등.

〔分類〕족태양방광경에 속한다. 상료는 족태양경과 족소양경의 絡이며, 중료는 족궐음경과 족소양경을 結하는 會.

大舒 (대서)

〔位置〕제 1 흉추 棘突起下의 곁 1·5寸 (그림 5 - 2)

〔解剖〕僧帽筋 (승모근), 菱形筋 (능형근), 上後鋸筋 (상후거근) 이 있고 가장 깊은 층에는 가장 긴 筋이 있다. 제 1늑간에 정·동맥의 背枝가 있고, 제 1신경 後枝의 안 쪽 皮枝의 바깥 쪽 枝가 분포되어 있다.

〔效能〕폐를 튼튼하게 하며, 疎風 (소풍) 을 하여 氣를 고른다.

〔主治〕감기, 기관지염, 폐염, 흉막염, 항배부통, 관절통, 천식지체의 지각마비 등.

〔分類〕수족태양경과, 소양경의 會이며, 독맥의 별락으로 八會穴의 骨會 (골회) 이다.

風門 (풍문)

〔位置〕제 2 흉추 棘突起下의 곁 1.5寸 (그림 5 - 2)

〔解剖〕僧帽筋, 菱形筋 (능형근), 上後鉅筋 (상후거근) 이 있으며, 깊은 층에는 가장 긴 근이 있다. 제 2늑간에 동·정맥背枝의 안 쪽에 皮枝가 있고, 제 2흉신경 後枝의 안 쪽 皮枝와 깊

은 충에서는 같은 신경 後枝의 바깥 쪽 枝가 分布되어 있다.

〔效能〕 폐를 튼튼하게 하여 風을 疏通하며 氣를 고룬다.

〔主治〕 감기, 기관지염, 폐염, 흉막염, 천식, 蕁마진, 견배통 등.

〔分類〕 독맥과 족태양경의 맥.

肺兪 (폐유)

〔位置〕 제 3 흉추 棘突起下의 곁 1.5寸 (그림 5－2)

〔解剖〕 僧帽筋 (승모근), 菱形筋 (능형근)이 있으며 깊은 층에는 가장 긴 근이 있다. 제 3 늑간에 정·동맥 背枝의 안 쪽에 皮枝가 있으며, 제 3흉신경 後枝의 안쪽에 皮枝가 분포하고, 깊은 층에는 같은 신경 後枝의 바깥쪽에 枝가 있다.

〔效能〕 폐를 튼튼하게 하여 氣를 다스리고, 열을 물리쳐서 風을 친다.

〔主治〕 기관지염, 폐염, 천식, 폐결핵, 흉막염, 자한, 도한, 피부병, 鼻질환 등.

〔分類〕 족태양 방광경에 속한다.

厥陰兪 (궐음유)

〔位置〕 제 4흉추 棘突起下의 곁 1.5寸 (그림 5－2).

〔解剖〕 僧帽筋 (승모근), 菱形筋이 있고 깊은 층에는 가장 긴 근이 있다. 제 4늑간에 정·동맥 背枝의 안쪽에 皮枝가 분포되어 있으며, 제 4흉신경枝의 안 쪽 皮枝에 해당하고, 깊은 층에는 같은 신경지의 바깥 쪽 枝가 있다.

〔效能〕 心을 평안하게 하고 정신을 안정시킨다. 血를 다스려 氣를 고룬다.

〔主治〕 심장병, 정신과 질환, 늑간신경통, 재채기 등.

〔分類〕족태양 방광경에 속한다.

心兪 (심유)

〔位置〕제 5 흉추 棘突起下의 곁 1.5寸 (그림 5 - 2).

〔解剖〕僧帽筋과 菱形筋이 있으며, 깊은 層에는 가장 긴 근이 있다. 제 5 늑간의 정·동맥 背枝의 안 쪽 皮枝가 있다. 제 5 흉 신경 後枝의 안 쪽에 皮枝가 분포되어 있으며 깊은 층에는 같은 신경 後枝의 바깥 쪽 枝가 있다.

〔效能〕心을 평안하게 하며 혈을 이롭게 다스린다.

〔分類〕족태양 방광경에 속한다.

督兪 (독유)

〔位置〕제 6 흉추의 棘突起下의 곁 1.5寸 (그림 5 - 2).

〔解剖〕僧帽筋과 廣背筋腱 (광배근건) 과 가장 긴 근이 있으며 제 6 棘間에 동·정맥 背枝의 안 쪽 皮枝와 頸橫 (경횡) 동맥의 深枝 (심지) 가 있다. 肩甲背 (견갑배) 신경과, 제 6 흉 신경 후 지의 안쪽에 皮枝가 분포되어 있고, 깊은 층에는 같은 신경 後枝의 바깥 쪽 枝가 있다.

〔效能〕心을 편안하게 하고 氣를 고르며, 血을 다스려 風을 친다.

〔主治〕심장병, 복통, 횡경막, 경련, 탈모, 피부병, 유선염 등.

〔分類〕족태양방광경에 속한다.

膈兪 (격유)

〔位置〕제 7 흉추 棘突起下의 곁 1.5寸 (그림 5 - 2)

〔解剖〕僧帽筋 下緣 (하연) 에 있으며, 廣背筋 (광배근) 과 最長筋 (최장근) 이 있다. 第七늑간의 정·동맥 背枝의 안쪽 枝가 있다. 제 7 흉신경 후지의 안쪽 皮枝가 分布되어 있으며, 깊은

-44-

층에는 같은 신경 後枝의 바깥 쪽 枝가 있다.

〔效能〕血를 다스려 瘀(어)를 化하게 하며, 가슴을 너그럽게 하여 虛를 補한다.

〔主治〕빈혈, 만성출혈성질환, 횡경막 경련, 구토, 식도질환, 임파선 결핵, 蕁마진 등.

〔分類〕족태양 방광경에 속한다.

肝兪 (간유)

〔位置〕제 9 흉추 棘突起下의 곁 1.5寸 (그림 5 - 2)

〔解剖〕背筋 (배근) 이 있고, 最長筋 (최장근) 과 腸肋筋 (장늑근) 의 사이, 제 9 늑간의 정·동맥 背枝의 안 쪽 皮枝가 있다. 제 9 흉 신경 後枝 안 쪽 皮枝가 분포되어 있으며, 깊은 층에는 같은 신경 後枝의 바깥 쪽 枝가 있다.

〔效能〕肝胆을 利하게 하고, 濕熱을 맑게 하며 기체를 고르게 하고, 눈을 밝게 한다.

〔主治〕급만성 간염, 담랑염, 취염, 위질환, 늑간신경통, 월경불순, 혈액질환, 정신과질환, 눈질환, 근육질환 등.

〔分類〕족태양 방광경에 속한다.

胆兪 (담유)

〔位置〕제 10 흉추 棘突起下의 곁 1.5寸 (그림 5 - 2).

〔解剖〕廣背筋이 있고, 最長筋 (최장근) 과 腸肋筋 (장늑근) 의 사이인 제 10 늑간의 정·동맥 背枝의 안 쪽에 皮枝가 있다. 제 10 흉신경 後枝의 內側皮枝 (내측피지) 가 분포되어 있으며, 깊은 층에는 같은 신경 後枝의 바깥 쪽 枝가 있다.

〔效能〕간과 담의 熱邪를 청설한다. 胃를 조화하여 氣를 다스려 膈 (격) 을 너그럽게 한다.

〔主治〕간염, 담낭염, 위염, 담도회충증, 복부팽만, 흉부통, 등.

〔分類〕족태양 방광경에 속한다.

脾俞 (비유)

〔位置〕第11흉추 棘突起下의 곁 1.5寸 (그림 5-2).

〔解剖〕廣背筋 (광배근)이 있고 最長筋 (최장근)과 腸肋筋 (장늑근)의 사이 제11늑간에 정·동맥 背枝의 안 쪽 皮枝가 있다. 제11흉 신경 後枝의 안 쪽에 皮枝가 분포되어 있으며, 깊은 층에는 같은 신경 後枝의 바깥 쪽 枝가 있다.

〔效能〕脾氣를 고르어 運化를 돕고, 水濕을 제거하고, 營血 (영혈)을 和하게 한다.

〔主治〕위염, 궤양질환, 위하수, 구토, 소화불량, 간염, 장염, 부종, 빈혈, 간종대, 비종, 만성출혈성질환, 자궁하수, 자궁탈, 蕁마진, 지체의 탈력등.

〔分類〕족태양 방광경에 속한다.

胃俞 (위유)

〔位置〕제12흉추 棘突起下의 곁 1.5寸 (그림 5-2).

〔解剖〕腰背筋膜 (요배근막)이 있고, 最長筋 (최장근)과의 사이. 肋下의 정·동맥 背枝의 안 쪽에 皮枝가 있다. 제12흉 신경 後枝의 안 쪽에 皮枝가 분포하고, 깊은 층에는 같은 신경 後枝의 바깥 쪽 枝가 있다.

〔效能〕위기를 고르고, 濕滯 (습체)를 化하게 한다.

〔主治〕위염, 위확장증, 위하수, 위궤양, 위통, 장염, 간염, 비염, 식욕부진 등.

〔分類〕족태양 방광경에 속한다.

三焦兪 (삼초유)

〔位置〕 제 1 요추의 棘突起下의 곁 1.5寸 (그림 5 - 2).

〔解剖〕 腰背筋膜 (요배근막) 이 있으며, 最長筋과 腸肋筋과의 사이, 제 1요추의 동·정맥 背枝의 안 쪽 枝가 있다. 제 10 흉 신경 後枝의 안 쪽 皮枝의 말초가 분포되어 있고, 깊은 층에는 제 1요신경 後枝의 바깥 쪽 枝가 있다.

〔效能〕 氣의 化를 고루고 水濕을 이롭게 한다.

〔主治〕 위염, 장염, 신염, 복수, 요폐, 유뇨, 신경쇠약, 요통 등

〔分類〕 족태양 방광경에 속한다.

腎兪 (신유)

〔位置〕 제 2요추의 棘突起下의 곁 1.5寸 (그림 5 - 2).

〔解剖〕 腰背筋膜이 있고, 最長筋과 腸肋筋과의 사이, 제 2腰와 정맥 背枝의 안 쪽 枝가 있다. 제 1요신경 後枝의 안 쪽 枝가 분포 되어 있고, 깊은 층에는 제 1요신경 後枝의 바깥 쪽 枝가 있다.

〔效能〕 腎氣가 고루어 지고, 腰脊 (요척) 을 강하게 하며, 눈 과 귀를 밝게 한다.

〔主治〕 신염, 신산통, 유정, 유뇨, 인포텐트, 월경불순, 천식, 聾, 이명, 탈모, 빈혈, 요통 등.

〔分類〕 족태양 방광경에 속한다.

氣海兪 (기해유)

〔位置〕 제 3요추의 棘突起下의 곁 1.5寸 (그림 5 - 2).

〔解剖〕 腰背筋膜이 있고 최장근과 장늑근과의 사이, 제 3腰의 동·정맥의 背枝가 있다. 제 2腰 신경 後枝의 안 쪽 枝가 분포 되어 있으며 깊은 층에는 제 1腰 신경 後枝의 바깥 쪽 枝가 있

다.

　〔效能〕기혈을 조절하고 허리와 무릎을 튼튼하게 한다.

　〔主治〕월경불순, 기능성 자궁출혈, 하지마비, 요와 척추통, 치질 등.

　〔分類〕족태양 방광경에 속한다.

大腸兪 (대장유)

　〔位置〕제4요추의 棘突起下의 곁 1.5寸 (그림 5 − 2).

　〔解剖〕腰背筋膜이 있고, 최장근과 장늑간의 사이, 제4腰의 동·정맥의 背枝가 있으며, 제3腰 신경의 後枝가 분포되어 있다.

　〔效能〕장부를 조절하고 허리와 무릎을 이롭게 한다.

　〔主治〕장염, 적리, 변비, 요부 및 대퇴부통, 요부염좌, 仙腸 (선장) 관절통 등.

　〔分類〕족태양방광경에 속한다.

關元兪 (관원유)

　〔位置〕제5 요추 棘突起下의 곁 1.5寸 (그림 5 − 2).

　〔解剖〕척추가 일어선 근이 있다. 제5腰의 동·정맥의 背枝가 있으며, 제5요 신경의 後枝가 분포되어 있다.

　〔效能〕하초를 다스리고 허리와 무릎을 튼튼하게 한다. 濕滯 (습체)를 化하게 한다.

　〔主治〕만성장염, 여자 내성기의 만성염증, 방광염, 당뇨병, 유뇨, 유정, 인포텐트, 요통 등.

　〔分類〕족태양 방광염에 속한다.

膀胱兪 (방광유)

　〔位置〕제2 後仙骨孔 (후선골공)의 높이로 背部正中線 (배부정중선)의 곁 1.5寸 (그림 5 − 2).

　〔解剖〕척추 起立筋 (기립근)의 시작한 부위와 大殿筋 (대전근)의 시작하는 부위와의 사이. 바깥 쪽 仙骨의 동·정맥의 枝가 있고, 제1, 제2 선골 신경 後枝의 바깥 쪽 枝가 분포 되어 있다. 동시에 자율신경의 交通枝가 있어 제1선골신경과 결합되

어 있다.

〔效能〕 방광을 조절하며, 요추을 利롭게 한다.

〔主治〕 생식기 (비뇨기) 질환, 하리, 변비, 腰仙 (요선) 부통, 좌골신경통 등.

〔分類〕 족태양 방광경에 속한다.

白環兪 (백환유)

〔位置〕 제 4 後仙骨孔 (후선골공) 의 높이로서 背部正中線 (배부정중선) 의 곁 1.5寸 (그림 5 - 2).

〔解剖〕 大殿筋 (대전근), 仙結節靭帶 (선결절인대) 의 안 下緣 (하연) 에 있다. 下殿의 동·정맥이 있고, 깊은 층에는 內陰部 (내음부) 의 동·정맥이 있다. 下殿신경이 분포되어 있으며, 깊은 층에는 음부신경이 있다.

〔效能〕 하초를 다스리고 腰腿 (요퇴) 를 이롭게 한다.

〔主治〕 좌골신경통, 요선부통, 자궁내막염, 항문질환, 소아마비후유증 등.

〔分類〕 족태양 방광경에 속한다.

肩中兪 (견중유)

〔位置〕 제 7 頸椎 (경추) 棘突起下의 곁 2寸 (그림 5 - 2).

〔解剖〕 제 1 흉추 가로로 튀어난 곳의 끝, 얕은 층에는 僧帽筋 (승모근) 이고, 깊은 층에는 견갑권근이 있다. 頸橫 (경횡) 으로 동·정맥이 있으며, 제 1 흉신경 後枝의 안 쪽 皮枝와 견갑배신경, 부신경 등이 분포되어 있다.

〔效能〕 氣를 다스리고 絡을 활발하게 한다.

〔主治〕 해수, 천식, 견배통 등.

〔分類〕 수태양 소장경에 속한다.

肩外兪 (견외유)

〔位置〕 제 1 흉추 棘突起下로 척추중간선의 곁 3寸 (그림 5 - 2)

〔解剖〕견갑골내의 上角에 있으며, 얕은 층에는 僧帽筋과 깊은 층에는 견갑권근과 소능형근이 있다. 頸橫으로 동·정맥이 있고 제 6 , 7 頸신경 後枝와 견갑배 신경과 부신경이 분포되어 있다.

〔效能〕氣血을 다스리고 脈絡 (맥락) 을 활발하게 한다.

〔主治〕해수, 견배통, 上肢 (상지) 질환.

〔分類〕수태양 소장경에 속한다.

陽綱 (양강)

〔位置〕제 10 흉추의 棘突起下의 곁 3寸 (그림 5 - 2).

〔解剖〕제 10 ~ 11 흉추의 棘突起 사이의 바깥 쪽으로 廣背筋 中 (광배근중) 에 있다. 肋間 (늑간) 에 동·정맥의 背枝가 있고 흉신경 後枝가 분포되어 있다.

〔效能〕肝胆을 이롭게 하고, 脾胃를 조화한다.

〔主治〕간담의 질환, 회충증, 위경련, 소화불량, 복부팽만, 복명 등.

〔分類〕족태양 방광경에 속한다.

天髎(천료)

〔位置〕견정혈의 밑으로 약 1寸 (그림 5 - 2).

〔解剖〕견갑골의 棘上窩中 (속상와중) 에 있다. 얕은 층에는 승모근, 깊은 층에는 棘上근이 있다. 견갑 위에 동·정맥이 있고, 鎖骨 (소골) 위에 신경과 부신경이 분포되어 있다.

〔效能〕바람을 치고, 絡을 활발하게 한다.

〔主治〕경항부의 동통과 경련, 견배부의 냉감동통, 上肢拳上 (상지권상) 장해 등.

〔分類〕수소양 삼초경에 속한다.

肩貞 (견정)

〔位置〕後腋窩橫紋 (후액와횡문) 의 끝에서 1寸 (그림 5－2).

〔解剖〕견관절의 뒤 아랫 쪽으로서, 견갑골의 바깥 쪽 線과 삼각근의 後緣 (후연) 으로 아랫 층에는 大圓筋 (대원근) 이 있다. 後上腕回旋 (후상완회선) 동맥이 있고, 깊은 곳에는 腋窩神經 (액와신경) 과 얕은 곳에는 後上腕皮 (후상완피) 신경 및 늑간신경 바깥 쪽 皮枝가 분포되어 있다.

〔效能〕竅 (규) 를 통하게 하고 絡을 활발하게 한다.

〔主治〕聾, 이명, 견갑부통, 상지마비, 상지동통.

〔分類〕수태양 소장경에 속한다.

肩髃 (견우)

〔位置〕삼각근 上緣의 가운데로서 肩峰 (견봉) 과 上腕骨大結筋의 사이, 팔을 수평으로 들면 생기는 오목한 부위 (그림 5－2)

〔解剖〕肩峰 (견봉) 과 上腕骨大結筋 (상완골대결절) 의 사이로서, 삼각근 上緣의 가운데 後上腕回旋 (후상완회선) 에 동·정맥이 있고, 鎖骨上 (소골상) 상경과 腋窩 (액와) 신경이 분포되어 있다.

〔效能〕맥락을 통하게 하고, 관절을 이롭게 한다.

〔主治〕뇌졸중의 한쪽 마비, 견관절통, 견관절 주위염, 上肢 (상지) 질환 등.

〔分類〕수양명과 陽蹻 (양교) 의 會이다.

— 側面의 穴 (측면의 혈) —

期門 (기문)

〔位置〕젖꼭지의 바로 밑으로서 늑골 弓 (궁) 의 邊緣 (변연) (그림 5－3).

〔解部〕 제 9 肋軟骨 (늑연골) 에 붙어 있는 곳의 下緣 (하연) 게 있다. 얕은 층에는 外腹斜筋 (외복사근) 과 중간 층에는 內腹斜筋 (내복사근), 그리고 깊은 층에는 腹橫筋 (복횡근) 이 있다. 윗배의 벽에 동·정맥이 있고, 늑간신경 바깥에 皮枝가 분포되어 있다.

〔效能〕 간을 소통하여 氣를 이롭게 하고, 積 (적) 을 化하여 瘀 (어) 를 통하게 한다.

〔主治〕 간염, 간종대, 담랑염, 흉막염, 늑간신경통, 呑酸 (탄산) 신경증 등.

〔分類〕 족태음·궐음·陰維 (음유) 의 會이고 간의 모혈이다.

日月 (일월)

〔位置〕 期門穴 (기문혈) 밑 5푼 (그림 5 - 3).

〔解剖〕 제 9 늑연골의 밑으로서 外腹斜筋 (외복사근) 속에 있다. 윗 배 벽에 동·정맥이 있고, 늑간신경 바깥 쪽에 皮枝가 분포되어 있다.

〔效能〕 담을 이롭게 하고, 肝을 소통게 한다. 鬱 (울) 을 열어 氣를 다스린다.

〔主治〕 간·담의 질환, 위질환, 횡경막경련, 복부팽만 등.

〔分類〕 족소음 담경에 속하며, 담의 모혈이다.

京門 (경문)

〔位置〕 제 12 늑연골의 뾰족한 끝 (그림 5 - 3).

〔解部〕 제 12 늑연골의 뾰족한 끝으로서 外腹斜筋 (외복사근) 과 內腹斜筋 (내복사근) 의 가운데 있다. 윗 배의 벽에 정·동맥이 있고 늑간신경이 분포되어 있다.

〔效能〕腎을 충실하게 하고, 血를 다스리며 氣를 잘 수행하게 한다.

〔主治〕신염, 요통,　　　　　장신경통, 복부팽만,

〔分類〕腎의 모혈.　　　　　복명, 협통.

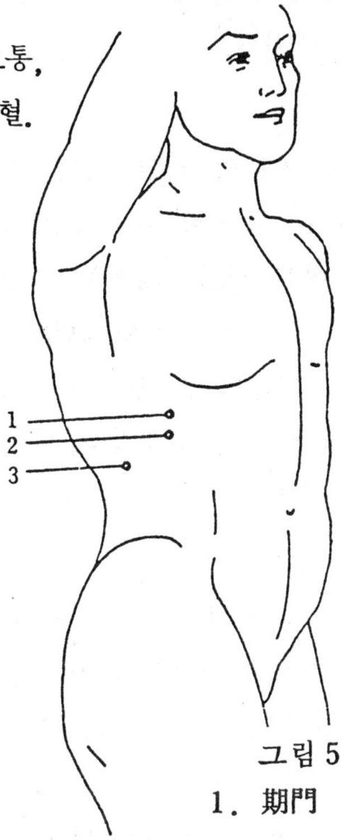

그림 5 − 3　측면의 혈
1. 期門　2. 日月　3. 京門

─ 下肢(하지) 前面(전면) 의 穴(혈) ─

髀關 (비관)

〔位置〕上前腸骨棘 (상전장골속) 의 바로 밑으로서 회음과 수평의 곳이다. (그림 5 − 4)

〔解剖〕대퇴골 大轉子 (대전자) 의 前下方 (전하방) 으로, 縫工筋 (봉공근) 과 大腿筋膜張筋 (대퇴근막장근) 과의 사이 이다. 깊은 층에는 바깥 쪽 대퇴골 回旋 (회선) 에 동·정맥의 枝가 있고 바깥 쪽 대퇴피 신경이 분포되어 있다.

〔效能〕근을 느슨하게 하고 絡을 활발하게 한다.

〔主治〕下肢의 지각, 운동마비, 임파선염 등.

〔分類〕족양명 위경에 속한다.

伏兎 (복토)

〔位置〕슬개골 바깥 쪽 上緣의 바로 위의 6寸 (그림 5 − 4).

〔解剖〕대퇴골 전면 바깥 쪽으로 대퇴 直筋 (직근) 의 筋腹 (근복) 에 있다. 바깥 쪽 대퇴 回旋 (회선) 에 동·정맥의 枝가 있다. 대퇴신경의 앞 皮枝에 분포하고 바깥쪽 대퇴피신경을 통하고 있다.

〔效能〕근을 느슨하게 하고, 絡을 활발하게 한다.

〔主治〕下肢의 지각, 운동마비, 슬관절염, 류 − 마치성 근염 등.

.〔分類〕족양명 위경에 속한다.

鶴頂 (학정)

〔位置〕슬개골 상연으로 正中되는 곳 (그림 5 − 4).

〔解剖〕슬개골 상연으로 대퇴 四頭筋腱中 (사두근건중) 에 있다. 슬관절의 동·정맥망이 있으며, 대퇴신경 前皮枝 (전피지) 가 분포되어 있다.

〔效能〕근을 느슨하게 하고, 絡을 활발하게 한다.

〔主治〕슬관절염, 하지의 마비와 동통, 하지근의 무력 등.

〔分類〕경외기혈

― 下肢後面 (하지후면) 의 穴 (혈) ―

秩邊 (질변)

〔位置〕正中仙骨稜 (정중선골능) 제 4 棘의 곁 3寸 (그림 5 − 5)

〔解剖〕大殿筋 (대전근) 이 있으며, 梨狀筋下緣에 있다. 下殿의

동·정맥에 해당 한다. 깊은 층에는 下殿신경과 뒤 대퇴피신경
이 있고, 바깥 쪽에는 좌골신경이 있다.

〔效能〕근을 느슨하게 하고 絡을 활발하게 한다. 腎을 충실
하게 하며, 허리를 튼튼하게 한다.

〔主治〕좌골신경통, 요선부통, 엉덩이 근육의 피로손상, 하지운
동마비, 항문과 생식기의 질환 등.

〔分類〕족태양 방광경에 속한다.

殷門 (은문)

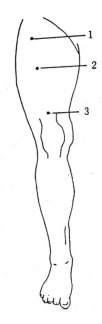 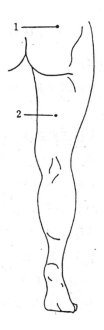

그림 5 - 4 下肢前面의 穴   그림 5 - 5 下肢後面의 穴
1. 髀關 2. 伏兎 3. 鶴頂   1. 秩邊 2. 殷門

-55-

〔位置〕 대퇴 뒤의 바로 하가운데 (그림 5－5).

〔解剖〕 대퇴골 후면의 중앙부로서 半腱陽筋中 (반전양근중) 에 있다. 바깥 쪽으로는 대퇴에 깊이 정·동맥의 관통하는 동·정맥이 있다. 뒤 대퇴피 신경이 분포되고, 깊은 층에는 좌골신경이 통하고 있다.

〔效能〕 근과 낙을 느슨하게 하고 허리와 대퇴를 강하게 한다.

〔主治〕 요배통, 좌골신경통, 하지의 지각, 운동마비, 하지의 동통 등.

〔分類〕 족태양 방광경에 속한다.

― 下肢外側 (하지외측) 의 穴 ―

居髎 (거료)

〔位置〕 上前腸骨棘 (상전장골속) 과 大轉子 (대전자) 최고점을 묶는 줄의 중간 부분. (그림 5－6)

〔解剖〕 大腿筋膜前緣 (대퇴근막전연) 으로 깊은 곳에는 바깥 쪽에 넓은 筋이 있다. 淺腸骨을 도는 동·정맥의 枝와 바깥 쪽 대퇴로 회선하는 동·정맥의 上行枝 (상행지) 가 있다. 바깥 쪽 대퇴 피신경이 통하고 있다.

〔效能〕 기혈을 다스리며, 맥락을 통하게 한다.

〔主治〕 상복부통, 하복부통, 고환염, 자궁내막염, 방광염, 요통, 지관절 및 주위 연부조직의 질환 등.

〔分類〕 족소양경과 陽蹻脈 (양고맥) 의 會이다.

風市 (풍시)

〔位置〕 대퇴 바깥 쪽의 線 위로써 슬개골의 上線의 위쪽으로 7寸, 바로 선 자세로 손을 내려 中指 (중지) 의 끝이 닿는 곳. (그림 5 - 6)

〔解剖〕 대퇴근막의 밑으로서 바깥 쪽 넓은 근 속에 있다. 바깥 쪽 대퇴로 회선하는 동·정맥의 枝가 있다. 바깥 대퇴피신경과 대퇴신경의 筋枝가 분포되어 있다.

〔效能〕 근을 느슨하게 하고 絡을 활발하게 한다.

〔主治〕 하지 지각, 운동마비, 요부와 대퇴부통, 바깥 대퇴피신경염 등.

〔分類〕 족소양 담경에 속한다.

環跳 (환도)

〔位置〕 대퇴골 大轉子 (대전자) 의 최고점과 仙骨筋裂孔과를 잇는 선의 대전자 최고점에서 三分의 一인 곳. (그림 5 - 6)

〔解剖〕 大殿筋과 梨狀筋 (이상근) 下緣 (하연) 에 있다. 안 쪽으로는 下殿의 동·정맥이 있다. 下殿皮 신경과 下殿신경이 분포

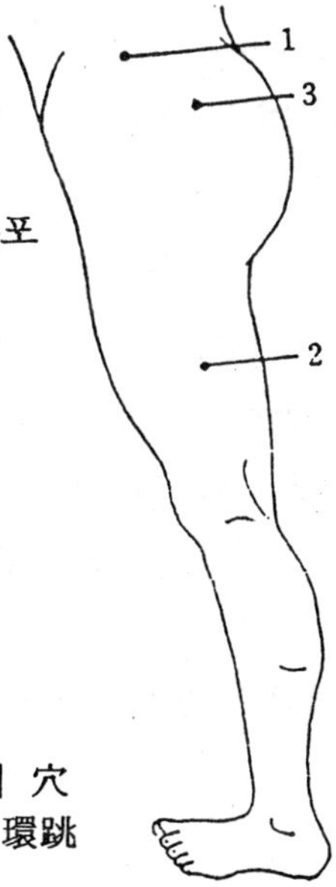

그림 5 - 6 下肢外側의 穴
1. 居髎 2. 風市 3. 環跳

-57-

되고, 깊은 곳에는 좌골신경이 통하고 있다.

〔效能〕 허리와 대퇴를 이롭게 하고 경락을 잘 통하게 한다.

〔主治〕 좌골신경통, 요선부의 신경근부의 염증, 하지의 지각,
운동마비, 요부와 대퇴부통, 고관절 및 주위 연부 조직의 질환등

〔分類〕 족소양경과 족태양경의 會이다.

7. 吸玉療法 (흡옥요법) 의 必要穴

흡옥요법은 한방의학의 외치법에 속하는 한 가지 치료법이므로
다른 치료법과 같이 한방의학의 弁證論治 (변증론치) 를 거의 근
거로 하고 있다. 따라서 경락을 기초로 하여 현대의학의 이론을
묶어서 적절한 穴을 골라 취혈하지 않으면 안된다. 다음에 각
계통의 질환으로 반드시 고르지 않으면 안될 穴을 들어본다.

1. 온 전신 질환 : 대추, 신주.

2. 하반신의 질환 : 명문(命門)

3. 호흡계 질환 : 풍문, 폐유, 비유, 중부, 단중.

4. 순환기계 질환 : 심유, 궐음유, 독유, 간유, 비유, 신도, 영태
　　　　　　　　　　　거궐.

5. 위질환 : 격유, 간유, 비유, 위유, 중완, 상완.

6. 장질환 : 비유, 삼초유, 대장유, 천추, 관원.

7. 간과 담의 질환 : 간유, 담유, 비유, 중완, 지양, 기문, 아시
　　　　　　　　　　혈.

8. 생식기 (비뇨기) 계 : 간유, 비유, 신유, 방광유, 팔료, 관원,
　　　　　　　　　　　　중극.

9. 내분비계 질환 : 폐유, 심유, 간유, 비유, 신유, 중완, 관원.

10. 신경계 질환 : 심유, 궐음유, 신도, 영태, 간유, 비유, 신유.

11. 뇌혈관 질환 : 심유, 궐음유, 간유, 비유, 신도, 영태.

12. 운동기계 질환 : 上肢→견우, 견정, 견중유, 견외유, 아시혈, 下肢→신유, 팔료, 질변, 환도, 은문, 복토, 풍시, 아시혈.

　요통→명문, 신유, 비유, 요양관, 은문, 아시혈.

13. 고열 : 대추, 신주, 심유, 간유, 폐유, 풍문.

14. 부인과 질환 : 간유, 비유, 신유, 대장유, 관원, 중극, 팔료, 아시혈.

15. 五官科 (오관과) 질환 : 풍문, 폐유, 간유, 비유, 심유, 신유.

16. 피부과 질환 : 풍문, 폐유, 간유, 비유, 아시혈.

8. 注意事項 (주의사항)

(1) 적절한 체위를 취하는 것. 또 吸玉을 붙이는 국소의 피부는 단단하게 펼쳐 있지 않으면 안된다. 주름이 있든지, 늦추어져 있든지 울퉁불퉁 하든지, 體位 (체위) 를 바꾸든지 하면 吸玉은 벗겨지기 쉬우므로 주의를 요한다.

(2) 吸着部位 (흡착부위) 의 틀림에 따라, 그기에 알맞는 크기에 吸玉 사용을 구분한다. 投火法 (투화법) 을 쓸 경우는 灸가 왕성할 때 재빨리 부착시킨다. 그 즈음에 다른 한 쪽은 손바닥으로 吸玉의 口 (구) 를 막지만 吸玉을 십으면서 흡착시킨다. 閃火法 (섬화법) 을 쓸 경우는 알콜을 지나치게 많이 묻히면 흘러내

리므로 조심하지 않으면 안된다. 貼棉法 (첩면법) 으로는 타고 있는 솜이 떨어지지 않도록 해야 한다. 架火法 (가화법)으로는 吸玉을 정확하게 덮고 불을 얹은 판을 뒤엎이지 않게 한다.

煮藥吸玉法 (자약흡옥법) 으로는 吸玉속의 약탕을 깨끗하게 지우지 않으면 피부를 화상시킬 염려가 있다.

(3) 刺絡 (자락) 吸玉法을 시행할 때는 刺針 (자침) 의 깊이와 출혈량을 파악해 두지 않으면 안된다. 이런 것들은 어느 것이나 병상에 따라서 결정할 문제지만 지나치게 출혈이 많으면 바람직하지 못하다. 흡착시킨 뒤에 血이 샘물처럼 쏟아질 때는 바로 풀어서 止血 (지혈) 시켜야 한다.

(4) 刺針 (자침) 吸玉法을 이용할 때는 針에 吸玉을 딱 붙여서 針을 깊이 들어가지 않게 하여야 한다.

(5) 吸玉을 많이 이용할 때는 吸玉과 吸玉을 너무 가까이 하지 않도록 하여야 하며 이것은 서로 끌어 당겨서 동통을 일으킨다. 또 서로 끌어 당기므로 제대로 吸着하지 않게 된다.

(6) 이동 吸玉法을 이용할 때는 뼈가 튀어나온 곳을 이동하면 피부를 소상하게 되든지 공기가 새어나와 벗겨지기도 한다.

(7) 吸玉이 머무르는 시간은, 보통 10〜20분이 알맞으니 너무 길어지면 水泡 (수포) 가 되기 쉽다.

(8) 吸玉을 벗길 때는 힘을 들이지 않고 천천히 벗긴다. 한 쪽 손으로 주둥이 가까이의 근육을 아래로 눌러 공기를 吸玉속에 넣으면 吸玉은 바로 벗겨진다. 힘껏 잡아 당기든지 돌리든지 해서는 안된다.

⑼ 吸玉을 머물어 있게 할 때에 **暈針** (운침) 과 같은 모양의 증상이 일어날 때가 있다.

증상: 머물고 있는 사이에 **眩暈** (현운) , 눈이 흐림, 가슴 답답, **惡心** (오심) , 안면창백 등이 나타나서 중증인 경우에는 사지 궐냉, 냉한, **微弱** (미약) 의 맥, 혈압하강이 나타난다.

원인: 처음 吸玉요법을 받는 사람은 두려운 느낌을 가져 정신적으로 긴장을 일으킨다. 또 심한 공복, 피로, 허약, 부적당한 **體位** (체위) , **過吸氣** (과흡기) 등에도 일어난다.

處置 (처치) : 이러한 발증의 원인은 대부분 **腦部** (뇌부) 의 일시적 허혈에 의하는 것으로서 보통 환자를 침대 위에 조용하게 눕혀 머리 부분을 낮게 하든지 따뜻한 물을 먹이면 완해한다. 그러한 처치를 하여도 완해하지 않을 때는, 그 밖의 구조 조치를 하여야 한다.

예방: 처음 吸玉요법을 받는 사람이나, 노인, 허약한 사람으로는 바르게 설명하여 환자로 하여금 걱정스러움을 제거하도록 한다. 피로하여 있는 사람이나 노인, 허약한 사람으로는 가급적 누운자세로 취하게 한다. 조작은 민첩하면서도 익숙하게 해야하며, 또 언제나 환자의 표정이나 안색에 주의하여 위에서 설명한 증상이 나타나면 바로 처치할 것이다.

⑽ 피부에 물집이 생기더라도 보통 처치할 필요는 없지만 물집이 클 경우는 소독한 針으로 찔러서 물집속의 **液** (액) 을 배출하고 매칠알콜을 칠하여 감염을 막는다.

⑾ 치료의 한도는 10회정도이며 보통 하루 건너 1회 치료한다.

9. 各科疾患 (각과질환)에 있어서 吸玉療法 (흡옥요법) 의 應用 (응용)

― 內科疾患 (내과질환) ―

1. 感冒 (감기)

〔병인〕 감기는 보통 傷風 (상풍) 이라고 불리워 바이르스나 세균에 의해 일어나는 일종의 上氣道 (상기도) 의 염증이다.

四철을 통하여 발증하지만 봄과 겨울철의 한냉한 계절에 많이 보인다.

한방의학에서는 풍한이나 풍열의 사를 받아 들여 肺氣 (폐기) 가 마땅하지 않아서 일어나는 것이라고 보고 있다.

〔진단의 요절〕

1. 대부분의 경우 냉하든지, 발한후에 바람에 맞는다든지 한 뒤에 갑자기 발증한다.

2. 鼻閉 (비폐), 鼻汁 (비즙), 재채기, 오한, 발열, 身痛 (신통), 두통, 인후부의 건조감이나 痛, 해수, 객담.

3. 감염이 계속 나타나면 위의 증상이 악화하고 또 기관지염이나 폐염을 병발한다.

〔치료원칙〕

겉을 풀어 邪 (사를) 제거 한다. 경락을 소통한다.

〔취혈과 치법〕

1. 대추·풍문. 2. 대추·폐유.

각조의 혈을 三稜針으로 점자한 뒤에 投火法 (투화법) 으로 吸

玉을 붙인다. 매일 1~2회, 兩組 (양조) 의 穴을 교체하여 이용한다. 매회마다 15~20분간 머물게 한다.

〔취혈의 의미〕

대추는 독맥의 經氣 (경기) 를 소통시켜 三陽을 통한다. 풍문과 폐유는 肺를 좋게하여 바람을 소통하고 겉을 풀어 邪를 제거한다.

〔症例〕

魯××, 남 32세, 노동자, 1972년 5월 11일 초진.

2일전의 밤에 추위를 느꼈고, 다음날에는 두통, 코가 막히고 콧물이 흐르며, 온 몸에 불쾌감, 발열, 口乾 (구건), 인후통이 일어나고 조금 기침이 나지만 객담은 없었다. 약을 복용한 뒤에는 발함과 증상이 줄어 들었지만, 6월 22일에는 다시 증상이 악화하여 內科로 진료를 구하러 왔다. 소견으로는 얼굴이 홍조하고, 淡色舌薄白台 (담색설박백태), 인후부는 發赤 (발적), 心肺 (심폐) 에는 뚜렷한 변화는 인정되지 않았다. 간이나 비에는 종대하지 않았다. 체온은 38°C, 맥상은 浮數 (부삭), 2회의 吸玉療法의 치료로 치유되었다.

2. 세균성 赤痢 (적리)

〔병인〕

적리균에 의해 일으키게 되는 腸管 (장관) 의 감염증이다. 적리균에 오염된 물이나 음식물을 섭취하든지, 적리 환자가 쓰던 그릇이나 접촉물을 매개로 하여 발증하며, 여름과 가을철에 잘 보이게 되는 병증이다. 한방의학으로는 이 병증은 습열이 內溫(내온) 하여 불결한 음식물이 위장에 적체되어 일어난다고 보고 있다. 臨床 (임상) 으로는, 赤白痢 (적백리) 와 疫毒痢 (역독리) 로 구분 할 수 있다.

〔진단의 요점〕

1. 여름과 가을에 많이 발병한다. 뉴행성으로 접촉되는 병력 사도 있다.

2. 발병은 급하며 대개 발열도 있다. 독소혈증의 증상이 있다.

3. 복통과 裏急後重 (이급후중) 의 어느쪽도 뚜렷하며, 배변회수도 하루에 여러차례에 달하고 눈으로는 농혈이나 담홍색 煮凝 (자응) 한 것과 같은 변이 보인다. 구린내는 없다.

4. 복부 특히 좌하복부에 압통이 있다.

5. 만성 적리로는 복통이 경미하게 되고 下痢의 회수도 매일 변화한다. 粘液便 (점액변) 이 있고, 발작을 발복하며 오래도록 치유되지 않는다.

6. 대변의 현미경 검사로는 많은 膿球 (농구), 적혈구, 大食細胞 (대식세포) 가 보인다. 세균을 배양하면 적혈구가 검출된다.

〔치료원칙〕

장부를 疏調 (소조) 한다. 濕熱을 맑게 하여 이롭게 한다.

〔취혈과 치법〕

1. 대추, 비유, 간유, 2. 대장유, 위유, 3. 천추, 중완, 관원.

3조의 穴에서 매일 한 조를 골라 刺絡 (자락) 吸玉法을 실시하여 15～20분간 머문다.

〔취혈의 의미〕

대추, 간유, 비유는 습열을 맑게 하여 이롭게 한다. 대장유, 위유, 천추, 중완, 관원은 장부를 疏調 (소조) 한다.

〔症例〕

文××, 女 44세,

2일전에 발열하여 전신에 불쾌감이 있어서, 복통, 농혈변의 하
리는 매일 10회이상으로 裏急後重 (이급후중) 이 있고, 口渴 (구
갈) 하지 만은 물은 먹으려 하지 않는다. 소견으로는 체온은
38˚C, 혈압은 120∼80㎜Hg , 의식은 정상 淡色舌白膩苔 (담색설
백이태), 心肺에는 뚜렷한 변화는 없다. 肝脾는 촉하지 않는다.
왼 쪽 아랫 배에 뚜렷한 압통이 있다. 대변의 통상검사로는 농
혈변으로 적혈구 15 ∼ 20 , 백혈구 50이상의 退積 (퇴적) 이 보
였다. 2회의 刺絡吸玉法으로 치유.

3. 바이르스性 肝炎

〔병인〕
간염 바이르스가 접촉을 통하여 經口的 (경구적) 으로 감염한다.
또 감염환자의 혈액을 수혈하는 것에 의해서도 감염된다. 한방의
학에서는 脾·胃의 氣가 부족한 곳에 毒邪가 침입하여 습열이 비
위를 방해하여 昇降 (승강) 을 초래하여, 습열이 간담에 蘊結 (온
결) 하여 일어난다고 보고 있다.

〔진단의 요점〕
1. 반드시 과거에 간염의 환자와 접촉한 일이 있다.
2. 식욕감퇴, 右협통, 오심, 복부팽만, 설사, 온몸의 脫力 (탈력).
3. 간장이 종대하여 叩打痛 (고타통) 이 있다.
4. 간기능검사로는 GOT, GPT가 증가하여 간기능의 변화가 있다.
5. 초음파 검사로는 간염의 波型 (파형) 과 같다.

〔치료 원칙 〕
습열을 제거한다. 肝胆을 이롭게 한다. 비위를 튼튼하게 한다.

〔취혈과 치법〕

1. 대추·간유·비유.

2. 지양, 기문, 담유.

2組의 혈에서 매회 1조를 쓰고, 매회 혹은 하루 건너서 1회를 刺格吸玉法 (자락흡옥법)을 한다.

〔취혈의 의미〕

대추는 독맥의 經氣 (경기)를 소통하고 發하며, 습열을 제거한다. 지양은 간담을 이롭게 한다. 간유, 담유, 기문은 간담을 이롭게 한다. 비유는 비를 튼튼하게 하여 溫을 이롭게 한다.

〔症例〕

李 × × , 男 40세

간염을 반년전부터 앓고 있다. 요즈음 二주간 다시 오른쪽 옆구리가 아픈것 같이 되어 식욕이 감퇴하여 온몸에 힘이 빠지고, 입이 마르며, 대변은 희박한 水樣性 (수양성) 모양의 변이다.

검사소견 ; 의식은 정상, 强膜 (강막)에는 황달은 나타나지 않으며, 紅舌白膩苔 (홍설백이태), 心肺는 분명한 변화는 보이지 않는다. 간장은 右늑골 弓下 (궁하)로 1 ㎝ 觸 (촉)하며 脾는 觸해지지 않는다. 맥은 浸弦 (침현), 간기능 검사로는 GPT가 180 단위였다.

치료 ; 자락흡옥법으로 두차례의 回分 (회분)을 계속하였더니 전신증상이 소실되고, 간기능이 정상적으로 회복 되었다.

4. 急性胃炎 (급성위염)

〔병인〕

폭음폭식, 물리화학성 물질의 자극과 세균이나 독소작용 및 과도한 정신적 긴장 등에 의해 일어난다. 한방의학에서는, 여러가지 원인으로 胃氣 (위기) 가 阻滯 (조체) 한 결과라고 보고 있다.

〔진단의 요점〕

1. 발증이 비교적 급하여, 상복부에 접속성 동통이 있으며, 오심구토를 동반한다.

2. 폭음폭식이나 불결한 음식물의 섭취, 자극성인 약물의 과도한 복용 등이 선행된다.

3. 식욕이 전연 없다.

4. 胃部를 촉진하려는 분명한 압통이 있다.

5. 중증인 경우는 발열과 탈수가 있다.

〔치료 원칙〕

비위를 다스려 氣機 (기기) 를 조절한다.

〔취혈과 치법〕

1. 대추, 비유, 위유

2. 중완, 양문.

2個組의 穴에서 매회 1個組를 이용하고, 하루 건너 1회, 어느것이나 刺絡吸玉法을 이용한다.

〔취혈의 의미〕

비유, 위유는 脾를 다스려 위를 강하게 한다. 中腕과 양문은 胃腑 (위부) 의 氣機 (기기) 를 조절한다. 대추혈은 독맥의 기기를 조절한다.

〔症例〕

趙 × ×, 男, 41세

상복부의 동통이 종일 계속하고, 오심구토, 식욕부진을 동반한다. 약을 복용하였지만 호전하지 않아 當科 (당과) 로 진료를 구하러 왔다.

검사소견 : 의식은 분명하다. **紅舌黃膩苔**, 心肺에는 확실한 변화가 보이지 않는다. 간과 비는 촉하지 않으며, 胃部에 분명한 압통이 있다. 맥은 沈數 (침삭)

治療 : 刺絡吸玉法을 2회 시행하여 치유 됨.

5. 慢性胃炎 (만성위염)

〔병인〕

대개는 급성 위염이 **轉化** (전화) 하여 되지 만은, 구강질환, 영양불량, 비타민 B의 결핍, 장기간에 걸친 울굴된 정신상태, 신경기능의 장해 등에 의해서도 일어난다. 한방의학으로는 **中陽** (중양)의 부족으로 **寒** (한)의 **氣機** (기기) 를 **滯** (체) 한다고 보고 있다.

〔진단의 요점〕

만성위염은 임상상으로 다음의 세 주류로 볼 수 있다.

肥厚性胃炎 (비후성위염)

1. 증상은 궤양과 흡사하고, 상복통에는 일정한 법칙성이 있다. 알카리성 약물을 복용하면 완해한다.

2. **嚼氣** (구역질), 가슴이 타고, 변비.

3. 식욕이 없다.

4. X線바룸 투시로는 위점막觸壁 (추벽) 이 비대한다.

5. 위경검사로는 위점막의 增生肥厚 (증생 비후) 가 인정된다.

表層性胃炎 (표층성위염)

1. 급성위염 처럼 발작을 반복하며 비교적 장기간 치유되지 않는다.

2. 상복부에 팽만감, 灼熱感 (작렬감), 沈重感 (심중감) 이 있다.

3. 상복부에 비만성인 경도의 압통이 있다.

4. 위경검사로는 위점막의 충혈과 부종이 보이며, 滲出物 (삼출물) 과 흰색의 膿稠 (농주) 성인 점액이 부착한 작은 출혈점이 있다.

委縮性胃炎 (위축성위염)

1. 식후에 상복부에 둔통이 있고, 복부가 팽만하고 방귀가 많다.

2. 대개의 경우, 희박한 변이다.

3. 야위어 쇠약하여 힘이 나지 않는다.

4. 위액검사로는 低酸 (저산) 을 보이고, 백혈구와 탈락한 세포피와 점액이 많이 보인다.

5. 위경검사로는 위점막이 위축되어 非薄化 (비박화)하여 주름벽이 축소 된다.

〔치료 원칙〕

中을 補한다. 寒을 제거한다. 氣를 이롭게 한다.

〔취혈과 치법〕

1. 대추, 상완, 비유.

2. 신주, 중완, 위유.

2個組의 穴에서 매회마다 1個組를 이용하여 하루 건너 1회씩 어느것이나 보통 吸玉法을 쓰지만 刺絡吸玉法을 써도 좋다.

〔취혈의 의미〕

대추와 신주는 독맥의 氣를 통해 조절하여 寒邪를 제거한다. 상완과 중완은 中을 補하며 氣를 이롭게 한다. 비유와 위유는 비위의 허실을 제거한다.

〔症例〕

× × ×, 男 34세

左상복부의 동통발작을 반복한다. 이미 1년이 넘도록 구역질과 嘈囃 (조잡), 온몸에 무력이 계속된다.

검사소견 : 비교적 야위어 있다. 의식은 분명, 淡色舌白膩苔 (담색설백이태), 心肺에는 뚜렷한 변화는 없다. 肝과 脾는 촉하지 않는다. 위 부분에 가벼운 압통이 있다. 맥은 緩 (완), X선 바륨 투시로는 위점막의 비대가 인정된다. 진단은 만성의 肥厚性 (비후성) 위염.

치료 : 보통의 吸玉法을 한 차례 行하여 치유되었다.

6. 急性胃腸炎 (급성위장염)

〔병인〕

본증은 바이르스, 세균오염, 불결한 음식물, 폭음폭식 등에 의해 일어난다. 한방의학으로는 생물이나 냉물, 진한 기름기 식물을 과식하여, 비위가 상해 운화에 변조를 초래하고 기기가 듣지 않게 되어 승강을 맡아 보지 못하고 淸濁 (청탁) 이 서로 범하여 장위가 헐어져서 일어난다고 보고 있다.

〔진단의 요점〕

1. 갑작스레 발증한다. 구토와 설사가 빈번하게 되풀이 한다.

2. 설사는 대개의 경우 수양변을 나타내지만 裏急後重 (이급후중) 은 없다.

3. 불쾌한 복통을 동반하며, 배변후에는 痛이 줄어든다.

4. 중증인 것은 탈수증상을 보인다.

5. 대변검사로는 소수의 적혈구와 백혈구를 볼 수 있다.

〔치료 원칙〕

비와 위를 다스리고 장부를 조절한다.

〔취혈과 치법〕

1. 대추, 비유, 대장유.

2. 신주, 위유, 삼초유.

3. 중완, 천추.

〔취혈의 의미〕

대추와 신주는 독맥의 기기를 조절하여 正 (정) 을 돕는다.

중완과 비유, 위유는 비위를 다스려 습사를 화한다. 삼초유, 대장유, 천추는 장부를 調理 (조리) 한다.

〔症例〕

張 × × , 女 42세

급성으로 심한 구토와 위통이 일어나 설사를 동반하여 물모양의 변이 하루에 7∼8번이며, 전신의 불쾌감, 탈력, 몸이 휘청거려 치료를 구하러 왔다.

어제한 요리로 술을 조금 마셨으나 같이 자리를한 사람들은 아무도 발병하지 않았다 한다.

검사소견 : 급성병의 양상을 보이고 있다. 淡色舌白膩苔 (담색설백이태). 心肺는 뚜렷한 변화가 없다. 간비에는 촉하지 않는다. 맥은 緩하다.

치료 : 자락흡옥법을 한번 시행하고 치유하였다.

7. 胃痙攣 (위경련)

〔병인〕 의식등의 요소에 의해 중추신경기능이 변조를 초래하여

위장기능의 장해가 일어나게 된다. 한방의학에서는 情志 (정지)
가 반역하여 肝氣가 편하지 않게 되어 위기가 阻滯 (조체) 하여
일어난다고 보고 있다.

〔진단의 요점〕

1. 상복부에 발작성인 동통이 있으나 법칙성이 없으며, 按壓後
(안압후) 는 경감한다.

2. 신경증이 선행한다.

3. 대개의 경우는 噯氣 (애기), 식후의 복부팽만 등의 소화불
량의 증상을 동반한다.

4. 여러가지 검사로 이상한 소견이 보이지 않는다.

〔치료 원칙〕

간기를 소통하고 비위를 다스린다.

〔취혈과 치법〕

1. 대추, 간유, 비유

2. 신주, 담유, 위유.

2個組의 穴에서 매회마다 1個組를 이용하여 하루 건너서 1
회, 어느 것이나 자락흡옥법을 쓴다.

〔취혈의 의미〕

대추와 신주는 독맥의 氣機를 조리한다. 간유와 담유는 간기
를 疏達 (소달) 시킨다. 비유와 위유는 비위를 다스려서 淸을
올리고 濁 (탁) 을 내린다.

〔症例〕

張 × × , 女 42세.

상복부의 동통이 발작성으로 일어난다.

평소에 둔통의 발작이 반복되었다가 갑자기 일어난다. 발작은

음식과는 관계가 없다. 평소부터 두통, 현운, 건망이 있다.

검사소견 : 의식은 분명하다. 담색설박백태, 양쪽 눈위가 경련한다. 心肺에는 뚜렷한 변화가 보이지 않는다. 肝脾에는 觸하지 않는다. 복부는 평탄하고 軟하다. 위부에 압통이 없다.

치료 : 자락흡옥법을 세번 시행하고 치유 됨.

8. 胃下垂症 (위하수증)

〔병인〕

복근의 긴장도의 변화와 복벽의 지방의 결핍, 복압의 저하 등에 외해 일어난다. 한방의학으로는 비위의 허약으로 중기가 下陷 (하합) 하여 일어난다고 보고 있다.

〔진단의 요점〕

1. 음식의 섭취량이 줄고, 때로 噯氣 (애기) 한다.

2. 흉복부에 팽만고민감이 있고, 식후에는 더욱 심하다. 혹은 下墜感 (하추감) 이 있다.

3. 야위어 힘이 나지 않는다.

4. 복부에 振盪音 (진탕음) 이 있어 배꼽 밑 까지 달한다.

5. X선 바륨 투시검사로는 胃小灣 (위소만) 의 胃角 (위각)이 腸骨稜結合線 (장골능결합선) 아래로 된다.

〔치료 원칙〕

脾를 튼튼하게 하고, 위를 강하게 한다. 中氣 (중기) 를 보익한다.

〔취혈과 치법〕

1. 대추, 간유, 비유, 기해.

2. 筋縮 (근축) , 위유, 중완.

2個組의 穴에서 매회 1個組를 이용하여 하루 건너 1회, 어느 組나 자락흡옥법을 이용한다.

〔취혈의 의미〕

대추는 독맥의 기기를 조절하여 補한다. 근축과 간유는 宗筋 (종근)을 보하고, 氣를 益한다.

〔症例〕

宋 × ×, 男, 43세.

복부팽만이 3년간 계속. 식후에는 증상이 중하게 되며, 때로는 상복부에 불쾌감이나 동통이 있다. 痛의 성질은 질금질금 痛하는 것으로서, 오심구토나 呑酸 (탄산) 은 없다. 대변이 희박할 때가 있다.

검사소견 : 몸이 야위어 있다. 淡色舌白膩苔. 心肺에는 뚜렷한 변화가 없다. 복부가 膨隆 (팽륭) 되어 있다. (하복부가 특히 뚜렷하다.) 肝, 脾는 촉하지 않고 胃 부분에 가벼운 압통이 있다. 맥은 緩 (완), X線 바륨 투시로는 胃下極 (위하극) 이 腸骨稜結合線 (장골능결합선) 의 밑에 보인다.

치료 : 자락흡옥법을 1글 (10 회정도) 시행하여 증상이 소실되어 치유 되었다.

9. 性腸炎 (성장염)

〔병인〕

대개는 자율신경기능의 실조나 궤양, 여자 內性器 (내성기) 의 염증 등의 腹腔內臟器 (복강내장기) 의 器質性 (기질성) 의 병변, 정신적 고뇌, 위장기능의 실조로 인해 일어난다. 한방의학으로는 간기의 소통이 잘 되지 않고 가로로 거꾸로 脾에 들어가 운화에 변조를 초래하여 일어난다고 보고 있다.

〔진단의 요점〕

1. 발작성으로 설사를 일으켜, 粘液便 (점액변) 이 하루에 10번 이상이나 배설된다. 대변의 평소 현미경 검사로는 소수의 백혈구가 인정된다.

2. 하복부에 불쾌감과 痛이 있고, 裏急後重感 (이급후중감) 을 동반한다.

3. 오심, 噯氣 (애기), 복명, 음식 섭취량의 감소.

4. 두통, 脫力感 (탈력감), 신경증 증상의 출현.

5. X線 바륨 투시로는 器質性 (기질성) 의 병변은 보이지 않는다.

〔치료 원칙〕

肝을 조정하고 脾를 다스린다.

〔취혈과 치법〕

1. 대추, 간유, 비유

2. 신주, 삼초유, 대장유.

2個組의 穴中에서 매회마다 1個組를 이용하더라도 매일 혹은 하루 건너서 1회, 어느것이 든지 자락흡옥법을 이용한다.

〔취혈의 의미〕

대추와 신주는 독맥의 氣機를 조정하여 補하고, 간유는 간을 조절하여 欝欝(울울) 을 소통한다. 비유는 비를 다스려 濕을 化하게 한다. 삼초유는 水道를 通調 (통조) 하여 밑에 방광에 보낸다. 대장유는 장부를 조리한다.

〔症例〕

劉 × × , 女, 50세.

설사가 4일간 계속하여, 회박한 변을 매일 7~8회 배설한다. 이전부터 설사를 일으켜 매번 粟飯 (속반) 을 먹으면 일어난다. 반드시 裏急後重感을 일으킨다.

검사소견 : 몸은 야위고 淡色舌薄白苔. 心肺는 뚜렷한 변화는 보이지 않는다.

간·비를 촉하지는 않는다. 복부에는 종괴 및 압통이 없다. 맥은 沈弱.

치료 : 자락흡옥법을 세번 시행하고 치유되다.

10. 慢性非特異性潰瘍性大腸炎 (만성비특이성궤양성대장염)

〔병인〕

본증의 병의 원인은 현재로는 분명하지 않다. 신경성 혹은 정신적 因子 (인자) 와 관계하여 大腦皮質 (대뇌피질) 의 활동장해로 인해 자율신경의 기능이 변조되어 腸管 (장관) 및 그 혈관의 平滑筋 (평활근) 이 경련하여 일어난다고 생각하고 있다. 한방의학으로는 脾와 腎이 陽虛 (양허) 로 습사가 蘊結 (온결) 하여 일어난다고 한다.

〔진단의 요점〕

1. 발증은 완만하고 발작을 반복하며 오래도록 낳지 않는다.
2. 점액변의 설사로 때로는 膿血液 (농혈액) 을 포함한다. 복통을 동반한다.
3. 腹鳴 (복명) 이 亢進 (항진) 하여 대개의 경우 裏急後重이 있다.
4. 結腸鏡 (결장경) 검사로는 발작기에 粘膜 (점막) 의 충혈출혈과 복종, 불규칙한 궤양이 보인다.

5. X線 바륨 투시로는 결장 粘膜 (점막)이 변조되어 결장膨起 (팽기)는 깊어 지다가 소실되었다가 하여 장벽이 경련하며 궤양이 형성되어 있는 것이 보인다.

〔치료 원칙〕

비와 신을 보익한다.   장을 조정하여 邪를 제거한다.

〔취혈과 치법〕

1. 대추, 비유, 대장유.

2. 신주, 삼초유, 신유.

3. 천추, 하완, 기해.

3個組의 穴에서 매회마다 1個組를 利用하여 하루 건너서 1회 어느 것이든지 자락흡옥법을 써서 치료한다.

〔취혈의 의미〕

대추와 신주는 독맥의 양기를 통하여 조절한다.   비유, 삼초유, 신유는 비와 신을 보익한다.   대장유, 천추, 하완, 기해는 장부를 조정하여, 습사를 제거한다.

〔應例〕

王 × × , 男, 41세.

설사가 매일 2～4회 일어난다.   변은 점액성으로 때로는 膿 (농)이나 혈액이 섞인다.   복통에 복명을 동반한다.   間歇性 (간헐성) 발작이 이미 3년이나 계속되고 있다.

검사소견 : 의식은 분명하다.   체격적으로 비교적 야위어   약하다.   淡色舌白貳苔. 心肺에는 뚜렷한 변화가 보이지 않는다. 간과 비는 觸 (촉) 하지 않는다.   좌하복부에 가벼운 압통이 있다. 맥은 緩 (완) 한다.

치료 : 자락흡옥법을 1글 시행하여 치유되다.

-77-

11. 十二腸潰瘍 (십이장궤양)

〔병인〕

본증은 대개 因子 (인자) 로 인해 촉진된다. 보통으로는 위산과 팹신의 분비 과다, 궤양형성에 저항하는 因子의 低下 (저하), 여러가지 홀몬의 변화, 대뇌 皮質 (피질) 기능의 실조 등 어느것이나 궤양의 형성을 끌어 일으킨다고 보고 있다. 한방의학으로는 胃腑 (위부) 에 원래부터 숙담이 있든지, 음식의 不攝生 (불섭생), 감정의 울굴, 과도의 피로, 한사가 속으로 침입하며, 氣機의 변조에 의해 일어난다고 한다.

〔진단의 요점〕

1. 상복부의 동통이 공복시에 많이 보이고, 음식의 섭취 후에 완해한다.

2. 장기간 발작을 반복한다. 발작은 봄 가을에 많다.

3. 가슴앓이나 噯氣 (애기) 를 동반한다.

4. 언제나 제 8~12 흉추의 우측에 압통이 있다.

5. 대변의 잠혈 반응은 언제나 양성을 나타낸다.

6. X선 바륨 투시로는 十二지장에 닛슈가 보인다.

〔치료 원칙〕

위부를 조정하고 기기를 다스린다.

〔취혈과 치법〕

1. 대추, 간유. 비유

2. 신주, 위유, 중완.

2個組의 穴에서 매회마다 1個組를 이용하여 매일 혹은 하루 건너서 1회.

어느 것이나 자락흡옥법을 이용한다.

〔취혈의 의미〕

대추와 신주는 독맥의 기기를 조정한다. 중완과 위유는 외부를 조정한다. 간유와 비유는 간을 소통하고 비를 다스린다.

〔症例〕

馬 × × , 男, 36세.

상복부의 동통이 5년이 넘도록 계속한다. 대개는 공복시로, 한냉한 계절에는 반드시 발증한다. 曖氣 (애기) 를 동반한다. 呑酸 (탄산) 의 旣往 (기왕) 이 있고, 1977년 8월 20일에 피륨투시를 하고 있다.

검사소견 : 위와 식도의 粘膜 (점막) 은 좋아서 헐음이 없고, 蠕動 (윤동) 이 정상으로 위중에 중등 정도의 위액이 있다. 十二支腸 球部 (구부) 는 삼각형의 형태가 잃어버려 변형되어 大灣側 (대만측) 은 조금 깊은 切痕 (절량) 이 球部에 오목하게 파여 있다. 맥은 현이다.

치료 : 자락흡옥법을 1글 시행하여 증상이 소실되고, 식욕이 증진되었다.

12. 消化不良 (소화불량)

〔병인〕

대개는 음식이 마땅하지 않았던지, 냉, 과로, 수면부족 등의 원인으로 인해 위의 기능의 변조를 초래하여 일어난다. 한방의학으로는 음식과 勞倦 (노권) 에 의해 위가 상하여 비가 운하 기능을 잃어 비·위가 和하지 못하므로 일어나는 것이라고 생각 하였다.

〔진단의 요점〕

1. 음식의 불섭성이나 과로 등이 항상 선행된다.

2. 상복부의 膨滿苦悶感 (팽만고민감), 식욕부진, 식후의 복부 팽만감, 때로는 曖氣 (애기) 가 있다.

3. 대변에 악취가 있고, 음식물의 찌꺼기가 섞여 있다.

〔치료 원칙〕

비와 위를 튼튼하게 한다.

〔취혈과 치법〕

1. 대추, 간유, 비유.

2. 신주, 위유, 중완.

2個組의 穴中에서 매회마다 1個組를 써서, 매일 혹은 하루 건너서 1회, 어느 것이나 자락흡옥법을 이용한다.

〔취혈의 의미〕

대추와 신주는, 독맥의 氣機를 통하게 하여 조절한다. 간유와 비유는 간을 소통하여 비를 튼튼하게 한다. 위유와 중완은 위를 강하게 한다.

〔症例〕

都 ×× , 女, 24세.

전연 식욕이 없으며 1년전 부터 야위기 시작 하였다. 아무 까닭도 없이 1년전부터 갑자기 식욕이 부진하게 되어 매회마다의 식사로는 자그마한 공기밥 한 그릇 밖에 먹을 수 없게 되어, 그러면서도 배가 주리는 느낌도 없다. 체중은 갑자기 줄었지만 그 밖에 불쾌감은 없다.

검사소견 : 몸은 야위어 있다. 淡色舌薄白苔. 心肺에는 뚜렷한 변화는 없다. 복부가 오목하게 되어 있다. 간비는 觸해지

지 않는다. 맥은 弱, 간기능 검사로는 정상이다.

치료 : 자락흡옥법을 2글 시행하여 치유 되다.

13. 神經性嘔吐 (신경성구토)

〔병인〕

본증은 정신적 요소와 관계하고 있으며, 정신적 요소가 중추신
경의 조절과 억제의 작용의 흐름으로 끌어 일으켜 上位中樞 (상
위중추) 신경의 활동에 변조를 초래하여 일어나는 것이다. 한방
의학으로는 감정이 격심하여 간기가 울결하니 간과 위가 불화하
게 되어 위의 和降 (화강) 하는 작용을 잃게 되어 일어난다고 생
각하였다.

〔진단의 요점〕

1. 항상 식후에 갑자기 구토가 발생하지만 보통 오심은 없다.

2. 구토는 편안하게 할 수 있고, 또 음식물의 섭취에도 영향
을 받지 않는다.

3. 영양장해는 보통 분명하지 않다.

4. 항상 신경쇠약의 증상을 동반한다.

5. 여러가지 검사 결과로는 器質性 (기질성) 인 병변은 인정
되지 않는다.

〔치료 원칙〕

간을 소통하고 氣를 다스린다. 비를 튼튼하게 하고, 위를 和
하게 한다.

〔취혈과 치법〕

1. 대추, 간유, 비유.

2. 신도, 담유, 위유.

2個組의 穴 중에서 1個組를 이용하여 하루 건너서 1회, 어느 것이나, 자락흡옥법을 이용한다.

〔취혈의 의미〕

대추와 신도는 독맥의 기기를 조정하여 다스린다. 간유와 담유는 간경의 逆氣 (역기) 를 疏達 (소달) 한다. 비유와 위유는 비를 다스리고 위를 和하게 한다.

〔症例〕

李 × ×, 女 24세.

구토의 발작이 2개월 전부터 발복하고 있다. 2개월 전에 정신적 타격을 받고 부터 구토의 발작이 일어나게 되었다. 치료를 받고 있었으나 이 병원으로 치료를 구하러 왔다.

검사소견 : 의식은 분명하다. 紅舌薄黃苔 (홍설박황태). 복부에는 종괴나 압통은 없었다. 맥은 緩한다. X線 바륨 투시로는 위장에 이상한 소견은 보이지 않는다.

치료 : 자락흡옥법을 1글 시행하여 치유 되었다.

14. 十二指腸 狹窄 (십이지장 협책)

〔병인〕

여러가지 원인에 의해 十三指腸의 遠端部 (원단부) 혹은 十二指腸과 空腸 (공장) 의 경계부가 狹窄 (협착) 되어 十二指腸의 그것 보다 윗 부분이 확장하여 내용물이 壅積 (옹적) 하는 병증이다. 한방의학으로는 체질이 원래부터 약해서 기혈을 조화하지 못하여 비의 튼튼한 운화를 하지 못하므로 위의 순조로운 下降 (하강) 작용에 변조를 초래하여 일어 난다고 생각 한다.

〔진단의 요점〕

1. 발작성인 구토가 식후에 오래도록 반복하며 구토의 내용물에 담즙이나 그 앞에 섭취했던 음식물이 섞여 있다.

2. 상복부나 배꼽 부위의 팽만고민감이나 痛이 대부분의 경우, 식후 1～4시간으로 출현한다.

3. 伏臥位 (복와위) 나 膝胸位〔(슬흉위) 무릎과 가슴을 台上에 닿는 부위〕를 취하면 동통이 경감되거나 완해된다.

4. 언제나 噯氣 (애기) 오심, 복부팽만, 복명 등을 동반한다.

5. X선 바룸──투시로는 위와 十二指腸의 상부와 下行部 (하행부) 가 확장되어 있는 것이 보인다.

〔치료 원칙〕

기혈을 조화하여 補한다.   비를 튼튼하게 하여 胃를 조화한다.

〔취혈과 치법〕

1. 대추, 심유, 간유.

2. 영태, 비유, 위유.

2個組의 穴 中에서 매회 마다 1개조를 이용하여 하루 건너 1회씩 어느 것이나 자락흡옥법을 이용한다.

〔취혈의 의미〕

대추와 영태는 독맥의 기혈을 조화하여 補하고 正을 돕는다. 심유와 간유는 기혈을 조화한다.   비유와 위유는 비를 튼튼하게 하여 胃를 和하게 한다.

〔症例〕

張 × × , 男 44세.

상복부의 팽만 동통과 구토가 1주일 동안 계속된다.   1주일 전에 상복부에 동통과 팽만고민감이 일어나 아침 기상후에 구토하고 대변이 비결하였다.   복통 구토의 旣往症 (기왕증) 이 있다.

검사소견 : 몸은 야위어 있다. 얼굴은 부운 것 처럼 백색이다.
淡色舌白貳苔이다. 心肺에는 뚜렷한 변화는 보이지 않는다. 상
복부에 압통이 있으나 간과 비에는 없다. 맥은 弦緩 (현완).
　치료 : 자락흡옥법을 1글 행하고는 치유되었다.

15. 慢性肝炎 (만성간염)

〔병인〕간염 바이르스의 감염으로 일어난 급성기에 치유되지
않고, 만성으로 移行 (이행) 한 것이다.
　〔진단의 요점〕
　1. 급성간염이 선행한다.
　2. 간장부에 통이 있고 간염이외의 원인과는 해석할 수 없는
소화기 계통의 증상이다. 例컨데 식욕부진, 복부팽만, 설사, 탈
력 등이 반년이상 계속되는 경우.
　3. 간장이 종대하여 叩打痛 (구타통) 이나 압통이 있다. 質 (
질) 에는 탄력이 있다.
　4. 脾腫 (비종) 이 있다.
　5. 흉부나 上肢에 때로는 스파이터―머―크 (蜘蛛狀血管腫) 가
나타난다.
　6. 간기능 검사로는 가벼운 변화가 보인다.
　7. 간장의 초음파 검사로는 보통 간염의 波形 (파형) 이 나타
난다.
　〔치료 원칙〕
　肝을 疏達 (소달) 하여 비를 조리한다.
　〔취혈과 치법〕
　1. 대추, 간유, 기문, 위유.

2. 신주, 담유, 비유.

2個組의 穴 中에서 매회마다 1회를 이용하여 하루 건너서 1회씩, 어느 것이나 刺絡吸玉法 (자락흡옥법) 을 이용한다.

〔취혈의 의미〕

대추와 신주는 독맥의 기기를 고루어 補한다. 간유와 담유와 기문은 간기를 소달한다. 비유와 위유는 脾와 胃를 조리한다.

〔症例〕

孫 × × , 女. 46세.

바른 쪽 옆구리痛, 복부팽만, 식욕부진이 1년간 계속된다. 3년전에 급성무황달형 간염을 앓았으나 치료에 의해서 호전되었다. 요즈음 1년 정도 사업의 긴장에서 언제나 우측 옆구리에 통증이 있고, 복부팽만, 회박변, 식욕부진, 불면, 전신탈력 등의 증상이 있다.

검사소견 : 의식은 분명하다. 얼굴은 황갈색, 舌質 (설질) 은 暗紅 (암홍) 으로 黃貳苔 (황이태), 心肺에는 뚜렷한 변화는 보이지 않는다. 간은 右季肋下 (우계늑하) 에 3 ㎝ 크기로 觸 (촉) 하지만 脾에는 觸하지 않는다. 손바닥에 빨간 반점이 있다. 맥은 弦 (현) 하다. 임상검사로는 간기능 검사의 요-트 반응 (-) 이고 GPT 100 단위 초음파 검사로는 간염 波形 (파형) 이다.

치료 : 자락흡옥법을 1글 시행하여 자각증상이 확실하게 호전되었다. 1년후의 추적검사에도 병상은 안정되어 있었다.

16. 橫膈膜痙攣 (횡격막경련)

〔병인〕

여러가지 요소가 횡격막의 間歇的 (간헐적) 收縮 (수축) 을 끌어 일으켜서 일어나는 병증이다. 한방의학으로는 內感 (내감) 의 七

情 (칠정) 이나, **外感** (외감) 의 **寒**의 침습이 기기의 **逆亂** (역란) 을 끌어 일으켜서 생긴다고 생각하였다.

본증은 허실로 구분한다. 허증은 딸국질의 소리가 낮고, 약하며, 발작도 그쳤다가 다시 계속되었다가 하지만 실증으로는 딸국질의 소리도 높으며 힘이 있고 발작도 빈번하다.

〔진단의 요점〕

1. 딸국질을 빈발하니, 자신이 콘트롤 못한다.

2. 흉부에 팽만고민감이 있어 말하기에나 음식을 씹는데 영향을 받는다.

〔치료 원칙〕

氣를 조화하고 逆 (역) 을 내린다.

〔취혈과 치법〕

1. 대추, 격유, 간유.

2. 단중, 중완, 기해.

2個組 中 매회마다 1個組를 이용하여 매일 1회씩, 허증에는 보통의 吸玉法을 쓰고, 실증에는 자락흡옥법을 이용한다.

〔症例〕

王 × × , 女 31세.

지속성인 딸국질이 2일간 계속된다. 감정이 심하게 된 다음부터 시작 되었다. 會話 (회화) 에도 영향되고 있다.

검사소견 : 의식은 뚜렷 하다. 紅舌黃貳苔. 心肺에는 이상이 보이지 않는다. 간과 비에는 촉하지 않는다. 딸국질은 연속하고, 强張 (강장) 이 있는 음성이다. 맥은 滑 (활) 하다.

치료 : 자락흡옥법을 2회 행하고 치유되었다.

17. 急性氣管支炎 (급성기관지염)

〔병인〕

바이르스 세균의 감염이나, 煙塵 (연진) 등의 물리적 화학적 물질이 기관지 점막을 자극하여 발증한다. 한방 의학에서는, 풍열의 사가 폐를 공습하여 폐기가 마땅하지 못하여 일어난다고 보고 있다.

〔진단의 요점〕

1. 발증이 급성이며 上氣道 (상기도) 감염이나 자극성 물질의 빨아들임이 선행된다.

2. 발열, 해수, 객담.

3. 흉배부의 동통고민감.

4. 聽診 (청진) 으로는 호흡하는 소리가 거칠며 건성 또는 습성인 「라」음을 듣는 수가 있다.

5. 백혈구 수는 조금 증가 된다.

6. 흉부 X선 투시로는 肺紋理 (폐문리) 의 증강이 보인다.

〔치료 원칙〕

열을 맑게 하여, 邪를 제거한다. 肺를 마땅하게 하여 기침을 그치게 한다.

〔취혈과 치법〕

1. 대추, 풍문, 단중.

2. 신주, 폐유, 중부.

2個의 穴 中에서 매회마다 1個組를 이용하여, 매일 혹은 하루 건너 1회, 어느 것이든지 자락흡옥법을 이용한다.

〔취혈의 의미〕

대추와 신주는 독맥의 기기를 통해 調理 (조리) 하고 열사를 맑게한다. 풍문과 폐유와 중부와 단중은, 폐기를 마땅하여 기침을 그치게 한다.

〔症例〕

李 × × , 女 24세.

발열, 해수, 鼻汁 (비즙) 이 4일 계속, 4일 전에 감기에 걸려 발열, 코막힘, 콧물이 생기고, 계속하여 해수와 소량의 황색담을 객출하고 황색의 담이 생겼다.

검사소견 : 의식은 또렷하다. 紅舌薄黃苔이고, 心拍 (심박) 은 조금 빠르며 매분 마다 100이다. 호흡소리는 거칠고, 왼편 中上의 肺野 (폐야) 에서 건성인 「라」 음이 조금 들린다. 간과 비는 촉하지 않는다. 맥은 沈數 (침삭)이다.

치료 : 자락흡옥법을 5회 시행하여 치유 되었다.

18. 慢性氣管支炎 (만성기관지염)

〔병인〕

언제나 급성기관지염에서 轉化 (전화) 하여 일어난다. 기관지에서의 분비물이 자연스럽게 흘러내리지 않든지 혈액의 순환공급이 불충분하든지, 기관 주위 조직의 線維 (선유) 가 增生 (증생) 하든지 하여 일어난다. 한방의학으로는 비허로 담이 막혀 腎이 氣를 거두지 못하게 되어, 肺氣가 내려가지 못하여 일어난다는 것이라고 생각하고 있다.

〔진단의 요점〕

1. 만성의 경과를 더듬는다. 해수 객담하고, 담은 대개 흰색의 泡沫狀 (포말상) 이다.

2. 가을과 겨울철이 되면 발증하여 아침 저녁에 해수가 심하

게 된다.

3. 폐부의 청진으로는 건성의 「르」음이 많지만 조금은 濕性인 「르」음도 있다.

4. 흉부의 투시로는 언제나 肺紋理 (폐문리) 의 증강이 보인다

5. 백혈구 총수가 증대하여 백혈구 분류로는 好酸球 (호산구) 가 언제나 증대 된다.

6. 肺氣腫 (폐기종) 이 병발하면 胸廓 (흉곽) 은 맥주통 모양을 보인다. X線 투시로는 透過度 (투과도) 를 보인다.

7. 감염을 속발 했을 때는, 발열과 황색과 황색담의 객출을 본다.

〔치료 원칙〕

脾와 胃를 보익하고, 폐를 내리게 하고 담을 제거한다.

〔취혈과 치법〕

1. 대추, 폐유, 중부.

2. 신주, 단중, 비유, 신유.

2個組의 穴 中에 매회 1個組를 이용하여, 매일 혹은 하루 건너서 1회, 어느 組이든지 자락흡옥법을 이용한다.

〔취혈의 의미〕

대추와 신주는 독맥의 기기를 조리하여 補한다. 폐유, 중부, 단중은 폐기를 내리고 담을 제거한다.

비유와 신유는 비와 신을 보익하고 담습을 제거한다.

〔症例〕

黃 × × , 男 47세.

해수, 객담, 호흡곤란이 3년간 계속, 한냉한 계절이 되면 발병하여 아침, 저녁으로 해수를 빈발한다. 흰색의 거품 모양의

담을 객출한다. 때로는 가슴과 배의 통증도 있다.

검사소견 : 의식은 또렷하다. 淡色舌白貳苔하다. 체격은 비교적 야위어 약하다.

心音 (심음) 에는 이상이 없다. 心拍 (심박) 은 매분 104, 모든 肺野 (폐야) 에 건성인 「ㄹ」음이 있다. 간비는 촉하지 않는다. 맥은 滑 (활) 하다.

치료 : 자락흡옥법을 2글 시행하여 치유 되었다.

19. 氣管支喘息 (기관지천식)

〔병인〕 알레르기—체질인 사람이 알레루겐을 흡입하든지 氣道 (기도) 의 감염을 일으켰을 때 일어난다. 한방의학으로는 폐·비·신의 세가지 臟과 관계하여 대개의 경우, 풍한의 사가 폐를 공습하여 담습이 壅阻 (옹조) 하여 폐기가 마땅하지 않아서 일어난다고 생각하고 있다.

〔진단의 요점〕

1. 급성발작, 호흡곤란, 천명, 해수, 다량의 객담, 대개의 경우 발작을 반복한다.

2. 발작전에 해수, 흉부고민감, 재채기등의 前兆 (전조) 의 증상이 많이 보인다.

3. 발작 할 때는 대개의 경우 앉은 자세를 취하고, 두 손을 앞으로 붙여서 두 어깨를 높이 치켜 올리며 이마에 땀을 내고 이상하게도 고된 표정이다.

4. 검사소견으로는 흉부가 확대되어 북소리를 낸다. 양쪽 폐 전체에 천식하는 소리를 들을 수 있다. 중증으로는 입술이 지아노—제를 나타낸다.

5. 발작을 할 때 마다 수시간에서 수일 계속하다가 완해 한다.

6. 혈액, 담 코에서 나온 분비물의 검사 결과로는 **好酸球** (호산구) 가 증가 한다.

〔치료의 원칙〕

肺를 좋게 하여 邪를 제거한다. 기침을 그치게 하고 喘 (천)을 평온하게 한다.

〔취혈과 치법〕

1. 대추, 폐유, 비유, 신유.
2. 신주, 관원, 단중, 중부.

2個組의 穴中에서 매회마다 1個組를 이용하여 매일 1회씩, 어느 것이나 보통 吸玉法을 이용하든지 자락흡옥법을 이용한다.

〔취혈의 의미〕

대추와 신주는 독맥의 기기를 조리한다. 폐유는 폐기를 좋게 하여 풍한의 邪를 제거한다. 비유·신유·관원은 비와 신을 補하여 담을 제거하고 喘 (천) 을 그치게 한다. 단중과 중부는 폐기를 좋게 하여 기침을 그치게하고 喘을 화평하게 한다.

〔症例〕

白 × × , 男 14세.

천식 발작이 3년간 계속, 겨울철이 되면 반드시 발작이 일어나며, 해가 갈수록 악화되어 간다. 이번에는 발작이 일어나고 부터 벌써 3주일이 지나고 있다.

검사소견 : 의식은 또렷하다. 안면에는 부었는 것 같은 흰색을 띄고 있다. **淡色舌白貳苔**이다. 심장의 소리에는 이상이 없으나 조금 빠르다. 폐 전체에 喘鳴 (천명) 을 듣게 된다. 간과 비에

는 촉하지를 않는다. 맥은 滑 (활) 하다.

　치료 : 자락흡옥법을 1 글―시행하여 치유 되었다.

20. 冠狀動脈硬化症 (관상동맥경화증)

　〔병인〕

　본증의 발증의 기본원인은 다음과 같다.

　(1) 관상동맥의 아치롬―변성이 95％를 차지한다.

　(2) 매독성 대동맥이 관상동맥구의 狹窄 (협책) 이나 閉塞 (폐새) 를 끌어 일으킨다.

　(3) 그 밖의 비교적 희박한 원인으로서는 관상동맥의 結節性 (결절성) 동맥염, 류―마치性 동맥염, 閉塞性血栓脈管炎 (폐새성혈전맥관염) 을 끌어 일으키는 관상동맥의 栓塞 (전새) 및 관상동맥의 先天性奇形 (선천성기형) 과 創傷 (창상) 등이다. 한방의학으로는 장부의 기혈이 실조되어 氣가 滯 (체) 하고 血이 瘀하든지, 血濁 (혈탁) 이 맥락을 阻 (조) 하여 일어나는 것이라고 생각하고 있다.

　〔진단의 요점〕

　본증은 임상상으로 여러가지 틀린 표현이 있지만 주요한 것은 다음 몇개 종류의 유형과 症候群 (증후군) 으로 구분할 수가 있다.

1) 心筋梗塞 (심근경새)

　관상동맥의 급성인 폐새에 의해 一部의 심근에 重度 (중도) 의 지속적인 허혈이 생겨 局所 (국소) 의 壞死 (괴사) 가 발생한다. 임상으로는 극열하고 지속적인 胸骨後部 (흉골후부) 의 동통과 충격, 발열, 백혈구의 증가, 적혈구 沈降 (침강) 속도의 加速 (가속)

血淸 (혈청) 도란스아비라—제의 증가 및 心電圖 (심전도) 에서의 ST의 擧上 (권상) 과 T波의 역전 등이 보인다.

2） 狹心症 (협심증)

심근의 급격 또는 일시적인 허혈과 산소결핍으로 인해 일으키는 임상증상으로서 그의 특징은 발작성의 前胸部 (전흉부) 의 絞握感 (교악감) 혹은 동통감각으로 주로 胸骨後部 (흉골후부) 에 있어서, 心臟前面 (심장전면), 좌측 上肢 (상지)가 헐어진다. 또 때로는 동통이 상복부, 頸部 (경부), 인후부, 顎部 (악부), 背部 (배부) 로 흩어지는 수가 있으며, 아울러서 소화기의 증상을 동반하는 수도 있다. 心電圖 (심전도) 로는 左心室 (좌심실) 의 파형을 반영한 각 誘導 (유도) 의 ST가 저하하여 T波가 平低下 (평저하) 혹은 역전한다. 異型 (이형) 인 협심증으로서 발작의 피—크에 심전도의 일부에 誘導 (유도) 의 ST가 상승한다.

3） 欝血性心不全 (울혈성심부전)

주요한 것은 급성인 左心不全 (좌심부전) 이며, 호흡곤란, 해수 폐수종이 생긴다. 좌심부전의 뒤에 우심부전이 생겨, 頸 (경) 동맥의 怒張 (노장), 肝腫大 (간종대) 부종 등이 나타난다.

4） 不整脈 (부정맥)

冠不全 (관부전) 및 그로 인해 일어나게 되는 심근의 병변이 心筋속에서 자극이 생겨 전도되는 특수조직에 까지 累 (누) 를 끼쳐서 房室傳導 (방실전도) 장해, 心房細動 (심방세동), 早期拍動 (조기박동), 발작성 頻拍症 (빈박증) 등의 여러가지 부정맥이 일어난다.

5） 無症狀 (무증상)

임상상으로 무증상이지 마는 갑자기 협심증 혹은 심근경새로 전화하고 또 차례로 심근의 경화로 변천한다. 개별의 환자로는 갑자기 重度 (중도) 의 부정맥 혹은 心拍停止 (심박정지) 를 일으켜 急死 (급사) 한다. 心電圖 (심전도) 로는 心筋虚無型 (심근허무형) 의 변화가 보인다.

〔치료 원칙〕

氣機를 조정한다. 맥락을 통하게 한다.

〔취혈과 치법〕

1. 대추, 신도, 간유, 비유.
2. 신주, 영태, 심유, 격유
3. 거궐.

3個組의 穴中에서 매회마다 1個組를 이용하여 매일 혹은 하루 건너서 1회, 어느 것이나 자락흡옥법을 이용한다.

〔취혈의 의미〕

대추와 신주는 독맥의 기기를 調理 (조리) 하여 補한다. 신도, 영태, 심유, 거궐은 心氣를 조정하여 맥락을 통하게 한다. 간유와 경유는 맥락을 통하게 하여 피를 활발하게 한다.

〔症例〕

柳 × × , 男 72세.

主訴 (주소) : 심장전면의 발작성인 동통과 고민감이 2주일 동안 계속.

현재병력 : 2주일 전에 과로한 뒤 부터 심장전면의 동통고민감이 쉴사이 없이 일어나게 되어 때로는 動悸 (동계) , 전신탈력, 호흡곤란을 동반한다.

검사소견 : 의식은 또렷하다. 紅舌少苔 (홍설소태) , 心尖部 (심첨부) 의 제1音은 감약하고, 대동맥의 제2音은 亢進 (항진) 하고 있다. 심박수는 1분마다 60회. 폐부의 호흡소리는 정상, 간

과 비에는 촉하지 않는다. 혈압은 120〜70 ㎜ Hg , 맥은 沈緩
침완) 심전도는 ST가 하강하고 있다.

치료 : 자락흡옥법을 1글—시행한 뒤에는 자각증상이 모두 소실
되었다. 心拍數 (심박수) 는 1분에 75회이며, 심전도의 ST가
정상으로 회복되어 있다.

21. 狹心症 (협심증)

〔병인〕

동맥경화에 의한 冠不全 (관부전) 이 심근의 일시적인 허혈사소
결핍상태를 갖게하여 일어나는 것이다. 한방의학으로는 氣가 滯
하여 피가 고였거나, 담탁이 絡을 막아서 일어난다고 보고 있다.

〔진단의 요점〕

1. 전흉부의 급격한 絞扼性 (고액성) 동통이 발작성으로 일어
난다. 가슴뼈 하부의 앞면에 잘 나타나 왼쪽 上肢로 흩어진다.

2. 노동증이나 정신이 흥분했을 때 발증하여 몇 분 동안 지
속한다. 쉴 때나 니트로그리세링 복용후에는 완해한다.

3. 발작전의 前兆 (전조) 는 대개의 경우에는 없다.

4. 발작시에 심전도로는 ST의 저하와 T波의 역전이 보인다.

〔치료 원칙〕

氣를 行하게 하여 瘀 (어) 를 쫓아 經을 통하게 하여 絡을 활
발하게 한다.

〔치혈과 치법〕

1. 大椎, 心兪, 단중, 2. 신도, 거궐, 궐음유

〔치혈의 의미〕

大椎, 神道는 독맥의 氣機를 행하고 心兪 厥陰兪는 心經의 瘀
滯 (어체) 를 수행한다. 巨闕은 經을 통하여 絡을 활발하게 한다

〔症例〕

文 × × , 男 51세.

심장전면의 심한 痛이 발작성으로 일어나 호흡의 곤란이 하루 계속, 고혈압증의 既症 (기증) 이 있다.

검사소견 : 의식은 또렷하다. 안면창백, 혀는 검고 苔는 白貳이다. 心濁音界 (심탁음계) 는 왼 편으로 向해 확대하고 있다. 不整脈 (부정맥) 폐의 호흡에는 변화가 보이지 않는다. 맥은 弦數 (현삭)

치료 : 자락흡옥법을 1회 시행하고 痛이 그쳤다.

22. 高血壓症 (고혈압증)

〔병인〕

본증은 본태성과 증후성으로 구분할 수 있다. 본태성 고혈압증은 그 병의 원인이 아직 명확하지 않지만 정신적인 자극이나 정서의 변동에 따라 上位 (상위) 의 신경기능의 활동이 혼란하여 皮質 (피질) 밑의 혈관운동 중추가 변조되어 온 몸의 소동맥을 攣縮 (연축) 시켜 각 기관에 허혈을 갖게 하며 특히 신의 허혈이 무겁고, 一連의 體液 (체액) 변화를 일으켜 혈압을 상승하는 것이다. 한방의학으로는 음양이 실조되어 간양이 上亢 (상항) 하여 일어난다고 보고 있다.

〔진단의 요점〕

1. 두통, 현운, 두중, 이명, 동계, 불면, 건망, 피로하기 쉽고, 무주룩한 허리 등의 증세가 나타난다.

2. 혈압이 상승한다. 보통으로는 본인의 나이에 90을 더한 것이 收縮期壓 (수축기압) 의 눈대중이다. 확장기압이 90 ㎜ Hg 을 넘을 경우는 수축기압이 어떻든 모두 고혈증으로 볼 수 있다.

3. 血中의 콜레스테롤이 늘어난다.

〔치료 원칙〕

간을 평온하게 하여 陽을 간진한다.

〔취혈과 치법〕

1. 대추, 간유, 심유.

2. 영태, 비유, 신유.

2個組의 穴 中에서 매회 마다 1個組를 이용하여 하루 건너서 1회, 어느 것이나 자락흡옥법을 이용한다.

〔취혈의 의미〕

대추와 영태穴은 독맥의 기기를 조리하여 음양의 평충을 취한다. 肝兪는 간을 평온하게 한다. 심유, 비유, 신유는 陰을 기루고 陽을 간직하게 한다.

〔症例〕

張 × × , 男 55세.

두통, 현운 때로는 動悸 (동계) , 불면, 건망이 3년이 지나도록 계속 되었고 고혈압증이 이미 있었다.

검사소견 : 체격은 약간 비대하고, 안면은 紅潮 (홍조) , 暗色舌黃貳苔, 심폐에는 이상이 보이지 않는다. 간과 비는 촉하지 않는다. 맥은 弦 (현) , 혈압은 225/120 ㎜ Hg.

치료 : 자락흡옥법을 한번하고난 다음의 혈압측정으로는 170/90 ㎜ Hg로 내렸다. 다시 1글—치료를 계속하여 혈압을 내려서 치유되었다.

23. 發作性頻拍症 (발작성빈박증)

〔병인〕

주로 자율신경의 실조와 관계가 있으며, 과도한 정신적 긴장상태와 갑상성기능 항진 및 여러가지 심장병에 의해 일어난다. 한방의학으로는 心陰의 부족 혹은 陽의 허손으로 인해 일어난다고 생각한다.

〔진단의 요점〕

1. 動悸 (동계) 를 자각하여 항상 眩暈 (현운), 탈력감을 동반한다.

2. 심의 박동하는 수효가 증가하지만 1분에 150 이하로 점차로 발생하여 점점 소실되어 간다.

3. 迷走 (미주) 신경을 자극하는 방법을 이용하면, 발작은 언제나 정지 된다.

4. 심전도에 나타나는 P波는 정상인 洞房結節性 (동방결절성) 의 형태를 나타낸다.

〔치료 원칙〕

心의 陰을 기르고, 心의 陽을 補한다.

〔취혈과 치법〕

1. 신도, 비유, 심유.

2. 영태, 궐음유, 간유.

2個組의 穴中에 매회마다 1個組를 이용하여, 매일 혹은 하루 건너서 1회, 어느 것이나 자락흡옥법을 이용한다.

〔취혈의 의미〕

신도와 영태는 心의 陽을 補한다. 심유와 궐음유는 心의 陰을 기른다. 간유와 비유는 心의 血을 다스린다.

〔應例〕

朱 × × , 女, 30세.

動悸 (동계), 현운, 탈력감의 반복발작이 이미 2個月 계속, 약물 치료를 하였으나 낫지 않아 이 곳을 찾아 왔다.

검사소견 : 의식은 또렸하다. 淡色舌薄白苔. 心濁音界 (심탁음계) 는 크지 않다. 심장의 소리는 둔하고, 심의 박동하는 수는

-98-

1분에 144. 폐의 호흡소리는 정상. 복부는 평탄하고 연하다.

맥은 沈數 (침삭)·'심전도로는 洞性頻脈 (동성빈맥) 을 보이고 있다.

치료 : 자락흡옥법을 1글―시행하여 치유 되었다.

24. 腦血栓症 (뇌혈전증)

〔병인〕

가장 잘 보이는 것은 동맥의 아태롬―경화로서 동맥염, 선천성 뇌동맥 狹窄 (협책) 등에도 가끔 보인다. 동맥벽의 병변의 기초 위에 혈압강화와 완만한 피의 흐름, 徐脈 (서맥), 혈액의 粘稠性 (점주성) 의 증가 등의 요소가 더하여져서 뇌혈전의 형성이 촉 진된다. 한방의학으로는 바람이 속에서 맞아 담이 竅絡 (규락) 을 막아 기혈이 凝滯 (응체) 되어 생긴다고 보고 있다.

〔진단의 요점〕

1. 늙은 사람에는 동맥경화가 선행된다.

2. 한 쪽 마비가 차차 형성된다.

3. 대개는 靜止中 (정지중) 에 발증하며, 의식장해는 비교적 경도이다.

4. 腰椎穿刺 (요추책자) 로 髓液 (수액) 은 정상이다.

〔치료 원칙〕

바람을 소통하여 竅 (규) 를 연다. 경을 통해 絡을 활발하게 한다.

〔취혈과 치법〕

1. 대추, 심유, 간유, 비유,

2. 신도, 풍문, 격유

3. 견정, 환도.

3個組의 穴中에서 매회 마다 1조를 이용한다. 매일 혹은 하루 건너 1회. 어느 것이 든지 자락흡옥법을 이용한다.

〔취혈의 의미〕

대추와 신도는 독맥의 經氣 (경기)를 통하게 하고 조정한다. 풍문은 바람을 疏達 (소달) 한다. 심유, 격유, 간유, 비유는 기를 益하게 하여 經을 통해 絡을 활발하게 한다. 견정과 환도는 경근을 보익한다.

〔症例〕

李 × × , 男 59세.

좌측의 상하지의 마비가 1個月 계속 된다. 1個月전에 아침에 일어났을 때 왼 팔의 저림을 느꼈으나 낮 때가 되니까 점점 좌측의 상하지의 운동에 장해를 초래하게 되었다. 바로 어떤 의원에 치료한지 J 個月만에 호전되었으나 좌측의 상하지에는 여전히 운동장해가 있어 이 곳을 찾아와서 치료를 구하였다.

검사 소견 : 의식은 또렷하다. 언어도 정상이다. 淡色舌白膩苔이다. 심과 폐에는 이상이 보이지 않는다. 배는 평평하고 연하다. 좌측 상하지의 근력은 니크르스로서 그 병리적 반사는 양성이다. 맥은 弦緩 (현완).

치료 : 자락흡옥법을 1글—시행하여 치유 되었다.

25. 腦血管不全症 (뇌혈관부전증)

〔병원〕

뇌혈관 부전증의 원인은 매우 많으며 발증원리도 매우 복잡하고, 또 여러가지 원인 종합적 작용의 결과로서 발증한다。 그런 것들을 정리한다면 다음의 몇 가지 종류가 된다.

1) 微小血栓 (미소혈전)

微小血栓 (미소혈전) 은 血小板 (혈소판) 이 응집하여 일어난다. 동맥내막의 아테롬—경화증의 미소혈전이 탈락되어 뇌속의 작은 혈관을 栓塞 (전새) 하여 뇌속의 허혈을 일으켜, 일정한 뇌신경 증상을 나타내지 마는 몸속의 線維 (선유) 를 溶解 (용해) 하는 작용으로 栓子 (전자) 가 재빨리 용해되어 뇌에 흐르는 피의 양이 회복하여 임상증상이 소실한다.

2) 動脈狹窄 (동맥협책)

뇌에 혈액을 공급하는 두개골 안 밖의 여러 동맥의 아테롬—경화, 대동맥염, 膠原病 (요원병) 등은 어느 것이 든지 동맥의 狹窄을 만들어 一過性 (일과성) 의 뇌허혈 발작을 일으킨다.

3) 血液 (혈액) 의 動力學的 (동력학적) 장해

여러가지 심장기능 장해, 저혈압 降壓劑 (강압제) 의 부적 당한 사용이 心拍出量 (심박출량)을 현저하게 감소시켜, 뇌혈관부전증을 끌어 일으킨다.

4) 腦血管痙攣 (뇌혈관 경련)

뇌혈관이 기계적 혹은 화학적 자극을 받으면 뇌혈관의 경련을 끌어 일으켜 뇌허혈의 발작이 된다. 한방의학에서는 체질의 허약, 중기의 부족 혹은 陰이 허하여 陽이 亢한다. 담이 竅絡 (규락)을 막음으로 인해 血의 흐름이 순조롭지 못하여 일어난다고 생각된다.

〔진단의 요점〕

1. 노인은 원래 고혈압 동맥 경화증이 있다.
2. 脈管炎 (맥관염), 심부전, 저혈압 등이 선행된다.

3. 발증은 급성이지만 몇 분에서 몇 시간으로 급속하게 소실하니, 대개의 경우는 아무 증상도 나타나지 않는다. 발작을 반복한다. 또 머리를 돌린다든지 뒤로 넘어 뜨렸을 때 나타난다. 혈관의 혈액공급 구역의 상위로 다음과 같이 다른 증상이 나타난다.

(1) 內頸動脈系統 (내경동맥계통) — 두통, 현운 가벼운 쪽마비, 반신지각 장해, 失語 (실어), 한쪽 시력장해 등.

(2) 椎骨 (추골) ~ 腦低動脈系統 (뇌저동맥계통) — 현운, 안구 震盪 (진습), 물건이 겹으로 보임, 오심, 구토, 가벼운 사지마비, 交叉性 (교차성) 마비, 構音 (구음) 장해, 燕下 (연하) 곤란, 운동실조 등. 일부 환자로는 머리 부분을 강제로 제지 당하여 顚倒 (전도) 발작을 일으키지만 의식은 존재한다.

(3) 대동맥弓 (궁) 의 症候群 (증후군) — 지나친 뇌혈관 부전발작이 나타날뿐이 아니고, 상지에 혈액공급 장해를 일으킨다. 아픈 쪽 上肢 (상지) 의 지각장애, 무력, 맥박의 감액 혹은 소실, 혈압이 현저하게 저하되어 무거울 정도가 될 경우는 혈압 측정의 불능 등이 나타난다. 이 밖에 허혈 상태인 상지를 움직이게 하면 一過性 (일과성) 의 뇌허혈을 유발하는 수가 있다.

〔치료 원칙〕

혈을 활발하게 하고 絡을 통하게 함.

〔취혈과 치법〕

1. 대추, 풍문, 간유,

2. 신주, 심유, 비유.

3. 견정, 환도.

3個組의 穴中에서 매회 마다 1個組를 이용하여 매일, 혹은

하루 건너서 1회, 어느것이 든지 자락흡옥법을 이용한다.

〔취혈의 의미〕

대추와 신주는 독맥의 기기를 통하게 하여 조리한다. 풍문,신유, 간유, 비유, 견정, 환도는 血을 활발하게 하여 絡을 통하게 한다.

〔應例〕

宋 × × , 男 69세.

바른 쪽 반신마비가 그날 아침부터 일어 난다. 2개월 전에 右上肢 (우상지) 에 저리는 느낌을 처음으로 느꼈으나 그날 아침 눈을 떠니 오른 쪽 상하지에 운동장해가 생겨 일어설 수 없게 되어 있었다. 그 밖에는 불편한 곳은 없었다.

검사소견 : 의식은 또렷하였다. 뇌신경은 정상, 담색, 설백, 이태이다. 심페에는 이상이 보이지 않는다. 간과 비는 촉하지 않는다. 좌측의 상하지에 운동장해가 있지만 지각은 존재하고 있다. 근력은 좌상지가 2급, 좌하지는 1급이다.

생리적 반사가 존재하며 병리적 반사는 아직 나타나 있지 않다. 맥은 弦緩 (현완).

치료 : 자락흡옥법 치료를 4회 시행하고 치유 되었다.

26. 片頭痛 (편두통)

〔병인〕

뇌혈관의 기능이 실조되어 일어나게 되는 극렬한 두통이다. 한방의학으로는 담습이 막혔거나 풍사가 上하여 숨어서 淸陽 (청양) 이 번거롭게 되어 일어난다고 생각하고 있다.

〔진단의 요점〕

1. 극렬한 두통이 발작성으로 일어난다. 拍動性 (박동성) 이
다.

2. 오심구토, 一過性 (일과성)인 시력 장해.

3. 여성의 경우 월경의 경기와 관계한다.

4. 발작을 반복한다. 완해한 뒤에는 정상적인 사람과 다름
없다.

5. 腦梗塞 (뇌경새) 및 뇌혈관의 질환을 제외한다.

〔치료 원칙〕

담을 쫓고 바람을 친다. 淸陽 (청양)을 통하게 하여 이롭게
한다.

〔취혈과 치법〕

1. 대추, 풍문, 간유.

2. 신도, 폐유, 비유.

2個組의 穴中에서 매회마다 1個組를 이용하여 하루 건너 1
회씩, 어느 것이나 자락흡옥법을 이용한다.

〔취혈의 의미〕

대추와 신도는 독맥과 삼양경의 經氣 (경기) 를 통하게 하여
이롭게 하고, 淸陽을 통하게 하여 이롭게 한다. 풍문과 간유는
풍사를 친다. 폐유와 비유는 담습을 쫓는다.

〔應例〕

王 × × , 女 37세, 노동자.

좌측의 두통이 일주일 동안 계속, 발작성으로 일어나 拍動性 (
박동성) 으로 극렬한 痛이 있다.   左上肢 (좌상지)에 저리는 느
낌을 동반하여 수면에 영향을 준다.

검사소견 : 痛하는 얼굴 모양. 淡色하고 舌白하며, 膩苔하다. 뇌

신경에는 이상이 보이지 않는다. 심과 폐에도 이상은 없다. 복부에도 이렇다 할 소견이 없다. 생리반사가 존재하고, 병리반사는 나타나지 않는다. 혈압은 120 ㎜ Hg. 맥은 滑 (활) 하다.

치료 : 자락흡옥법을 1회 시행하여 치유 되었다.

27. 神經衰弱 (신경쇠약)

〔병인〕

정신적인 요소가 본증을 발생시키는 주요한 원인이다. 예를 들면, 감정의 지속적인 긴장이나 오래도록 內心으로 충돌하여 있는 一連의 사정 등은 억제의 感弱化 (감약화) 를 끌어 일으켜서 본증을 발생시킨다. 한방의학으로는 과도한 격정이나 감정의 울화가 장부를 상하여, 장부의 기능이 쇠약되어 실조되므로 본증이 발생한다고 생각한다.

〔진단의 요점〕

1. 발증에 앞서 대개의 경우에 분명한 정신긴장의 요소나 감각이 예민한 소질이 있다.

2. 흥분성이 높아지는 증상과 쇠약성이 높아지는 증상이 있다.

(1) 감각과민, 두통, 두중, 두부가 조여드는 것 같은 느낌. 신체의 불쾌감, 羞明 (수명), 소리를 싫어한다.

(2) 情感 (정감) 이 脆弱 (위약) 하다. 격동하기 쉽고 슬퍼하기 쉽고, 격고하기 쉬우며, 웃다가, 울다가 한다. 頻燥 (빈조) 하여 입을 지껄인다. 초조 불안감이 강하며, 의심이나 시기심 등이 있다.

(3) 불면, 잠 버릇이 나쁘다. 수면이 얕아서 꿈꾸기 쉽다.

(4) 기억력 감퇴, 기억의 보존력이 떨어지게 된다.

⑸ 動悸 (동계), 흉협부의 팽만고민감, 淺拍 (천박) 호흡, 발한 , 지체의 저림, 유정조루, 월경불순 등의 자율신경 기능의 장해.

⑹ 정신적 위축, 심신의 피로, 嗜眠 (기면) , 식욕감퇴, 인포텐 트. 탈모 등.

3. 상세한 검사를 실시하여 그 밖의 만성질환과 감별진단을 할 것.

〔치료 원칙〕

기혈을 조리하여 장부를 補한다.

〔취혈과 치법〕

1. 대추, 신도, 심유, 간유.

2. 신주, 영태, 비유, 신유.

3. 중완, 관원.

3個組의 穴中에서 매회마다 1個組를 이용하여 매일 혹은 1 일 건너서 1회, 어느 것이나 자락흡옥법을 시행한다.

〔취혈의 의미〕

대추, 신주, 신도, 영태는 독맥의 기기를 조리하여 補한다. 심 유는 心을 補하고 神을 편안하게 한다. 중완은 중기를 補하고 胃를 益한다. 관원은 胃를 補하여 원기를 돕는다.

〔應例〕

楊 × × , 男 32세.

불면이 반년이 넘도록 계속 되었는데 이것은 생업의 관계로 오래 도록 수면부족이 계속되어 점차로 잠 들기가 나빠져, 건망, 피로하기 쉽고, 발한하기 쉬우며, 때로 유정등이 일어나게 되었다.

검사소견 : 의식은 또렷 하다. 淡色舌薄白苔이다. 두 눈꺼풀은 떨린다. 뇌신경에 이상이 보이지 않는다. 심폐도 변화는 없다.

간과 비에 촉해지지 않는다. 사지의 운동은 정상, 생리적 반사가 존재하고, 병리적 반사는 아직 나타나 있지는 않다. 맥은 滑 (활) 이다.

치료 : 자라흡옥법을 1글―시행한 뒤는 수면이 호전되어 자각증상이 소실되었다.

28. 生殖器神經衰弱 (생식기신경쇠약)

〔병인〕

본증은 통상, 신경쇠약, 성교과도, 성교중단, 불만족한 흥분, 장기간의 手淫 (수음) 에 의해 일어난다. 또 뇌척수질환, 내분비장해, 자율신경실조, 생식기 질환에 의해서도 일어난다. 임상상으로는 인포텐트, 유정, 조루로 구분할 수 있다. 한방의학으로는 본증을 심과 비의 허손, 신음의 소모, 상화의 직성, 命門 (명문) 의 火의 衰退 (쇠퇴) 등의 요소에 의해 일어난다고 생각한다.

〔진단의 요점〕

1. 陰莖 (음경) 이 발기 되지 않는다.

2. 陰莖 (음경) 은 발기 되지만 성교의 조기에 사정한다.

3. 성교능력을 상실하게 된다. 혹은 사정하지 않는다.

4. 성교시 이외에 정액이 누출한다. 혹은 夢精한다.

5. 보통 두통, 현운, 불면, 꿈이 많다. 피로 등의 증상을 동반한다.

6. 환자는 보통 근심과 수식, 공포, 초조, 비관 등의 정서 불안정한 상태를 보인다.

〔치료 원칙〕

心과 腎을 補한다. 간과 비를 돕는다.

〔취혈과 치법〕

1. 대추, 심유 (左), 간유.
2. 신주, 심유 (右), 신유 (左).
3. 신도, 신유, 관원
4. 영태, 비유, 명문,

4個組의 穴中에 매회마다 1個組를 이용하여 하루씩 건너서 1회. 어느 것이 든지 자락흡옥법을 시행한다.

〔취혈의 의미〕

대추와 신주는 독맥의 기기를 조리하여 補한다. 신도와 영태, 심유는 心을 補하고 神을 평온하게 한다. 간유와 비유는 간과 비를 補하여 益한다. 신유와 명문, 관원은 신을 돕고 本을 단단하게 한다.

〔症例〕

周 × × , 男. 28세.

主訴 : 유정이 반년 동안 계속된다.

現病歷 (현병력) : 반년전에 정신적 과로 때문에 불면이 시작되어 계속 유정을 하게 되었다. 2~3일 한 번씩으로 언제나 깊은 잠 중에 일어나 잠이 깨이고 나서 깨닫게 된다. 이튿 날 아침에는 온 몸의 탈력감과 정신 부진이 있으며, 최근에는 몸이 극도로 쇠약하여, 현운 허리와 다리의 무주룩 함을 느끼게 되었다.

검사소견 : 의식은 또렷하다. 淡色舌薄白苔 (담색설박백태)이다. 心과 肺에는 이상이 보이지 않는다. 간과 비에는 촉해지지 않는다. 바깥 생식기에는 이상이 없다. 맥은 滑 (활) 하다.

치료 : 자락흡옥법을 1글—시행하고 치유되었다.

-108-

29, 히스테리

〔병인〕

신경증의 일종이다. 억제력이 약한 정신류형의 사람에 많이 보인다. 그 발증 원인의 대부분은 대뇌의 皮質 (피질) 이 과도한 자극을 받아서, 대뇌 皮質 (피질) 과 피질하부의 상호관계에 기능장해를 끌어 일으켜서 대뇌의 피질하부가 우세하게 되기 때문이다. 한방의학으로는 본증을 「臟燥」 (장조) 라고 하며, 또 「厥症」 (궐증) 과 「鬱症」 (울증) 으로 구분한다. 그 발증원인은 七情〔喜 (희) , 怒 (노) , 憂 (우) , 思 (사) , 悲 (비) , 恐 (공) , 敬 (경) 〕이 과도하게 쓰여져 심신이 정상의 상태를 잃게 되어 경락이 阻滯 (조체) 되어 淸竅 (청규) 가 攻襲 (공습) 하게 된 것이라고 생각하고 있다.

〔진단의 요점〕

1. 본증은 일반적으로 감정이 억제되어 민감하고 무력한 사람에 많다. 또 자기 過示慾 (과시욕) 이 강하여 다른사람으로 부터의 관심을 갖고 싶어 하는 감정이 취약한 사람에 많다.

2. 정신외상이 본증의 커다란 원인이 된다.

3. 임상적인 표현으로서는 급성으로 발증하여 다종다양한 증상을 보인다. 또 전간 모양의 발작, 정신장해, 운동감각 장해 등이 일어난다.

4. 器質性 (기질성) 인 증후가 보이지 않는다。 증상은 신경지배와 부합되지 않는다。

5. 갑자기 발증하여 갑자기 낫는 수가 많다. 발작을 반복하기 쉽다. 증상도 대개의 경우 같은 모양인 것이다.

〔치료 원칙〕

心을 補하여 神을 평온하게 한다.   欝(울)을 소통시키고, 竅
(규)를 연다.

〔取穴과 치법〕

1. 대추, 심유, 영태, 간유.

2. 신주, 신도, 비유.

2個組의 穴中에서 매회 마다 1個組를 이용하여 하루 건너서
1회, 어느 것이나 자락흡옥법을 시행하여 15～20분 동안 머무
른다.

〔취혈의 의미〕

심유, 신도, 영태는 心을 補하고 神을 평온하게 한다. 대추와
신주는 독맥과 삼양경의 경기를 소통한다. 간유와 비유는 간과
비의 經氣를 소통하여 欝(울)을 通하게 한다.

〔應例〕

尹 × × , 女 18세 학생.

1주일 전에 정신적 자극을 받고 부터 갑자기 발증하게 되었
다. 심한 불면증에서 시작하여 감정이 담백하게 되어 엿 보거나
엿 듣는 버릇이 있게 되었다.

검사소견 : 의식은 또렷 하다. 언어는 遲鈍(지둔), 뇌신경에 이
상은 보이지 않는다. 紅色舌黃苔이다. 心과 肺에는 특별한 변
화는 없다. 간과 비에는 觸해지지 않는다. 생리적 반사가 존
재하고, 병리적 반사는 아직은 나타나지 않는다. 脈은 滑(활)
이다.

치료 : 자락흡옥법을 매일 1회 시행하여 3회로서 치유 되었다.

30. 眩暈症 (현운증)

〔병인〕

본증의 병의 원인은 아직 확실하지는 않지만 나트륨鹽 (염) 의 대사장해나, 자율신경 실조와 밀접한 관계를 가지고 있는 가능성이 있다. 한방의학으로는 간과 신의 음허, 심과 비의 노상, 髓海 (수해) 의 부족, 기혈의 결손 등에 의해서 일어난다고 생각하고 있다.

〔진단의 요점〕

1. 갑자기 발증한다. 발작성이 현운으로 보통, 오후가 되면 증세가 무겁게 된다.

2. 일반적으로 보면, 多夢 (다몽), 기억력의 감퇴 등을 동반한다.

3. 발작은 몇 분간을 지속하지만 몇 시간 또는 몇 일을 지속하는 사람도 있다.

4. 오심, 구토, 耳鳴 (이명) 이나 頭中鳴 (두중명) 등을 동반하는 수도 있다.

5. 발작을 반복하고 완해한 뒤에는 건강한 사람과 다름 없다.

6. 검사 결과의 소견으로는 자율신경 기능장해의 微候 (미후) 를 나타낸다.

7. 內耳性眩暈症 (내이성현운증) , 플러스 症候群 (증후군) 등을 제외한다.

〔치료 원칙〕

간과 신을 보하고, 신과 비를 益한다.

〔취혈과 치법〕

1. 대추, 심유, 간유,

2. 신주, 영태, 신유

3. 대추, 신도, 비유.

3個組의 穴中에서 매회마다 1個組를 이용하여 매일 혹은 하루 건너서 1회, 어느 것이 든지 자락흡옥법을 시행한다.

〔취혈의 의미〕

대추와 신주는 독맥의 기기를 통하게 하여 조리한다. 신도와 영태와 심유와 비유는 심과 비를 補益한다. 간유와 신유는 간과 신의 음허를 滋養 (자양) 하여, 髓 (수) 를 益한다.

〔症例〕

金 × × , 女 37세.

主訴 (주소) : 발작적인 眩暈 (현운) 이 3개월이 넘도록 반복하여 일어난다.

現病歷 (현병력) : 3개월 전에 갑자기 眩暈 (현운), 눈의 흐림, 오심이 생겨, 바로 자리에 누워 휴식하여 복약하고 잠 들었다. 다음날 아침 눈을 떴을 때는 낫고 있었으나 그 이후 3~5일에서 때로는 1주일 한번 발작이 일어나게 되었다. 매회마다의 증상은 대부분 같았으며, 대개의 경우는 오후에 증상이 심해진다. 신경증을 앓은 경험이 있다.

검사소견 : 의식은 또렷하였다. 淡色舌薄白苔이다. 눈 동자의 振盪 (진탕) 은 없었다. 心과 肺에는 변화를 볼 수 없었으며, 간과 비에는 아무런 觸 (촉) 함이 없었다. 그리고 신경계통의 이상은 볼 수 없었으며, 혈압은 110/80 ㎜ Hg. 맥은 滑 (활) 이다.

치료 : 자락흡옥법을 1글—시행하여 치유되었다.

31. 坐骨神經痛 (좌골신경통)

〔병인〕

본증은 말초신경계통에서 잘 볼 수 있는 병중의 하나이다. 本態性 (본태성) 과 症候性 (증후성) 으로 구분할 수 있게 된다. 본태성 좌골신경통은 류마치 혹은 몸 속의 감염과 관계 되는 수가 많다. 증후성은 腰椎部 (요추부) 의 椎間板 (추간판) 헤루니아, 肥厚性脊柱炎 (미후성척주염), 류마치 모양의 관절염, 척추 가리에스, 척추기형 등에 의해 일어난다. 그 밖의 척추 管속의 병변에 의한 신경압박, 부인과의 골반腔內 (강내) 의 병변에 의한 신경압박, 당뇨병, 殿筋 (전근) 의 부적당한 위치에서의 주사 등도 증후성의 좌골신경통을 일으킨다. 한방의학에서는 風寒濕 (풍한습) 의 邪가 經絡 (경락) 에 客 (객) 하여, 阻滯 (조체) 되어 일어난다고 한다.

〔진단의 요점〕

1. 전형적인 동통은 대개의 경우 한 쪽의 허리 부분에서 殿部(전부)를 따라서 대퇴부 뒷 쪽으로 향하여 대퇴부 외측으로 흩어진다.

2. 동통의 성질은 자발성으로 둔통과 붓는 것 같은 痛, 찌른 듯한 痛, 燒灼痛 (소작통) 등을 나타낸다.

3. 검사결과의 소견으로는 라세그 徵候 (증후) 가 陽性 (양성) 이 되어 물건을 줍는 검사에서도 양성을 나타낸다.

4. 좌골신경에 따라서 아래의 압통점을 발견 할 수 있다.

　(1) 제 4 ～ 5 요추의 棘突起의 겉 3 cm인 곳.

　(2) 仙腸關節 (선장관절) 의 바깥 上方 (상방).

　(3) 殿部 (전부) 의 중간 점.

(4) 膝窩橫紋 (슬와횡문)의 위 2～3 *cm*인 곳.

(5) 外科 (외과)의 뒷쪽.

〔치료 원칙〕

기기를 조리하여 經을 소통하게 하며, 絡을 활발하게 한다.

〔취혈과 치법〕

1. 기해유, 환도, 은문.

2. 관원유, 질변, 居髎 (거료).

2個組의 穴中에서 1個組를 이용하여 매일 혹은 하루 건너서 1회, 어느 것이나, 자락흡옥법을 시행하여 15～20분동안 머물게 한다.

〔취혈의 의미〕

기해유와 관원유는 기기를 조리한다.   환도와 질변과 거료, 은문은 經을 통하게 하여 絡을 활발하게 한다.

〔症例〕

李 × × , 男 57세, 노동자.

좌측의 腰臀部 (요전부)와 하지가 요즈음 4일 동안 痛한다. 동통은 왼편 엉덩이 부분에서 시작하여 대퇴에 따라서 발 바닥 부분까지 관통한다.   燒灼痛 (소작통)이며 발작성으로 심하게 된다.   外傷은 없었다.

검사결과의 소견 : 의식은 또렷 하다.   淡色舌薄白苔이다.   心과 肺에는 이상이 없다.   복부에도 이상은 없다.   양쪽 하지의 筋 委縮 (근위축)은 없다.   지각과 운동이 함께 정상, 좌측의 라세 —그는 양성이고 좌측의 제4～5요추 棘突起의 곁에 압통이 있다.   맥은 緩 (완)하다.

치료 : 자락흡옥법을 3회 시행하고 치유 되었다.

32. 肋間神經痛 (늑간신경통)

[병인]

眞性肋間神經痛 (진성늑간신경통) 은 비교적 적다. 症候性肋神經痛 (증후성늑간신경통) 은 보통 가까운 器管 (기관) 의 감염 손상, 압박 등의 요인으로 인해 일어난다. 한방의학에서는 감정의 억울이나 돌발적인 화를 낸 것이 간을 상하게 하여 肝氣가 橫逆 (횡역) 하게 되어 기기가 阻滯 (조체) 되어 일어난다고 한다.

[진단의 요점]

1. 대개의 늑간신경의 全支配區 (전지배구) 에 있어서의 발작성의 동통이 그 특징이다.

2. 환부의 신경 支配區 (지배구) 의 피부에는 정확한 압통이 있으며, 특히 皮枝 (피지) 의 갈라지는 부분에 뚜렷하다. 압통은 3개소에 나타난다.

   (1) 척추곁의 압통점.

   (2) 側胸部 (측흉부) 腋窩中線上의 늑간의 압통점.

   (3) 흉골부 (늑간과 흉골의 결합부분의 늑간) 의 압통점.

3. 때로는 帶狀疱疹 (대상포진) 을 병발한다.

4. 그 밖의 질환에 의해 일어나게 되는 흉부의 동통과 감별진단 한다.

5. 백혈구의 數 (수) 는 증가하지 않는다.

[치료 원칙]

간을 소통케 하여 氣를 다스린다.

[취혈과 치법]

1. 대추, 간유, 아시혈.

2. 신주, 기문, 아시혈.

2個組의 穴中에서 매회 마다 혹은 하루 건너서 1회, 어느 것이나 자락흡옥법을 시행한다.

〔취혈의 의미〕

대추와 신주는 독맥의 기기를 통하게 하여 조리하니 正(정)을 돕는다. 간유, 기문, 아시혈은 간을 소통케하여 氣를 다스린다.

〔症例〕

陳 × × , 男 21세.

우측 흉부의 동통이 1주일이 넘도록 계속된다. 1주일 전에 피로를 느낀 다음 부터 우측 흉부의 동통이 흩어지게 되는 것 같이 되었다. 통은 호흡과 관계가 없다.

검사소견 : 의식은 또렷하다. 淡色舌薄黃苔이다. 心과 肺에는 이상이 보이지 않는다. 간과 비는 觸(촉)해 지지는 않는다.

脈은 眩이다. 흉부의 X線의 투시로는 이상은 보이지 않는다.

치료 : 자락흡옥법을 3회 시행하고 치유 되었다.

33. 多發性神經炎 (다발성신경염)

〔병인〕

본증은 감염, 손상, 중독, 영양불량, 대사장해 등에 의해 일어나게 된다. 한방의학으로는 濕邪(습사)가 四肢(사지)로 흘러서 經脈이 막히게 되므로 기혈이 瘀滯(어체) 함으로 일어난 것이라고 생각한다.

1. 사지의 지각마비로 손이 붓고 신발의 볼록한 부분과 같은 상태로(나타난다. 肢體部(지체부)의 장해 쪽이 가까운 부위에서 뚜렷하다.

2. 지각장애는 대개의 경우, 對稱性(대칭성)이다. 발증할 당초에는 접촉시의 痛覺(통각)이 과민하지만 잇따라 지각은 감퇴 혹은 소실한다.

3. 증상은 가끔은 급속하게 진전하여, 體幹(체간)으로 향하여 확대한다. 중증인 경우는 손이 아래로 내려지고 발이 아래로 대려지며, 근의 위축이 나타난다.

4. 피부에 냉감이 있으며 지나치게 많은 발한, 혹은 발한 감소가 보인다.

5. 臟(장)의 반사는 저하 되거나 소실 된다.

6. 비타민 B₁의 결핍에 의해 일어나는 신경염의 경우는 하지가 상지 보다도 중증이다. 하지의 부종이나 심장의 병변을 동반하는 수도 있다.

〔치료 원칙〕

正을 돕는 邪를 거둔다. 經을 통하게 하여 絡을 활발하게 한다.

〔취혈과 치법〕

1. 대추, 견중유, 견정, 폐유.

2. 신주, 견외유, 비유.

3. 명문, 승부, 은문.

4. 요양관, 환도, 복토.

4個組의 穴中에 매회마다 1個組를 이용하여 매일 혹은 하루를 건너서 1회, 어느 것이나 자락흡옥법을 이용한다.

〔취혈의 의미〕

대추와 신주, 명문, 요양관은 독맥의 기기를 통하게 하여 조리하고, 正을 도와서 邪를 제거한다.

견중유, 견외유, 견정, 승부, 은문, 환도, 복토는 經을 통하게 하여 絡을 활발하게 한다. 비유, 폐유는 濕邪 (습사) 를 제거한다.

〔症例〕

吳 × × , 男, 31세.

양쪽 손발의 저림과 脫力 (탈력) 이 한달 동안 계속된다. 1個月 전에 급성 장염을 앓고, 지사제를 4일간 복용하였더니 설사는 그쳤지만 1주일 뒤에 손발이 저리는 느낌이 나타나 물건을 제대로 잡을 수 없게 되더니 차차로 무거운 물건을 들 수 수 없게 되었다.

검사소견 : 의식은 또렷하다. 淡色舌薄白苔이다. 心과 肺에는 이상은 보이지 않는다. 복부에도 이렇다 할 소견은 없다.

뇌신경은 정상, 양쪽의 膝蓋腱反射 (슬개건반사) 는 줄어 들고, 병리검사는 음성이다. 양 손의 握力 (압력) 은 약하며, 맥은 緩하다.

치료 : 자락흡옥법을 1글—시행하여 치유.

34. 腰仙髓神經根炎 (요선수신경근염)

〔병인〕

현재까지의 단계에서 말 할 수 있는 것은 일반적으로 流感 (유감) 은 적리, 인두염, 류마치, 디프테리아, 말라리아, 마루타熱, 결핵 등의 감염증, 당뇨병, 통풍 등의 대사장해, 鉛 (염), 砒素, (비소), 알콜 등의 중독의 어느 것이든지 본증의 원인이 된다고 생각할 수 있다. 腰仙部 (요선부) 의 과도한 활동이나 무거운 짐을 짊어졌던 것이나 습기나 風, 추위가 그 발증의 요인이 된다. 한방의학으로는 風寒濕 (풍한습)의 邪가 虛에 타서 침입하여, 脈絡 (맥락)을 방해하여 기혈이 瘀滯 (어체)되어 일어난다고 한다.

〔진단의 요점〕

1. 대개의 경우, 감염 및 한냉자극이 선행된다.

2. 좌골신경통의 증상이 보통 나타나서 해수를 하거나 힘을 들일 때 鼠蹊部 (서계부)나 하복부로 흩어져 버린다. 腱反射 (건반사)는 감약 혹은 소실된다.

3. 특이한 자세를 취한다. 앉았을 때는 健側 (건측)의 엉덩이 부분으로 의자에 앉으며, 일어 섰을 때는 척추를 健側 (건측)쪽으로 기울게 하고 누웠을 때는 아픈 쪽의 하지를 굴곡시킨다.

4. 다수의 신경 뿌리가 손상하여 지각소실은 신경 뿌리의 분포와 일치된다. 신경 뿌리의 손상은 腰仙部 (요선부)에 많이 보인다.

5. 患部 (환부)의 하지에는 운동장해, 근이완, 근위축이 보인다.

6. 환측의 하지에는 자율신경의 변화로 冷, 지아노제, 건조 혹은 濕潤 (습윤), 과도한 角質化 (각질화), 피부온의 降下 (강하)등이 나타난다.

7. 일부의 환자로는 긴장성 및 색인성의 동통반응이 있으며 병적반사가 나타난다.

(1) 척추의 곁으로 환측의 척추기립근인 곳에 보호성인 긴장과 압통이 나타난다. 이 압통점은 왔다 갔다 하여 한점에만 극한 되지는 않는다.

(2) 게로닛퍼 증후 및 라세ー크 증후가 陽性이 된다.

(3) 페쳴트타연 交叉坐骨神經 (교차좌골신경) 徵候 (징후)가 陽性이 된다. 즉 튼튼한 쪽의 하퇴를 펴서 들어 올리면 환측에 동통이 생긴다.

(4) 린렐 증후가 양성이 된다. 환자에 앉은 자세 또는 반 앉은 자세를 취하게 하여 양 다리를 펴서 좌골신경인 곳을 일정한 긴장상태로 두고서, 자동적 내지는 타동적으로 머리를 앞으로 굽혀서 척추의 索引 (색인) 동작을 취하면 신경 뿌리의 자극이 강해져서 환측하지의 痛이 일어난다.

8. 髓液 (수액) 이 一部의 환자에 있어서는 변화한다. 髓液 (수액) 속의 담백질과 세포의 수효가 조금 증가하며, 세포의 수효는 1 mm³에 10〜30이 된다.

〔치료 원칙〕

邪를 쫓고 絡을 통하게 한다.

〔취혈과 치법〕

1. 명문, 질변, 白環兪 (백환유).

2. 요양관, 환도.

3. 팔료, 은문.

三個組의 穴 中에서 1個組만을 이용하여 매일 혹은 하루씩 건너서 1회, 어느 것이든지 자락흡옥법을 이용한다.

〔취혈의 의미〕

명문과 요양관은 독맥의 기기를 통하게 하여 조리해서 邪를 제거한다. 질변, 은문, 환도, 팔료, 백환유는 血을 활발하게 하여 絡을 통하게 한다.

〔症例〕

都 × × , 男 38세.

좌측 요퇴부의 동통과 운동과 지각장해가 반년동안 계속한다. 반년 전에 습기를 받고 부터 좌측에 요통이 시작되어 이어서 痛이 좌하지로 헐어져 좌하지에 저리는 느낌을 갖게 되었다. 반년 동안 끊임없이 치료를 하였으나 증상에 뚜렷한 변화가 없었으며 또 좌하퇴의 근의 위축으로 보행에 지장을 일으키게 되었다.

검사소견 : 의식은 또렷하다. 담색 설박, 백태이다. 뇌신경에는 이상이 보이지 않는다. 心과 肺에도 이상이 없다. 간과 비에 觸하지를 않았다. 좌측 하퇴에 근의 위축이 있고 근의 힘은 5급이다. L2~5 및 S1~2의 지각감퇴, 腱反射減弱 (건반사감약), 라세그 증후는 양성, 맥은 滑 (활) 이다.

치료 : 자락흡옥법으로 2글—치료하여 腰腿部 (요퇴부) 동통이 소실 되었다.

35. 傳炎性多發性神經炎 (전염성다발성신경염)〈 키란팔一症候群 〉

〔병인〕

본증은 현재로서는 그 병의 원인이 분명하게 밝혀지지는 않았으나, 최근의 동물 실험의 결과에 기인하면 자기 면역성 질환에 속할 가능성이 있다. 한방의학에서는 습렬의 邪가 脈絡을 侵襲 (침습) 하여 일어난 것이라고 생각하고 있다.

〔진단의 요점〕

1. 대개의 경우는 급성 또는 아급성으로 발증하여 약80 % 의 환자가 발증의 1~2주일 전에 감염증상을 갖는다.

2. 四肢 (사지) 에 對稱性 (대칭성) 인 완만성 마비가 나타난다. 보통 하지에서 시작된다. 사지의 가까운 부분 쪽이 중증인 수가 많다.

3. 腱反射 (건반사) 는 줄어 들든지 없어진다.

4. 모든 연령충에 발생하지만 소년과 청장년에 많이 보인다.

5. 신경의 줄기와 근육에 압통이 있다.

6. 腱液 (건액) 검사에서는 膽白 (담백) 이 증가되지만 세포의 수효에는 변화가 없다.

7. 중증인 경우는 호흡근 마비 혹은 延髓 (연수) 나 뇌신경의 장해가 나타난다.

〔치료원칙〕

습열을 쫓고 맥락을 통하게 한다.

〔취혈과 치법〕

1. 대추, 폐유, 간유, 견정.

2. 신주, 심유, 비유, 肩髃 (견우).

3. 명문, 질변, 은문.

4. 요양관, 환도, 풍시.

〔취혈의 의미〕

대추, 신주, 명문, 요양관은 독맥의 기기를 조리하여, 습열의 邪를 제거한다. 견정과 견우, 환도, 질변, 은문, 풍시는 脈絡 (맥락) 을 통하게 한다. 폐유, 심유, 간유, 비유는 기혈을 통해 조리한다.

〔症例〕

張 × × , 男 16세.

四肢의 마비가 3주일째 계속된다. 3주일 전에 운동을 하다가 땀을 흘리고 그대로 몸을 식혔더니 그 밤에 발렬하여 頸部 (경부) 와 腰部 (요부) 에 동통을 느꼈다. 다음 날에는 양쪽 하지에 힘이 나지 않아서 보행하는데 힘이 들게 되었고, 3일 째는 양쪽 상하지가 마비되어 버렸다.

검사소견 : 의식은 또렷하다. 紅色舌厚黃苔이다. 뇌신경은 정상 心과 肺에는 이상이 보이지 않는다. 간과 비에 觸 (촉)하지 않았다. 양쪽 상하지는 어느 것이나 弛緩性을 보이고, 근력은 양쪽 上肢가 3급이고 양쪽 하지는 2급이다. 腱反射 (건반사)는 줄어 들고 약해져 있다. 병리 반사는 아직 나타나지 않고 있다. 맥은 沈細 (침세) 하다.

치료 : 자락흡옥법을 2글—시행하고 치유 되었다.

36. 上腕神經叢 (상완신경총)의 神經損傷 (신경손상)

〔병인〕

보통 감기, 외상, 과로 등의 원인에 의해 일어나게 된다. 한방의학으로는 外感 (외감)한 풍한의 邪, 혹은 피로손상이 경락속에 기혈을 阻滯 (조체) 하여 일어 난다고 한다.

〔진단의 요점〕

分枝 (분지)와 틀리는 것으로 임상표현과 달라진다.

1. 橈骨 (요골) 신경—母指 (모지)의 장해, 동통은 모지 쪽으로 치우친다.

2. 尺骨 (척골) 신경—中指 (중지)의 굴신이 제한된다. 동통은 小指 (소지) 쪽으로 치우친다.

3. 正中 (정중) 신경—모지, 중지, 小指의 굴신이 어느 것이나 제한 된다.

4. 前胸 (전흉) 신경—앞 가슴 부분의 痛.

5. 長胸 (장흉) 신경—가슴과 옆구리 부분의 痛.

6. 肩甲上 (견갑상) 신경—뒤 어깨의 痛.

7. 肩甲下 (견갑하) 신경—견갑하의 등 부분의 痛.

8. 腋窩 (액와) 신경—견갑 부분의 痛.

〔치료 원칙〕

경락을 통하게 하고 기혈을 활발하게 한다.

〔취혈과 치법〕

1. 대추, 견중유, 아시혈.

2. 대저, 견와유, 아시혈.

2個組의 穴 中에서 매회 마다 1個組를 이용하여 매일 혹은 하루씩 건너서 1회, 어느 것이나 자락흡옥법을 이용한다.

〔취혈의 의미〕

대추는 독맥의 경기를 통하게 한다. 대저와 견중유, 견외유, 아시혈은 경락을 통하게 하여 기혈을 활발하게 한다.

〔症例〕

李 ×× , 男, 48세.

우측 어깨와 팔의 痛이 2주일 계속 되었다. '2주일 전에 일을 하다가 200 kg 이 넘는 무거운 물건을 들어 올렸더니 갑자기 바른쪽 上肢에 동통을 느꼈다. 그 이후 점점 동통이 심해져서, 현재로는 수면에 까지 영향을 미치게 되어 이곳을 찾아 진찰을 求 (구) 하였다.

검사소견 : 얼굴색은 淡하고 혀의 苔는 白薄 (백박) 하다. 心과 肺는 정상, 복부에도 이렇다 할 소견이 없으며, 바른편 上肢에 발적, 종창, 근위축이 인정된다. 上肢로 앞쪽으로 들어올리는 것과 바깥 쪽으로 돌리는데 조금 제한되는 일이 있다. 맥은 弦이다.

치료 : 자락흡옥법을 1글—시행하여 치유 되었다.

— 外科疾患 (외과질환) —

1. 急性虫垂炎 (급성충수염)

〔병인〕

대개의 경우, 虫垂(충수)의 內腔(내강)이 糞石(분석)으로 閉塞(폐새)되어 일어난다. 특히 腸內(장내)에 기생충이 있는 환자로는 虫垂(충수)의 管腔(관강)이 가끔 변형되어 狹窄(협책)하여 있으므로 阻塞(조새)되기 쉬우며, 阻塞(조새)되면 虫垂에로의 혈액 공급이 불량하게 되어, 內腔(내강)의 세균이 번식하여 관벽에 침입하여 염증을 끌어 일으킨다. 한방의학에서는 음식의 부절제나, 寒溫의 실조, 부적당한 체위가 위장의 운화에 변조를 일으켜 濕熱(습렬)이 적채되어 기혈을 瘀阻(어조)하게 되어 일어난 것이라고 생각한다.

〔진단의 요점〕

1. 급성으로 발증한다. 상복부의 동통에서 시작하여 지속성 또한 발작성으로 심하게 되어 몇 시간만에 하복부로 이동한다.

2. 오심구토, 설사 혹은 변비를 동반한다.

3. 때로는 체온이 상승한다.

4. 막크파-니- 압통점이 양성이 된다.

5. 백혈구의 수효가 현저하게 증대된다.

〔치료원칙〕

기기를 통하게 한다. 장부를 조리한다. 습렬을 제거한다.

〔취혈과 치법〕

1. 대추, 비유 2. 신주, 대장유 3. 관원, 기해, 천추, 아시혈

3個組의 穴中에서 매회 마다 1個組를 이용하여 매일 1～3회, 어느 것이나 자락흡옥법을 시행한다.

〔취혈의 의미〕

대추와 신주는 기기를 통하게 하여 습열을 제거한다. 비유, 대장유, 아시혈은 장부를 조리한다. 관원과 기해, 천추는 기기를 통하게 하여 조리한다.

〔症例〕

申××, 女, 39세.

상복부의 동통이 발작성으로 심하게 되어 두 시간 뒤에는 바른쪽 하복부의 동통으로 이동하였다. 또 오심구토와 전신의 오한을 동반한다. 전에 위장을 앓은 경험이 있었다.

검사소견 : 동통하는 얼굴모양을 지니고 紅舌黃膩苔이다. 心과肺에는 이상이 보이지 않는다. 간과 비에 觸하지 않았다. 바른쪽 하복부의 근육이 긴장하여 마크바니 압통점은 양성이다. 맥은 沈數 (침삭)이다. 임상검사로는 백혈구의 수효가 17,000.

치료 : 자락흡옥법을 5회 시행하여 치유되었다.

2. 急性취염 (급성취염)

〔병인〕

膵腸 (취장)이 자기 소화를 하는 것으로 인해 일으키게 되어 급성염증으로 병리면으로는 취장에 부종, 壞死 (괴사), 출혈 등의 변화를 보게 된다. 한방의학으로는, 습열의 邪가 中焦 (중초)에 蘊結 (온결)하여, 脾의 건전한 운화를 할 수 없어서 胃의 순조로운 하강작용이 되지 않아 일어난다고 생각한다.

〔진단의 요점〕

1. 대개의 경우는, 1~2시간으로 상복부에 갑자기 동통이 일어나 要背部(요배부)로 퍼진다.

2. 언제나 발렬, 오심, 구토를 동반한다.

3. 작은 증례로는 황달로 나타난다.

4. 검사소견으로는 상복부에 압통과 복벽의 긴장이 보인다.

5. 급성 膵壊死(취피사)로서는 쇽크가 발생한다.

6. 임상검사로는 혈청 아밀라제와 尿中(요중) 아밀라제가 증가 된다.

〔치료원칙〕

열을 맑게 하여 濕(습)을 이롭게 하며, 비를 튼튼하게 하여 胃를 온화하게 한다.

〔취혈과 치법〕

1. 대추, 간유, 비유, 2. 지양, 담유, 위유

2個組의 穴中에서 매회마다 1個組를 이용하여 매일 1~2回 어느 것이던지 자락흡옥법을 시행한다.

〔취혈의 의미〕

대추와 지양은 독맥의 기기를 소통시켜 열을 맑게 한다. 간유와 담유는 열을 맑게하여 濕을 이롭게 한다. 비유와 이유는 濕을 이롭게하여 脾를 튼튼하게 하며, 胃를 온화하게 한다.

〔症例〕

趙××, 女, 30세.

왼편 상복부의 동통이 왼쪽 어깨로 퍼진다. 아침 식사후 약 2시간에 상복부에 동통이 시작되었다. 동통의 성질은 鈍痛(둔통)으로 발작성이 극화하여 오심, 구토, 발렬을 동반한다.

검사소견 : 안면은 부은것 처럼 하얗다.　淡色舌白膩苔이다.　痛하는 얼굴모양, 心과 肺에는 이상이 보이지 않는다.

원편 상복부의 복벽이 긴장되어 압통이 있다.　맥은 沈數 (침삭) 임상검사로는 血淸 (혈청) 아밀라제가　510 단위이고 尿中(요중) 아밀라제는 조금 증가되어 있다.

치료 : 刺絡吸玉法을　3回　시행하여 치유 되었다.

3. 胆道回虫症 (담도회충증)

〔병인〕

腸管 (장관) 의 회충증으로 인해 일어나는 병발증의 하나이다.　회충이 담管(담관)으로 들어와서 담관의 격렬한 자극성의 수축을 끌어 일으킨다.　한방의학으로는 臟이 寒하고 胃는 열하여　회충이 거꾸로 위로 올라가서 기기가 막혀 통하지 못하므로 인해　일어난다 한다.

〔진단의 요점〕

1. 대개의 경우는 갑자기 劍狀突起下 (검상돌기하)에 강렬한 발작성인 동통이 일어난다.

2. 동통은 언제나 등부분과 바른편 肩甲部(견갑부)에 퍼진다.

3. 間歇期 (간혈기)에는 아무 증상도 나타나지 않는다.

4. 항상 극렬한 오심과 구토를 동반한다.

5. 때로는 담즙과 회충을 토하는 수도 있다.

〔치료원칙〕

臟을 따뜻하게 하여 蛔 (회)를 편안하게 하고, 기기를　통하게 하여 조리한다.

〔취혈과 치법〕

1. 대추, 중완, 담유 2. 지양, 상완, 양강

2個組의 穴中에서 1個組를 이용하여, 매일 혹은 하루씩 건너서 1회, 어느 것이던지 자락흡옥법을 시행한다.

〔취혈의 의미〕

대추와 지양은 독맥의 기기를 통하게 하여 조리하고, 담유와 양강은 蛔(회)를 편안하게 한다. 중완과 상완은 臟을 따뜻하게 한다.

〔症例〕

徐××, 男, 26세.

상복부의 극렬한 발작성인 동통이 半日 계속, 그날 아침 일어났을 때 한기를 느껴 상복부에 동통이 있었으나, 차차 疼痛(동통)이 되어 발작성이 심해져서 진찰을 구하러왔다.

검사소견 : 얼굴이 동통하고 있는 모양. 淡色舌黄膩苔(담색설황이태)이다. 心과 肺에는 이상이 보이지 않는다. 상복부의 근육은 조금 긴장되어 있다. 바른편 상복부에 압통이 있다. 맥은 眩緊(현긴)하다. 대변검사로는 회충란이 양성이었다.

치료 : 자락흡옥법을 3회 시행하고 치유 되었다.

4. 胆疝痛 (담산통)

〔병인〕

본증의 대부분은 담석증에 의해 일어나지 마는 동시에 담랑의 염증을 동반하는 수가 많다. 정서의 불안정이 언제나 원인이 된다. 한방의학으로는 감정의 울굴, 음식은 不攝生(불섭생), 外邪의 침입, 습열의 내온 등에 의해·간과 담의 기가 疏泄(소설)할 수 없게 되어 일어난다 하였다.

〔진단의 요점〕

1. 갑자기 바른편 상복부에 疝痛(산통)이 일어나, 발작성으로 극화하여 바른편 어깨 쪽으로 퍼진다.

2. 오한전률, 高熱(고열)이 생겨, 오심과 구토를 동반하는 수도 있다. 重篤(중독)한 경우에는 쇽크를 일으킨다.

3. 바른편 상복부의 근육이 긴장하여 압통 및 반동성 동통이 있으며, 腫이 커진 담랑을 觸(촉)하여, 뚜렷한 觸痛(촉통)이 있다.

4. 황달, 尿中(요중) 발병이 양성이고, 血中의 드란스아밀라제가 가볍게 증가한다.

5. 혈중의 백혈구 및 好中球(호중구)가 증가 된다.

6. X선 검사로 담랑부에 결석의 그림자가 나타난다.

7. 초음속 검사로 담랑의 확대가 보인다. 高周疲(고주파)음파를 방사하며, 反射疲(반사파)가 호흡에 동반하여 階段形(계단형)으로 보였다가 숨었다가 한다.

〔치료원칙〕

鬱(울)을 소통하고, 痛을 그친다.

〔취혈과 치법〕

1. 신도, 간유, 일월   2. 영태, 담유, 중완.

2個組의 穴中에서 1個組를 이용하여 매일 1～2回. 어느 것이던지, 자락흡옥을 이용한다.

〔취혈의 의미〕

신도와 영태는 독맥의 기기를 통하게 하여 조리한다. 간유와 담유와 일월, 중완은 간과 담의 울체를 소통한다.

〔症例〕

宋××, 男, 31세.

主訴(주소) : 갑자기 바른편 상복부에 疝痛(산통)이 일어나 바른편 肩背部(견배부)로 퍼지는 상태가 半日동안 계속된다.

현재병력 : 그날 아침에 화를 내면서 식사를 한 다음 갑자기 바른편 상복부에 급격한 동통이 일어났다. 痛은 우측 등쪽으로 퍼져서 요심, 구토, 오한을 동반한다. 보건부의 소개로 이곳에 치료를 救(구)하러 왔다.

검사소견 : 동통하는 얼굴 모습, 舌은 紅하고, 苔는 白膩(니) 하다. 心과 肺에는 이상이 보이지 않는다. 간과 비에는 촉하여지지 않는다. 담랑부에는 뚜렷한 압통이 있다. 상복부의 복근이 긴장되어 있다. 맥은 數(삭)이다. 임상검사로는 백혈구의 수효가 16,000으로 그 가운데 좋은 球가 82%를 차지하고 있다.

치료 : 자락흡옥법을 사행하였더니 동통이 바로 완해되었다.

5. 急性乳腺炎 (급성유선염)

〔병인〕

세균 감염에 의해 일으키게 되는 乳腺의 한갖 염증이다. 한방의학으로는 젖을 빨고 바람에 불리든지, 열독이 蘊結하든지 감기가 鬱結(울결) 하든지, 기혈의 응채로 乳絡(유락)을 불통, 유즙의 옹채, 습열의 결독을 일으켜서 발증한다고 생각된다.

〔진단의 요점〕

1. 乳頭(유두)가 찢어지고, 유방의 압박, 유즙滯溜(체류) 가 선행된다.

-131-

2. 유방의 發赤(발적) 종창, 열감, 국부의 硬結(경결)이 일어나 排乳(배유)가 순조롭게 나오지 않는다.

3. 오한 발렬하여 전신에 불쾌감이 있다.

4. 혈액검사로는 백혈구의 수효가 증가 된다.

5. 말기에는 화농하여 눌리면 파동이 있다. 또 젖꼭지에서 농즙이 나올 때도 있다.

〔치료원칙〕

毒熱을 맑게 한다. 울결된 것을 소통하고, 乳絡(유락)을 통하게 한다.

〔취혈과 치법〕

1. 대추, 심유, 간유, 아시혈 2. 신주, 격유, 비유, 膺窓(응창).

위의 2個組의 穴中에서 매회마다, 1個組씩을 이용하여 매일 혹은 건너서 1회. 어느 것이나 자락흡옥법을 이용한다.

〔취혈의 의미〕

대추와 신주는 독맥을 통하게 하여 毒熱을 맑게 한다. 간유는 간기의 울결을 소통한다. 심유, 격유, 비유는 絡을 활발하게 하고 膺窓(응창)과 아시혈은 乳絡(유락)을 통하게 한다.

〔症例〕

孫××, 女, 27세.

좌측의 유방의 종창동통이 3일째 계속, 1주일 전 좌측 젖꼭지 表皮(표피)가 벗겨진 것을 처치하지 않고 두었더니, 요즈음 3일전 부터 유방의 종창, 동통, 전신의 불쾌감, 유즙배출의 곤란이 일어났다.

검사소견 : 의식은 뚜렷하다. 紅色舌薄黃苔이다. 心과 肺에는

-132-

뚜렷한 변화는 보이지 않는다. 간유는 종대되어 있지는 않다. 좌측 유방에 만성이 아닌 발적 종창이 있으며 접촉통이 있어서 비교적 단단하지 마는 종과는 촉하지 않는다. 맥은 眩이다.

치료 : 자락흡옥법을 四回 시행하여 치유되었다.

6. 慢性尿路感染症 (만성요로 감염증)

〔병인〕

세균감염, 특히 대장균이 요, 방광, 요관, 신우, 신 등에 침입하여 일어나는 급성염증이다. 한방의학으로는, 신허로 습열이 하초에 갇혀, 방광의 기화가 이상을 일으킨 것이라고 생각하였다.

〔진단의 요점〕

1. 언제나 고열, 오한, 전신의 불쾌감이 일어난다.

2. 尿(요)가 번거롭다. 尿意逼迫(요의핍박), 배뇨통이 있어서 腰痛(요통)을 일으키는 수도 있다.

3. 尿검사 결과로는 대량의 膿球인 적혈구가 검출되므로 尿의 배양으로 起因菌(기인균)을 볼 수 있게 된다.

4. 혈액중의 백혈구 수효가 증가 된다.

〔치료원칙〕

신을 補하여 방광을 利롭게 한다. 하초의 혼열을 맑게 한다.

〔취혈과 치법〕

1. 대추, 비유, 관원, 2. 신주, 신유, 중극

2個組의 穴中에서 매회마다 1個組를 이용하여, 매일 혹은 하루 건너서 1회, 어느 것이나 자락흡옥법을 이용한다.

〔취혈의 의미〕

대추와 신주는 독맥의 경기를 補하여, 열을 맑게 한다. 비유,신유는 비와 신을 도와 濕을 이롭게 한다. 관원과 중극은 하초를 맑게하여 방광을 이롭게 한다.

〔症例〕

宋××, 女, 38세.

2일전에 갑자기, 고열이 나와 오한하고, 아울러서 尿가 번거로우며, 尿意逼迫(요의핍박), 排尿痛, 전신무력을 동반한다. 복약후에는 조금 좋아졌으나 진료를 求하러 이곳으로 왔다.

검사소견 : 의식은 뚜렷하다. 紅舌黃膩苔이다. 체온은 39.1℃ 심과 폐에는 이상을 찾아 볼 수 없다. 간과 비에 촉해지지 않는다. 신장부위에 압통이 있다. 맥은 浮數 (부삭)이다. 尿검사로는 백혈구가 온통 눈에 띈다.

치료 : 자락흡옥법을 3회 시행하여 치유되었다.

7. 遺尿症 (유뇨증)

〔병인〕

발증되는 원인은 비교적 많지마는 다음 몇가지 종류로 개괄 된다.

1. 생활습관의 불규칙
2. 방광 活約筋 (활약근)의 수축기능 장해와 방광결석
3. 생식기 질환, 예컨대 포경, 龜頭炎(구두염) 등
4. 기생충의 자극
5. 潛在二分 (잠재이분) 척추

한방의학으로는, 任督(임독) 양맥의 氣가 아직 한창은 아니며, 腎氣가 단단하지 않고, 방광의 氣가 허약하여 일어난다.

〔진단의 요점〕

1. 어린이 혹은 청소년에 자주 보이지 마는 성인에도 가끔 보인다.

2. 대개의 경우, 숙수중에 이불 속에 排尿(배뇨)하고 깬 뒤에 비로소 오줌을 샀다는 것을 알게 된다.

3. 낮에는 비뇨장해는 없다는 것.

4. 尿검사 결과는 정상인 경우가 많다.

〔치료원칙〕

任督(임독)을 조리한다. 신기를 補한다. 방광을 단단하게 한다.

〔취혈과 치법〕

1. 대추, 신유, 방광유 2. 신주, 八髎(팔료), 관원

2個組의 穴中에서 매회마다 1個組를 이용하여 매일 혹은 하루 건너서 1회. 어느 것이나 자락흡옥법을 이용한다.

〔취혈의 의미〕

대추와 신주는 독맥의 氣機를 조리한다. 관원은 임맥의 기기를 조리하여 補한다. 腎兪는 腎氣를 補한다. 팔료와 방광유는 방광의 氣를 단단하게 한다.

〔症例〕

禹×.×, 男, 13세.

수면중에 유뇨가 8년간 계속, 5세 때에 모친이 별세하여 아무도 자신을 돌봐주는 사람이 없고 부터 야뇨증의 습관이 들어 그 후로 부터 지금까지 낫지 않고 있다. 지금도 거의 매일 밤 夜尿(야뇨)하고 있다. 그 밖의 이상은 보이지 않는다.

검사소견 : 의식은 뚜렷하다. 뇌신경은 정상, 淡色舌薄白苔이다.

심과 폐에는 이상이 보이지 않는다. 간과 비에는 觸 (촉) 하지 않는다. 맥은 緩 (완).

치료 : 자락흡옥법을 5회 시행하여 완치되었다.

8. 尿貯留 (요저류) (尿閉)

〔병인〕

정신적인 요소, 외상, 전립선비대, 요도狹窄 (협책), 뇌척수질환, 복부 및 골반강의 수술후, 여러가지 원인에 의한 昏睡는 어느 것이던지 尿閉 (요폐)를 끌어 일으킨다. 한방의학으로는 氣火 (기화)가 하초에 鬱 (울) 하였거나, 습열이 옹결되어 脈絡 (맥락)을 瘀阻 (어조)하여 방광이 通調 (통조)를 맡아보지 못하므로 일어난다고 생각하고 있다.

〔진단의 요점〕

1. 강렬한 요를 하고져 하는 뜻은 있으나 스스로는 할 수 없다.

2. 하복부에 팽만동통 혹은 발작성인 동통이 있다.

3. 의식이 뚜렷한 환자라면 침착하게 앉아 있지를 못한다.

4. 검사결과의 소견으로는, 하복부가 옹기 되어 觸하면 파동감이 있어서 叩打診 (구타진)으로는 濁音을 나타낸다.

〔치료원칙〕

기기를 조리하고, 방광을 이롭게 한다.

〔취혈과 치법〕

1. 금문, 삼초유, 백환도 2. 기해유, 신유, 양관.

2個組의 穴中에서 매회마다 1個組를 이용하여, 매일 혹은 하루 건너서 1회. 어느 것이나 자락흡옥법을 시행한다.

〔취혈의 의미〕

命門과 陽關은 독맥의 기기를 조리한다. 腎兪, 三焦兪, 氣海兪, 白環兪는 방광을 이롭게 한다.

〔症例〕

孔××, 女, 48세.

수술후의 閉尿 (폐뇨)가 2주일 계속한다. 子宮頸 癌 (자궁경암)으로 자궁의 全切除術 (전절제술)을 行한 뒤 2주일, 尿意 (요의)는 있으나, 스스로는 배뇨가 되지 않는다. 하복부에 배뇨동통이 있다.

검사소견 : 의식은 뚜렷하다. 紅舌白膩苔이다. 심과 폐는 정상. 하복부 한 가운데에 縱切開手術 (종절개수술)의 자국이 있으며 나은 자리는 좋다. 하복부가 膨隆 (팽융)하여 叩打診(구타진)으로 탁음이 있다. 맥은 침삭.

9. 腎疝痛 (신산통)

〔병인〕

보통 小結石 (소결석)의 이동이 腎盂 (신우)와 尿管 (요관) 의 경련을 끌어 일으켜서 발증한다. 한방의학으로는 습열이 온결하여 오랜 뒤에 돌이 되어, 하초에 瘀阻 (어조)하니 배설을 제대로 하지 못한다고 하고 있다.

〔진단의 요점〕

갑자기 발증한다. 허리 부분 혹은 상복부에 발작성인 疝痛 (산통)이 일어나 尿管(요관)을 따라 방광부 및 외음부, 대퇴부안쪽으로 퍼진다.

2. 방광 자극증이 있다.

3. 보통, 오심과 구토를 동반한다.

4. 腎부분에 叩打痛(구타통) 늑골각에 압통과 구타통 및 피부의 과민현상이 있다.

5. 대개의 경우, 복부에 압통 및 반동성 동통이 없다.

6. 과거에 이와 같은 병증이 있었는지 어떤지 또 血尿(혈뇨)가 있었는지 어떤지를 묻는다.

7. 尿검사 결과로는 적혈구가 보인다.

8. 복부 X선 혹은 비뇨기계의 造影(조영)으로 결석의 陰影(음영)이 보인다.

〔치료원칙〕

水道(수도)를 이롭게 한다.

〔취혈과 치법〕

1. 신유, 경문, 수도   2. 영태, 삼초유, 중극

2個組의 穴中에서 매회마다 1個組를 이용하여 매일 1∼2회. 어느 것이나 자락흡옥법을 이용한다.

〔취혈의 의미〕

명문과 영태는 독맥의 기기를 조리한다. 중극, 신유, 경문, 수도, 삼초유는 水道(수도)를 이롭게 한다.

〔症例〕

兪××, 남, 51세.

바른편 허리 부분에 급격한 疝痛(산통)이 하루 계속.

〔현재병력〕 그날 아침, 아무 이유도 없이 갑자기 우측의 허리가 아프기 시작하였다. 痛의 성질은 疝痛으로 우복부로 퍼져서, 하복부에 관통하는 동통이다. 오심을 동반하고 구토는 없다.

-138-

검사소견 : 동통하는 얼굴모양을 짓고, 紅舌白膩苔이다. 心과 肺
에는 이상이 보이지 않는다. 간과 비에는 촉하지 않는다. 바른
쪽 腎부분에 구타통이 있다. 맥은 緊 (긴).

치료 : 자락흡옥법을 시행한 뒤에 동통은 바로 완해되었다.

10. 腸疝痛 (장산통)

〔병인〕

신경과 질환, 빈혈, 장기생충, 변비, 부인과 질환 등이 자율신경기능의
실조를 끌어 일으켜서 일어나는 것이다. 한방의학으로는, 氣鬱 (
기울), 寒凝 (한응), 虫積 (충적) 등이 기기를 阻滯 (조체)하여 腑
氣 (부기)를 통하지 못하게 하여 일어난다고 한다.

〔진단의 요점〕

1. 갑자기 발작이 일어난다. 絞扼性 (교액성)인 동통이 대부
분의 경우, 배꼽 주위에 생긴다.

2. 동통은 보통 허리 부분과 四肢 (사지)로 퍼진다.

3. 배꼽 부분을 緊壓 (긴압)하면 동통이 경감한다.

4. 발작전에 보통 오심, 鼓腸 (고장), 腹鳴 등의 증상이 있다.

5. 器質的 (기질적)인 변화가 보인다.

〔치료원칙〕

1. 신도, 비유, 하완, 관원   2. 영태, 대장유, 천추

2個組의 穴中에서 매회마다 1個組를 이용하여, 매일 혹은 하
루 건너서 1회. 어느 것이나 자락흡옥법을 행한다.

〔취혈의 의미〕

신도와 영태는 독맥의 기기를 조리한다. 하완과 과원, 천추는

중초의 기혈을 조리한다.

〔症例〕

將××, 女, 39세.

배꼽 주위의 疝痛(산통)이 2일간 계속. 월경이 되어서 3일 경과 하였으나 첫날은 월경의 혈량이 비교적 적었는데, 이틀째 부터 배꼽 주위에서 동통이 시작되었다. 痛은 絞扼痛(교액통)으로 복통을 동반한다. 대변은 정상이며, 복부를 按(안)하면 痛이 줄어든다. 복통과 월경통은 이전에는 없었다.

검사소견 : 의식은 뚜렷하다. 淡色舌薄白苔이다. 심과 폐에는 이상이 보이지 않는다. 肝과 脾는 촉하지 않는다. 복부는 평평하고 연하며 압통은 없다. 맥은 緊하다.

치료 : 자락흡옥법을 2회시행하고 치유되었다.

11. 脫肛 (탈항) (직장탈, 항문탈)

〔병인〕

直腸粘膜下層(직선점막하층)의 조직이나 肛門括約筋(황문괄약근)이 이완 되든지 혹은 직장의 발육부진이나 支持(지지) 조직의 이완무력에 의해 일어난다. 대변할 때 힘을 넣는 등 腹腔內壓(복강내압)의 증대가 그 원인이 된다. 한방의학으로는 中氣不足(중기부족), 노인의 변비, 해수, 부인의 분만과다, 오래 계속는 설사 등의 요소에 의해 기가 허하여 下階(하함) 함으로 攝納(섭납) 할 수 없게되어 항문의 이완이 형성되어 들어 올리는 힘이 없어져서 발증한다고 생각한다.

〔진단의 요점〕

항문에서 장벽이 탈출한다. 淡紅色 모양은 소라 모양으로 순서를 갖춘 皺壁(추벽)이 있다. 만지면 비교적 질기고 두텁다. 임상으로는 3기로 나눈다.

1. 경도 ─배변시에 탈출하는 것 뿐으로 배변후에는 저절로 제자리로 되돌아 간다.

2. 中等度(중등도) ─ 언제나 탈출한다. 배변후에도 저절로 들어가지 않고 손으로 밀어 넣어야 한다.

3. 重度(중도) ─ 배변시에 탈출하는 것 뿐이 아니고, 기침,제채기, 섰는 자세, 걸터앉았을 때, 보행할 때, 어린이가 울부짖을 때 등에 자연히 탈출하므로 粘膜(점막)이 자극을 받아 肥厚(비후)하여서 붉은 자주 빛으로 변하여 때로는 혈액이나 분비물을 띄는 수가 있다. 整複(정복)은 손으로 하든지, 침대에서 옆으로 누워 휴식하든지 하여 처리한다.

〔치료원칙〕

中氣(중기)를 補하여 氣를 益(익)하게 한다. 經을 통하게 하여 絡을 활발하게 한다.

〔취혈과 치법〕

1. 대추, 간유, 백환유 2. 신주, 비유, 기해유 3. 중완, 기해, 관원

3個組의 穴中에서 매회마다 1個를 이용하여 매일 혹은 하루 건너서 1회, 어느 것이나 자락흡옥법을 이용한다.

〔취혈의 의미〕

대추와 신주는 독맥의 기기를 조리하여 補한다. 중완과 비유는 中氣를 補한다. 氣海는 下焦의 원기를 보익한다. 간유는 宗筋(종근)을 益한다. 백환유와 기해유는 經을 通하게 하여 絡을 활발하게 하므로 종근을 益한다.

〔症例〕

馬××, 남, 18세.

항문에서 장벽의 탈출이 1個月 계속.

한달 전에 감기에서 변비가 되어 길다랗게 대려져 있어 항문에 불쾌감을 느껴, 한참 동안 지나고 나서 소실되었지마는 그 다음 배변할 때 마다 항문에서 장벽이 탈출하게 되었다. 탈출은 한참 지난 뒤에 整復 (정복) 되었다.

검사소견 : 체격은 보통, 영양상태도 보통, 淡色舌薄白苔. 心과 肺에 이상이 없고, 肝脾에는 촉하지 않는다. 항문이외에는 이상이 없다. 맥은 약하다.

진단 : 경증인 탈항.

치료 : 자락흡옥법을 1회 시행하여 치유 되었다.

12. 關節 류마티스

〔병인〕

일반적으로 용혈성, 렌사 球菌 (구균)의 감염과 관계가 있다고 생각된다. 보통 인후염, 편도염, 성홍염, 단독 등에 계속 발발하여 한냉과 濕潤, 정신창상이 그 원인이다. 한방의학으로는 풍·한·습의 三邪가 혼합하여 몸의 虛에 병행하여 침입하여 경락으로 유주하므로 氣血의 불화를 일으켜서 발증한다고 생각한다.

〔진단의 요점〕

1. 렌사 球菌 (구균) 감염이 많이 있었다.

2. 활동기에는 발렬 遊走性關節痛 (유주성관절통)이 있다. 경과는 발작을 반복한다.

3. 잘 발증하는 곳은, 무릎, 어깨, 팔 등의 대관절 부위이다.

4. 보통 皮下結節(피하결절)이 보여져 둥근 모양의 붉은 斑(반)을 나타낸다.

5. 활동기에는 피 속의 백혈구가 증가하여 血沈(혈침)을 빨리한다.

6. ASLO 테스트에 의한 抗體價(항체가)의 상승을 볼 수 있다.

7. 일부 환자에는 보통 심장에 병적 변화를 일으킨다.

8. 병에 걸린 관절에는 보통 마찰하는 소리를 듣는다.

〔치료원칙〕 邪를 제거하여 絡을 활발하게 한다.

〔치혈과 치법〕

上肢(상지)의 병적변화 — 1. 대추, 견정, 견중유 2. 신주, 견우, 견외유,

下肢(하지)의 병적변화 — 1. 명문, 질변, 은문 2, 요양관, 髀關(비관), 鶴頂(학정)

이상 各組의 穴中에서 발증부위의 상위에 基因(기인)하여 매회마다 1個組를 이용하여 매일 혹은 하루 건너서 1회. 어느 것이던지 자락흡옥법을 이용한다.

〔취혈의 의미〕

上肢의 병적변화 — 대추와 신주는 독맥의 기기를 조리하여 사를 제거한다. 견우와 견정, 견중유, 견외유는 絡을 활발하게 한다.

下肢의 병적 변화 — 명문, 요양관은 독맥의 기기를 조리하여 사를 제거한다. 질변, 은문, 비관, 학정은 絡을 활발하게 한다.

〔症例〕

趙××, 남, 30세.

양쪽 무릎관절의 동통이 1년이 넘도록 계속. 1년전에 습기를 받고 부터 양쪽 무릎관절이 무주룩하게 되더니 그에 痛으로 바뀌었다. 步行時(보행시)에 더욱 심하다. 따뜻하게 하면 좋아지나 冷하게 하면 痛이 심하게 된다.

검사소견 : 의식은 뚜렷하다. 혀의 색은 淡하고 苔는 薄白 (박백)하다. 心과 肺의 변화는 보이지 않는다. 肝과 脾는 촉함이 없다. 무릎 관절에 뚜렷하게 마찰 소리가 들린다. 맥은 緩하다. 血沈(혈침)은 빠르지 않다. ASLO 테스트에 의한 抗體價(항체가)의 상승이 보이지 않는다.

치료 : 자락흡옥법을 1글 — 시행하여 동통이 소실되었다.

13. 筋肉 류마티스

〔병인〕

일반적으로 렌사 球菌감염과 관계된 변성반응에 의해 일어난다고 생각하고 있다. 한방의학에서는 풍·한·습의 三사가 혼합하여 피부를 侵犯 (침범)하니, 경락의 기혈이 阻滯 (조체)되어 일어난다고 한다.

〔진단의 요점〕

1. 局所(국소)에 한냉을 받은 일이 있다.
2. 손상된 국소의 근육은 동통에 경미한 종창을 동반한다.
3. 限局性 (한국성)이 운동기능 장해가 있다.
4. 일반적으로 血沈(혈침)은 빨라지지 않으며 백혈구 수효도 증가하지 않는다.
5. ASLO 테스트에 의한 抗體價 (항체가)의 상승이 때로 보이는 수가 있다.

〔치료원칙〕 邪를 제거하여 絡을 통하게 한다.

〔취혈과 치법〕

頸部痛 (경부통) — 대추, 아시혈

腰部痛 (요부통) — 명문, 아시혈

背部痛 (배부통) — 대추, 대저, 아시혈

肩部痛 (견부통) — 대추, 견우, 견정, 아시혈

발증부위에 따라 취혈한다. 어느 것이나 자락흡옥법을 이용한다. 매일 혹은 하루 건너서 1회 시행한다.

〔취혈의 의미〕

가까운 이웃 취혈과 국소취혈을 주로 병행한다.

〔症例〕

都××, 남, 46세.

바른 쪽 등의 동통이 1주일 계속 上肢에 운동장해가 있다. 1주일 전에 과로한 뒤에 몸을 冷한 일이 있다.

검사소견 : 淡色舌薄白苔, 심과 폐에 뚜렷한 이상은 보이지 않는다. 복부에는 소견이 없으며, 우측 등에 發赤 (발적)이나 腫脹 등은 보이지 않는다. 국소에 뚜렷한 압통이 있다. 맥은 緩 (완) 하다.

치료 : 자락흡옥법을 2회 시행하고 치유되었다.

14. 急性腰部捻挫 (급성요부염좌)

〔병인〕

보통 허리에 힘을 지나치게 들여 부적당 하게 넣는다든지, 부주의한 捻挫 (염좌) 등이 허리의 연한 부분의 조직을 손상하여 맥락이 阻害 (조해) 되어 氣가 滯하고 血이 고여서 일어난다 한다.

〔진단의 요점〕

1. 捻挫(염좌) 후에 바로 요통이 일어난다.

2. 급성인 요통으로 허리를 똑바로 펴지 못하고 돌리는 것도 곤란하다. 기침이나 활동시에는 증상이 더욱 심하다.

〔치료원칙〕

氣를 조리하여 혈을 활발하게 한다.

〔취혈과 치법〕

1. 명문, 신유 2. 요양관, 아시혈

2個組의 穴中에서 1個組를 이용하여 매일 혹은 하루 건너서 1회. 어느 것이나 자락흡옥법을 이용한다.

〔취혈의 의미〕

명문과 아시혈은 독맥의 기기를 조리한다. 腎兪(신유)와 아시혈은 혈을 활발하게 하여 絡을 통하게 한다.

〔症例〕

劉××, 男, 42세.

허리의 捻挫(염좌)로 요통이 하루종일 계속. 허리를 똑바로 펴지를 못한다. 보행할 때나 기침할 때 더욱 강통이 온다.

검사소견 : 국소에 발적이나 종창은 없다. 척추에 기형은 보이지 않는다. 허리는 활동이 제한되어 제2~4 요추의 양쪽에 뚜렷한 압통이 존재하고 있다.

치료 : 자락흡옥법을 시행하여 치유 되었다.

15. 肩關節周圍炎 (견관절주위염)

〔병인〕

견관절주위염은 견관절包 및 관절주위의 연한 부분의 조직의 일종인 퇴행성 염증이다. 50세 전후에 많이 보이므로 五十肩(오십견)이라 불리워진다. 발증요인으로는 가벼운 外傷(외상) 혹은 국속의 피로 손상이나, 한냉자극을 받게 되는 旣往(기왕)을 들 수 있다. 한방의학에서는 肩凝症(견응증)이라 부르며, 대개의 경우, 풍·한·습의 사가 虛에 타서 어깨에 침입하니, 경락을 阻滯(조체)하여 氣血이 평온하지 못하게 되어 經筋(경근)의 작용이 실조되어 일어난다고 생각한다.

〔진단의 요점〕

1. 50세 전후의 사람에 많이 발증한다.

2. 어깨 관절의 동통은 擴散性(확산성)인 둔통 혹은 刺痛(자통)으로 낮에는 가볍고 밤이면 强(강)해 진다. 대개의 경우는 만성으로 발증하지 마는 급성으로 일어나는 수도 있다.

3. 어깨 관절의 활동이 제한된다. 의복을 입고 벗고 하는 일, 물건을 올린다든지 外旋外轉(외선외전)운동이 특히 영향을 받는다.

4. 어깨 관절의 주위에 압통이 있으며, 특히 肩甲下筋(견갑하근), 上腕二頭筋長頭(상완이두근장두), 棘下筋(속하근)인 곳이 뚜렷하다.

〔치료원칙〕

경을 소통하고 絡을 활발하게 한다. 기혈을 통하게 하여 조리한다.

〔취혈과 치법〕

1. 대추, 견우, 아시혈 2. 신주, 견정, 아시혈 3. 대추, 천료, 아시혈.

3個組의 穴中에서 매회마다 1個組를 이용하여 매일 1회. 어느 것이나 삼능침으로 點刺(점자)하여 15 ~ 20분간 머물게 한

다.

〔취혈의 의미〕

대추, 신주는 독맥의 경기를 통하게 하여 조리한다. 천료, 견우, 견정, 아시혈은 경락을 소통하게 하여 조리하고 血을 활발하게 한다.

〔症例〕

張××, 男, 32세.

1975년 1월 30일 진찰, 오른편 어깨 관절의 동통과 운동제한이 4개월 계속하여 바른 손으로는 모자를 쓴다든지, 의복을 입을 수도 없다. 旣往으로서는 국소의 과로가 있다.

검사소견 : 바른편 上肢에 뚜렷한 근의 위축은 보이지 않는다. 어깨 관절의 주위에는 분명한 압통이 있으며, 바른편 上肢는 外轉(외전) 45°, 후방 伸度(신도)는 20度이다.

치료 : 자락흡옥법에 의한 10회의 치료로 어깨 관절의 운동기능이 회복되어 치유 되었다.

16. 頭部外傷(두부외상)   後遺症 (후유증)

〔병인〕

頭部(두부)의 외상에 의해 자극이 대뇌 支質(피질)의 기능을 실조시켜서 일어난다. 한방의학에서는 挫傷(좌상)에 의해 놀라서 생긴 기기가 擾亂(소란)하거나, 혹은 놀랐던 것이 腎(신)을 상하게 하여 肝腎陰虛(간신음허)가 되어 일어난다고 한다.

〔진단의 요점〕

1. 頭部外傷(두부외상)의 기왕증이 있다.

2. 도통, 현운, 불면, 동계, 놀람, 건망, 식욕부진, 달력 등의

신경과 정신증상이 있다.

3. 일부 환자에서는 딸국질이나 失語(실어), 지체의 한쪽 마비, 尿閉(요폐) 등의 히스테리性인 반응이 있다.

〔치료원칙〕

氣機(기기)를 조리한다. 맥락을 활발하게 한다.

〔취혈의 치법〕

1. 대추, 심유, 간유 2. 신주, 비유, 신유

2個組의 穴中에서 매회마다 1個組를 이용하여, 매일 혹은 하루 건너서 1회, 어느 것이나 자락흡옥법을 이용한다.

〔취혈의 의미〕

대추와 신주는 독맥의 기기를 조리하여 補한다. 심유, 간유, 비유, 신유는 혈을 활발하게 하여 絡으로 통하게 한다.

〔症例〕

劉××, 男, 26세.

두통, 현운, 불면이 3개월 계속. 3개월 전에 벌목작업 중에 나무의 가지가 머리를 쳐서 의식을 잃었다. 깨어 난 뒤에 구토하여 2개월 동안 입원하였다. 병의 상태는 좋아졌으나 지금까지도 두통, 현운, 四肢의 저림, 불면 등이 계속된다.

검사소견 : 의식은 또렷하다. 淡色舌薄白苔이다. 뇌신경은 정상. 심과 폐에는 이상이 없으며 간과 비에는 觸하지 않는다. 四肢의 운동기능은 정상, 생리적인 반사가 존재하고, 병리적인 반사가 나타나지 않는다. 맥은 弦하다.

치료 : 자락흡옥법을 1글—시행하여 치유되었다.

17. 急性淋巴腺炎

〔병인〕

세련 감염이 부근의 임파선에 미쳐서 일어난다.   한방의학에서
는, 풍렬의 독사가 맥락을 침입하여 기혈을 壅滯 (옹체) 하므로 일
어난다고 한다.

〔진단의 요점〕

1. 대개의 경우는 원래 나타나는 화농병소가 있다.

2. 淋巴 (임파)가 분포하는 구역에 종피가 발생한다.

3. 종피는 갑자기 생기는 경우가 많으며 뚜렷한 접촉통이 있
다.   대개의 경우는 운동제한을 일으키지 않는다.

〔치료원칙〕

열독을 맑게한다.   기혈을 활하게 한다.

〔취혈과 치법〕

1. 대추, 심유   2. 신주, 간유

2個組의 穴中에 매회마다 1개조를 이용하여 매일 혹은 하루
건너서 1회.   어느 것이나 자락흡옥법을 행한다.

〔취혈의 의미〕

대추와 신주는 독맥의 기기를 통하게 한다.   심유와 간유는 열
독을 맑게하여 기혈을 활발하게 한다.

〔症例〕

鄭××, 남, 14세.

좌측 頸部 (경부) 5일전 부터, 종피가 생겨 동통이 있다.   5일
전에 바른편 口角 (구각)에 궤양이 생겨 外用藥 (외용약)을 바르
고 좋아졌으나, 잇따라서 왼쪽 頸部 (경부)에 종피가 생겨 痛
하는 것 처럼 되었다.

검사소견 : 왼쪽 頸部에 임파선이 비둘기 알 크기로   종대하여,

뚜렷한 접촉통이 있다.

치료 : 자락흡옥법을 2회 시행하고 치유되었다.

18. 頸部淋巴腺 (경부임파선) 結核 (결핵)

〔병인〕

본증은 原發性 (원발성)과 續發性 (속발성)으로 구분된다. 원발성은 氣道(기도), 口腔(구강), 鼻咽頭部 (비인두부)의 감염경로에 의하는 것이며, 속발성은 血行性 (혈행성)으로 전파되어 가는 과정으로 감염하여, 발증하는 것이다. 한방의학에서는, 간이 울하여 氣가 채하든지, 혹은 간과 신의 陰이 虛하든지, 폐와 신의 陰이 모자라든지 하여 火가 왕성하게 되어, 液 (액)을 반죽하여 痰(담)이 되니, 痰火(담화)가 울결하여 일어난다고 한다. 또 밖에서 毒邪를 받아도 일어난다 한다.

1. 목 부분에 몇개의 구슬 모양의 硬結 (경결)이 있어 오래도록 낫지 않는다. 접촉통은 분명하지 않다. 보통 그 진행을 3단계로 나눈다.

(1) 초기 — 結節型(결절형) : 국소에서 크고 작은 여러가지 모양의 硬結(경결)이 觸해지는 수가 있다. 피부 색은 변화하지 않고 밀면 움직인다. 열감이나 통감은 없다.

(2) 중기 — 화농형 : 節皮膜(절피막)은 두터워서·피부표면과 癒着 (유착) 한다. 또 몇개의 결절이 서로 癒着(유착)하여, 線塊 (선괴)를 만들어 밀어도 움직이지 않는다.

(3) 후기 — 自潰型 (자궤형) : 淋巴液 (임파액)이 변화하여 膿이 되어 自潰 (자궤)하여 배농한다. 膿은 희박하여 흐리고, 흰색의 분비물이 있다. 오래도록 낫지 않는다. 병발된 감염이 있

으므로 국소에 발적, 종창, 동통이 있다.

〔치료원칙〕

간을 소통하게 하여 氣를 조리한다. 絡을 활발하게 하여 結을
흩어 버린다.

〔취혈과 치법〕

1. 대추, 폐유, 간유 2. 신주, 격유, 심유.

2個組의 穴中에서 1개조를 이용하여 매일 혹은 하루 건너서
1회. 어느 것이나 자락흡옥법을 시행한다.

〔취혈의 의미〕

대추와 신주는 독맥의 기기를 조리한다. 간유는 肝氣의 울체를
소달한다. 심유와 격유는 絡을 활발하게 하여 結을 흩어 버린다.

〔症例〕

孫××, 女, 16.

양쪽 목에 硬結(경결)이 생겨서 2년이 넘었다. 동통은 없다.
귀와 口腔(구강)에 기왕증 및 해수의 기왕은 없었다.

검사소견 : 의식은 뚜렷하다. 紅舌黃膩苔이다. 양쪽 목에 많은
硬結(경결)이 모여 線塊(선괴)를 이루고 있다. 좌측은 본인의
주먹 크기이며 우측은 계란 크기이다. 밀어도 움직이지 않으며
압통도 없다. 심과 폐에는 이상이 보이지 않는다. 간과 비
에는 촉하지 않는다. 맥은 細數 (세삭). 흉부 X선 투시는 정
상이다.

치료 : 자락흡옥법을 1글― 시행하여 양측 목 부분의 硬結 (경
결)은 어느 쪽이던 반 정도 줄었다.

19. 大腿外側皮神經炎 (대퇴외측피신경염)

〔병인〕

鼠蹊靭帶(서계인대) 혹은 대퇴 筋膜(근막) 부위의 局所(국소)의 線維(선유)화로 虫垂炎(충수염), 鼠蹊헤르니어, 골반腔內(강내)의 腫瘤(종류), 임신한 자궁의 압박, 알콜중독 등에 의해 일어난다. 한방의학에서는 풍·한·습·열의 사가 맥락을 침입하여 기혈을 응체 시켜서 일어난다고 한다.

〔진단의 요점〕

1. 보통 만성 혹은 급성으로 발증한다.

2. 발증된 대퇴의 前外側(전외측)의 밑 3분의 2에는 피부의 지각마비나 개미가 기어가는 느낌 혹은 동통이 있다.

3. 痛覺(통각)과 觸覺(촉각)은 둔한 마비와 혹은 소실하지마는 壓覺(압각)은 지닐 수 있다.

4. 보행할 때, 서 있을 때, 증상이 악화한다.

5. 일부의 증례로는 자각증상은 없다.

〔치료원칙〕

1. 명문, 풍시, 아시혈   2. 요양각, 복토, 아시혈

2개조의 穴中에서 매회마다 1개조를 이용하여 매일 혹은 하루씩 건너서 1회, 어느 것이나 자락흡옥법을 이용한다.

〔취혈의 의미〕

命門, 腰陽關은 독맥의 기가 통하게 하여 조리한다. 風市는 風邪를 제거하여 絡을 활발하게 하며, 복토 아시혈은 邪를 제거하여 絡을 활발하게 한다.

〔症例〕

劉××, 男, 43세.

반년전에 한냉한 자극을 받고 부터 좌 대퇴외측의 마비감 동통이 시작하였다. 따뜻하면 좋아지고 차게하니 악화하였다.

검사소견 : 의식은 또렷하다. 淡色舌膩苔이다. 심과 폐에는 이상이 없다. 간과 비에는 촉함이 없다. 왼편 하지의 운동기능은 정상이다. 왼쪽 대퇴 외측은 觸痛과 覺痛(각통)이 감퇴, 맥은 滑(활)하다.

치료 : 자락흡옥법을 2글—시행하고 치유 되었다.

20. 非化膿性助軟骨炎 (비화농성늑연골염)

〔병인〕

대부분의 경우, 上氣道(상기도)의 감염에서 속발한다. 우일르스에 의해 일어나는 가능성이 있다. 한방의학에서는 風邪(풍사)가 밖에서 침습하여 기혈이 瘀滯(어체)되어 일어나는 것이라고 한다.

〔진단의 요점〕

1. 上氣道(상기도)의 감염증의 기왕을 많이 볼 수 있다.

2. 국소에 동통고민감이 있어 팽만한다. 동시에 전신에 불쾌감을 동반한다.

3. 흉골부(늑연골의 곳)에 邊緣(비연)이 선명하지 않는 腫塊(종괴)가 생겨 限局性(한국성)에 압통이 있어서 상지의 운동이나 深呼吸(심호흡)할 때에 동통이 심해진다.

4. 국소의 색은 정상이다.

〔치료원칙〕

邪를 제거하고 絡을 활발하게 한다.

〔취혈과 치법〕

1. 대추, 아시혈 2. 신주, 아시혈

2개조의 穴中에서 매회 1개조를 이용하여, 매일 혹은 하루 건너서 1회. 어느 것이던지 자락흡옥법을 시행한다.

〔취혈의 의미〕

대추와 신주는 독맥의 기기를 통하게 하여, 조리하고 풍사를 제거한다. 아시혈은 絡을 활발하게 한다.

〔症例〕

王××, 女, 37세.

1개월 전에 좌흉부에 동통이 일어나, 호흡할 때 심하여 진다. 1개월전에 아무 까닭도 없었는데 좌흉부에 동통이 시작하여, 호흡, 해수, 노동시에 어느 것이던 심해진다. 외상의 기왕증은 없다.

검사소견 : 의식은 또렷하다. 淡色舌薄白苔이다. 좌측 흉부의 제 4 늑골이 조금 隆起 (응기)하여 현저한 압통이 있다. 심장의 소리와 페의 호흡하는 소리는 정상이다. 간과 비에는 觸하지 않는다. X선의 투시에도 이상이 없다. 맥은 弦 (현) 하다.

치료 : 자락흡옥법을 4회 시행하고 치유되었다.

21. 잠자리 틀린 姿勢 (자세)

〔병인〕

대부분의 경우 수면시의 부적당한 자세, 頸部捻挫(경부염좌), 국소의 冷 등의 요소에 의해 일어난다. 한방의학에서는, 수면시에 풍한이 경락을 침습하여 들어 오든지, 수면시에 부적당한 자세가 기혈의 불화를 일으켜, 큰맥이 강직하여 일어난다 한다.

〔진단의 요점〕

1. 보통, 국소를 冷하든지 수면시의 부적당한 자세가 선행한다.
2. 목줄기 부위가 뻣뻣하여 행동에 제한을 받는다.
3. 환부의 근육은 긴장하여 뚜렷한 압통이 있으며 목을 돌리면 동통이 심하게 된다.
4. 일부 환자는 오한, 두통, 등의 증상을 동반한다.

〔치료원칙〕 邪를 제거하여 絡을 통하게 한다.

〔취혈과 치법〕

1. 대추, 견외유, 풍문, 2. 신주, 견중유, 대서

2個組의 穴中에서 1개조를 이용하여 매일 혹은 1일 건너서 1회. 어느 것이나 자락흡옥법을 이용한다.

〔취혈의 의미〕

대추와 신주는 독맥의 기기를 통하게 하여 조리하고, 사를 제거한다. 견중유, 견외유, 대저, 풍문은 筋을 부드럽게하여 絡을 활발하게 한다.

〔症例〕

成××, 男, 52세.

石頸部 (우경부)의 동통과 운동제한이 2일간 계속 중이다. 2일전 수면중에 바람을 맞아 아침에 눈을 떴을 때, 바른쪽 목줄기에 불쾌감을 느끼고 점점 동통으로 변했다. 머리를 돌리기 곤란하게 되었으며 背部 (배부)와 후두부에 색인통이 있다.

검사소견 : 머리를 바른 쪽으로 비스듬하게 기울인 자세로 끌려 있다. 淡色舌薄白苔이다. 심장과 폐에는 이상이 보이지 않는다. 복부에는 이렇다 할 소견은 없다. 맥은 弦하다.

치료 : 자락흡옥법을 3회 시행하고 치유되었다.

產婦人科疾患 (신부인과 질환)

1. 月經痛 (월경통)

〔병인〕

原發性(원발성)과 續發性(속발성)으로 구분할 수 있다. 원발성의 월경통은 대개의 경우, 그 원인을 찾아 볼 수 없으나 조건반사나, 허약체질에 의해 생기는 가능성이 있다. 그 밖에 월경시의 홀몬의 실조가 자궁의 痙攣性(경련성) 수축이나 자궁근의 빈혈을 초래하여도 월경통을 끌어 일으킨다. 또 자궁발육부진, 강도의 자궁 前屈(전굴), 또는 後屈(후굴), 자궁내막의 불규칙적 박탈, 과도한 정신긴장, 월경시의 불위생 등은 어느 것이나 월경통을 끌어 일으킨다. 속발성인 월경통은 골반내의 臟器(장기)의 만성염증, 자궁筋腫(근종) 자궁내막의 위치이상 등에 의해 일어난다. 한방의학으로는 瘀血(어혈) 혹은 寒凝(한응)에 의해 기기를 순조롭게 운행할 수 없게 되므로 맥락이 阻滯(조체) 되어 胞宮(포궁)의 기능이 실조되어 일어난다고 본다.

〔진단의 요점〕

1. 原發性(원발성)의 월경통은 初潮(초조)일 때 부터 일어난다. 속발성인 월경통은 初潮後(초조후) 일정한 기간이 지난 뒤 부터 일어난다.

2. 부인과의 검사로는 필요에 따라 자궁 卵管(난관), 造影(조영)을 하는 것이 병의 원인을 명확하게 하는 의미에서 비교적 중요한 의의를 갖고 있다.

〔치료원칙〕

1. 대추, 격유, 비유   2. 간유, 기해유   3. 관원, 중극,

천추.

〔취혈의 의미〕

관원, 중극, 천추, 대추는 衝任(충임)의 기기를 조리한다. 격유, 간유, 비유, 기해유는 氣를 行하게 하여 血을 활발하게 한다.

〔症例〕

李××, 女, 18, 학생.

월경시에 요복부에 격통이 생겨 오심, 현운이 하루 종일 동반한다. 15세의 初潮(초조)일 때 부터 매회마다의 월경시에 허리의 무주룩함과 복통이 일어난다. 그러나 주기는 규칙 바르게, 그리고 월경의 血量(혈량)도 많지 않고 혈색은 홍색이다. 입은 마르지 않는다. 대소변은 정상.

검사소견 : 체격은 비교적 야위어 있다. 의식은 뚜렷하며, 淡色하고 혀는 白苔이다. 심장과 폐는 정상. 간장과 비장에는 별 이상이 없다. 복부는 평평하고 연하며 압통은 보이지 않는다. 맥은 緊하다.

치료 : 자락흡옥법을 1글—시행하고 치유되었다.

2. 無月經

〔병인〕

본증은 생리적 무월경을 제외하고, 모든 물리적 무월경에 속한다. 그 원인은 매우 많지마는 흔히 보이는 것은 대부분 다음의 몇 종류이다.

(1) 생식기 국소의 병변과 이상. 예를 들면, 자궁 卵管(난관) 질환, 과도의 자궁내막 가려움, 라듐이나, 深度(심도) X선을 빛춘 뒤, 선천성인 결손 등.

(2) 내분비 조절 기능장해, 예를 들면 갑상성 기능장해, 下垂體(하수체), 副腎皮質(부신피질) 기능실조.

(3) 일반적인 만성질환, 결핵, 말라리아, 住血吸虫症(주혈흡충증), 만성신염, 빈혈, 영양불량 등

(4) 정신성 무월경, 중한 정도의 정신적인 자극, 생활환경의 돌발적인 변화. 그 밖의 특수한 상황 등.

한방의학에서는, 본증의 발증 원인을 血虛, 氣滯瘀血(기체어혈), 寒凝(한응) 등에 의해 衝任(충임) 양맥이 실조되어 胞絡(포락)을 行하지 못하게 되어 일어난다고 보고 있다.

〔진단의 요점〕

1. 성숙기가 왔더라도 월경이 발하는 것이 한번도 없는것이 원발성 월경이다.

2. 전에는 있었던 월경이 무엇인가의 원인으로 發하지 않게 되어 3개월 이상 경과했을 경우가 속발성 월경이다.

3. 젖을 먹이고 있는 동안, 임신, 갱년기 이후 등에 보이는 무월경은 생리적인 무월경이다.

〔치료원칙〕

기혈을 조리한다. 충과 임의 양맥을 조리한다.

〔취혈과 치법〕

1. 대추, 간유, 비유 2. 신주, 신유 3. 명문, 관원

3組의 穴中에서 1개조의 穴을 이용하여, 매회마다 1회. 어느 것이나 자락흡옥법을 行한다.

〔취혈의 의미〕

대추와 신주는 독맥의 기기를 조리하여 補한다. 명문은 신기를 補하여 충임맥의 本을 충실하게 한다. 간유와 비유는 간을 소통

하게 하여 비장을 다스린다. 신유와 관원은 충임 양맥을 조리하여 補한다.

〔症例〕

孫××, 女, 25세.

主訴(주소) : 무월경이 5개월 계속.

現病歷(현병력) : 5개월 전 부터 무월경이 시작되었다. 기타의 불쾌증상은 느끼지 못한다. 17세 때 초조를 봤음. 매회마다의 월경시에는 복통이 없고, 월경혈량도 많지 않았다. 최근의 환경과 생활상의 변화에서 무월경을 초래하게 되었다. 아직 미혼임.

검사소견 : 의식은 뚜렷하다. 혀의 색은 淡하고 紅하며 苔는 白이다. 심장과 폐에는 이상이 없고, 간과 비장에 촉하지 않는다. 맥은 弦하다.

치료 : 자락흡옥법을 1글—행한 뒤 부터 월경이 정상적인 주기로 오게 되었다.

3. 骨盤腔內臟器의 慢性炎症 (골반강내장기의 만성염증)

〔병인〕

세균이 자궁, 난소, 난관 및 그 주변의 조직으로 침입하여 일어난다. 또 골반 복막의 염증이 파급되어서도 일어난다. 한방의학에서는 체질적으로 원래 부터 허약하여, 기혈이 부족되어· 있다. 宿痾(숙간)이 있던지 한곳에 外邪 (외사) 가 침입한다. 혹은 감정이 傷하게 된다는 요인이 기혈의 포락에 있어서 凝滯 (응체) 를 끌어 일으켜 열독 또는 습렬이 충임 양맥에 울적하여 일어난다 하였다.

〔진단의 요점〕

1. 급성인 골반강내염증의 기왕증이 있는 수가 있다.

2. 하복부의 동통과 腰疝痛 (요산통) 이 월경시에 가중된다.

3. 백대하 과다 혹은 월경불순.

4. 미열이 나오는 수가 있다.

5. 부인과의 검사로는 卵管의 증대와 자궁체의 활동부전이 인정되며, 또 종피를 觸하는 수도 있다.

〔치료원칙〕

충·임 양맥을 조리한다. 瘀滯 (어체)를 해친다.

〔취혈과 치법〕

1. 대추, 간유, 신유 2. 신주, 비유, 백환유 3. 관원, 중극, 팔료.

〔취혈의 의미〕

대추와 신주는 任督(임독)의 기기를 조리한다. 간유는 간을 순조롭게 하여 氣를 조리한다. 비유는 비를 튼튼하게 하여 濕을 이롭게 한다. 신유와 八료, 백환유는 胞絡 (포락)의 기혈을 통하게 하여 조리한다. 관원과 중극은 충임을 조리한다.

〔症例〕

閔××, 女, 30세.

하복부의 동통이 3년간 계속하고 腰疝痛 (요산통)도 1년이 된다. 요즈음 1주일은 膣 (질)에서 斷續的 (단속적)으로· 출혈하여 진찰을 구하러 왔다.

검사소견 : 의식은 뚜렷하다. 혀는 검으스레한 빛을 떠고 엷은 白苔이다. 심장과 폐에는 이상이 없다. 관장과 비장에는 촉하지 않는다. 하복부에 분명한 압통이 있다. 맥은 활하다. 부인과의 검사로는 外陰部 (외음부) 및 膣 (질)은 정상이고, 子宮體 (

자궁체)는 뒤로 기울고 압통이 있다. 자궁체의 크기는 정상이지 마는 기능은 불안전하다. 마찰통이 있다.

치료 : 자락흡옥법을 1글—시행하고 치유 되었다.

4. 子宮下垂 (자궁하수)·子宮脫 (자궁탈)

〔병안〕

그 원인은 매우 많다. 발육과다. 부적정한 분만, 產褥早期離床(산욕조기이상) 장시간 선 자세에서나, 굽힌 자세에서는 작업, 만성인 해수 등 腹壓을 항진 시키는 요소가 자궁을 지지하는 靱帶(인대)를 점점 이완시켜서 자궁을 뒤로 기울게 하여 頸縱軸線과 골반 縱軸線 (종축선)과의 일치를 낳아, 복압이 증가 할 때는 자궁은 압박을 받아서 골반을 따라 膣(질)에서 밑으로 밀려 나오게 된다. 한방의학으로는 원래부터의 허약체질, 중기부족, 단산, 방사로 인한 손상. 신기의 결손, 분만시의 지나친 힘 빼기, 변비 과로 등의 요소에 따라 일어난다고 생각하고 있다.

〔진단의 요점〕

1. 나이 많은 부인에 많다.

2. 경증인 경우는 조금 하복부의 下墜感 (하추감) 이 허리가 무 주룩한 것 뿐이지 마는, 중증이면, 그러한 症狀과 합쳐서 탈력감 이나, 숨이 차고, 頻尿(빈뇨), 動悸 (동계) 등이 있다.

3. 임상으로는 다음 단계로 나눈다.

제 1 도 — 자궁이 下垂하지마는, 자궁 頸 (경)은 膣 (질) 안에 있다.

제 2 도 — 자궁경 및 일부의 자궁체가 膣入口 (질입구) 밖에 탈출한다.

제 3도 — 자궁경 및 자궁체가 전부, 질입구 밖으로 탈출한다.

〔치료원칙〕

中氣(중기)를 補하여 氣를 益한다. 陽(양)을 올라가게 하여 탈출하는 것을 막는다.

〔취혈과 치법〕

1. 대추, 명문, 간유, 중완 2. 신주, 근축, 비유, 기해.

2개조의 穴中에서, 매회마다 1개조를 이용하여 매일 혹은 하루씩 건너서 1회. 어느것이던지, 자락흡옥법을 이용한다.

〔취혈의 의미〕

대추와 신주, 근축, 명문은 독맥의 기기를 補益(보익)하여 탈출하는 것을 막는다. 간유는 絡을 활발하게 하여 宗筋(종근)을 보익한다. 비유와 중완은 中氣를 보익한다. 관원과 기해는 氣를 益(익)하게 하여 탈출하는 것을 막는다.

〔症例〕

車××, 女, 42세.

하복부의 下墜感(하추감)과 膣(질) 속에 무언가 물건이 下垂(하수) 하는 것 같은 느낌을 하게 되며, 동시에 허리가 무주룩하여 힘이 나지 않는 것 등의 증상을 동반한다. 자리에 누웠을 때는 이러한 증상들은 선명하지 못하다.

검사소견 : 의식은 뚜렷하다. 혀의 색깔은 淡하고 苔는 薄白(박백)하다. 심장과 폐에는 이상이 보이지 않는다. 간장과 비장에 觸(촉)하지 않는다. 맥은 침약하다.

치료 : 자락흡옥법을 1글—시행하여 치유되었다.

5. 妊娠嘔吐 (임신구토)

-163-

〔병인〕

본증은 정신, 신경, 내분비 등의 요소와 관련이 있다. 한방의학으로는, 경맥이 폐새되어 정혈 胎(태)를 자양하여 혈해가 泄(설)하지 않아 충맥의 기가 비교적 성하여져서 上逆하여 胃(위)를 犯(범)하니 胃의 和降하는 것을 못하게 된다. 혹은 肝이 자양되지 못하여 간기가 上逆(상역)하여 胃(위)를 犯(범)하여 일어난다고 생각한다.

〔진단의 요점〕

1. 임신기간으로 보통 3개월 이내에 발증하는 것으로서 진단이 확정되게 된다.

2. 가벼운 경우는 아침 일찍 공복시의 오심, 구토 혹은 하루 여러차례의 구토를 보지마는 음식물의 섭취는 가능하다.

3. 중증인 경우는 발작을 반복하여, 격렬한 구토로 음식물의 섭취가 불가능하게 되어 탈수, 이치토─치스, 電解質代射(전해질대사)의 이상 등이 일어난다.

4. 체온이 상승하는 수가 있다.

〔치료원칙〕

胃를 和하게 하여 逆(역)하는 것을 내리게 한다.

〔취혈과 치법〕

1. 대추, 간유, 비유, 2. 신주, 위유

2개조의 穴中에서 매회마다 1개조를 이용하여, 매일 혹은 하루 건너서 1회. 어느 것이던지 자락흡옥법을 행한다.

〔취혈의 의미〕

대추와 신주는 독맥의 기기를 조리한다. 간유와 비유, 위유는 肝을 순조롭게 하여 비장을 튼튼하게하며, 胃를 和하게 하여 逆(

역) 하는 것을 내린다.

〔症例〕

孫××, 女, 28세.

임신 2개월이다. 구토가 1주일 계속. 1주일전 부터 기름기 있는 음식을 싫어하게 되어 기름 냄새만 맡아도 오심구토가 일어난다. 증상은 점점 심하게 되어, 현재로는 매일 10수 차례의 구토가 빈발하여 거의 음식물이 섭취되지 않는다. 그리고 약물 복용의 효과도 없다.

검사소견 : 체격은 야위어 영양상태는 좋지 못하다. 혀의 빛깔은 홍색이고 苔는 적다. 심장과 폐에는 이상이 보이지 않으며, 간장과 비장은 觸하지 않는다. 하복부는 조금 隆氣(융기)되어 있다. 맥은 滑(활) 하다.

치료 : 자락흡옥법을 3회 시행하고 치유되었다.

6. 更年期障害症候群 (갱년기장해증후군)

〔병인〕

일반적으로 내분비, 대사장해와 관련하여 정신적, 신경적 요소가 그 원인이 된다고 생각되고 있다. 한방의학으로는 腎氣(신기)의 쇠퇴, 음양의 실조에 의해 일어난다 한다.

〔진단의 요점〕

1. 中高年(중고년)인 사람에 발증하며, 남성은 55~65세, 여성은 45~55세 전후이다.

2. 완만하게 발달하며, 자율신경실조의 증상부터 시작한다.

3. 진행하면 초조감, 우울감, 猜疑心(시의심) 등의 증상이 나타난다.

4. 뇌동맥경화에 의하여 일어나는 증상과의 감별이 필요하다.

〔치료원칙〕

腎 (신)을 補하고 氣血을 조리한다.

〔취혈과 치법〕

1. 대추, 심유, 간유, 기해유   2. 신주, 비유, 신유

2개조의 穴中에서 매회마다 1개조를 이용하여 매일 혹은 하루 건너서 1회. 어느 것이던지 자락흡옥법을 시행한다.

〔취혈의 의미〕

대추와 신주는 독맥의 기기를 통하게 하여 조리한다.

심유, 간유, 격유, 담유는 血을 활발하게 하여, 絡을 통하게 한다. 신유와 기해유는 腎을 補한다.

〔症例〕

陳××, 女, 52세.

불면, 다몽, 정신부진이 3년간 계속. 요즈음 반년 가까이는 胃의 불쾌감도 동반한다.

검사소견 : 의식은 뚜렷하다. 혀의 색깔은 淡色이며, 苔는 薄白하다. 뇌신경은 정상, 심장과 폐에는 이상이 없다. 간과 비장에는 촉하지 않는다. 생리반사는 정상이며, 병적반사는 나타나지 않으며, 맥은 弦 (현) 하다.

치료 : 자락흡옥법을 2글—시행하여 치유되었다.

— 五管科疾患 (오관과질환)〔耳・鼻・眼・咽喉・口腔〕—

1. 急性結膜炎 (급성결막염)

〔병인〕

세균감염, 塵恢(진회), 화학적 자극등에 의해 일어난다. 한방의학으로는 풍렬의 毒邪가 眼絡(안락)을 침습하여 일어난다고 한다.

〔진단의 요점〕

1. 급성으로 발증한다.

2. 羞明(수명)·流淚(유루)·眼痛(안통)·눈의 瘙痒感(소양감)·灼熱感(작렬감)·異物感(이물감)이 있다.

3. 결막의 충혈이 심하고 斑(반)의 모양은 출혈이나 粘稠(점주)나 膿性(농성)의 분비물을 동반하는 수가 있다.

4. 기상시에 눈시울은 眼脂(안지)로 닫혀져 있다.

〔치료원칙〕

邪를 제거하여 絡을 활발하게 한다.

〔취혈과 치법〕

1. 대추, 심유, 간유   2. 신주, 격유, 담유

2개조의 穴中에서 1개조를 이용하여 매일 혹은 하루 건너서 1회. 어느것이던지 자락흡옥법을 시행한다.

〔취혈의 의미〕

대추와 신주는 독맥의 기기를 통하게 하여 조리하므로 毒邪를 제거한다. 심유와 간유, 격유, 담유는 血을 활발하게 하여 絡으로 잘 통하게 한다.

〔症例〕

方××, 女, 44세.

두 눈의 종창동통이 5일간 계속되었다. 5일전에 햇볕 아래에서 노동하여 지나치게 많은 땀을 흘렸더니, 다음날에는 두 눈이 건조하더니 이어서 발적, 종창, 동통, 눈물이 나오며 밝은 곳을 싫어하게 되었다. 아침 기상시에는 눈이 눈꼽때문에 뜨지 못하게 되었다.

검사소견 : 두 눈이 종창하여 결막의 충혈이 심하며 고름 비슷한 분비물이 있다. 눈 속은 정상.

치료 : 자락흡옥법을 3회 시행하고 치유되었다.

2. 慢性結膜炎 (만성결막염)

〔병인〕

급성결막염이 낫지 않고서 轉化하던지, 세균감염, 風塵 (풍진) 의 理化學的 (이화학적) 자극 등에 의해 일어난다. 한방의학에서 는 본증은 풍렬의 邪毒 (사독)이 맑아지지 않든지, 과도한 음주, 눈의 酷使 (혹사) 등으로 일어난다고 한다.

〔진단의 요점〕

1. 球結膜 (구결막)은 현저하게 충혈하고 분비물이 많다.

2. 결박은 두텁고 겉모양이 비로드 모양을 나타낸다. 언제나 瘙痒感 (소양감)과 灼熱感 (작렬감), 異物感 (이물감)이 있다.

3. 前 (전)에 급성결막염을 앓은 일이 있었다.

〔치료의 원칙〕

邪를 제거하여 絡을 활발하게 한다.

〔취혈과 치법〕

1. 대추, 좌심유, 우간유 2. 신주, 우심유, 좌간유

2개조의 穴中에서 매회마다 1개조를 이용하여, 매일 혹은 하 루 건너서 1회. 어느 것이나 자락흡옥법을 이용한다.

〔취혈의 의미〕

대추와 신주는 독맥의 기기를 통하게하여 조리하여 나머지 사를 맑게 한다.　심유와 간유는 열사를 맑게 하여 絡을 활발하게 한다.

〔症例〕

馬××, 女, 47세.

바른편 눈의 충혈이 2년이 넘도록 계속된다.　2년전에　바른편 눈을 수술　하고 부터 언제나 强膜(강막)이 충혈되어 오래도록 치료하였으나 치유되지 않는다.　항상 이물감을 동반한다.

검사소견 : 바른편 눈의 强膜(강막)이 뚜렷하게 충혈되어 있다. 혀의 빛깔은 淡하고 苔는 薄白(박백) 하다.　심장과 폐는 정상. 복부에는 이렇다 할 소견은 없다.　맥은 緩(완) 하다.

치료 : 자락흡옥법을 1글　시행하고 치유되었다.

3. 表粒腫 (표립종)

〔병인〕

세균감염에 의해 일어나게 되는 睫毛囊(첩모랑)의 脂腺(지선)의 급성화농성염증이다.　한방의학에서는 풍렬의 독사가 침입하여 맥락을 막히게 하니 기혈의 瘀滯(어체)되어 일어난다고 보고 있다。

〔진단의 요점〕

1. 국소에 發赤(발적), 종창, 동통, 異物感(이물감)이 있다.

2. 硬結(경결)을 觸하고 압통이 있다.

3. 다시 진전하면은 硬結(경결)은 연하게 되어 화농하고　구멍에서 排膿(배농) 한다.

〔치료원칙〕

邪를 제거하여 絡을 활발하게 한다.

〔취혈과 치법〕

1. 대추, 심유,   2. 신주, 간유

2개조의 穴中에서 1개조를 이용하여 매일 혹은 하루 건너서 1회. 어느 것이나 자락흡옥법을 시행한다.

〔취혈의 의미〕

대추와 신주는 독맥의 기기를 통하게 하여 조리하여 사를 제거한다. 심유와 간유는 血을 활발하게 하여 絡으로 통하게 한다.

〔症例〕

王××, 남, 53세.

왼편 눈의 아랫쪽 눈시울의 종창, 동통, 이물감이 2일간 계속된다.

검사소견 : 왼편 눈의 아랫 눈시울의 脂腺(지선)에 發赤(발적)과 종창이 일어나 소량의 분비물이 있다.

치료 : 자락흡옥법을 1회 시행하여 치유되었다.

4. 急性視神經炎(급성시신경염)

〔병인〕

보통 며칠 알콜, 산토닝, 鉛(연) 등의 중독, 이빨, 扁桃(편도) 副鼻孔(부비공) 등의 염증에 의해 일어난다. 또 뇌염, 髓膜炎(수막염), 거미膜炎, 열성전염병 등에 의해서도 일어난다. 한방의학에서는 간장과 신장의 음허에 의해서 風陽(풍양)이 上擾(상요)하여 일어난다고 한다.

〔진단의 요점〕

1. 대개의 경우, 감염, 中毒 등이 선행된다.

2. 시력이 갑자기 감퇴되거나 소실된다.

3. 현저한 안통과 두통을 동반한다.

4. 일반적으로 양측에 발증하지 만은 한쪽만 발증하는 수도 있다.

5. 眼底(안저) 검사에서는 시신경 乳頭(유두)의 종창이 눈에 띠인다.

6. 말기에는 시신경 위축이 나타난다.

〔취혈과 치법〕

1. 대추, 간유, 심유,   2. 신주, 신유, 담유

2개조의 穴中에서 매회마다 1개조를 이용하여 매일 혹은 하루 건너서 1회. 어느 것이던지 자락흡옥법을 시행한다.

〔취혈의 의미〕

대추와 신주는 독맥의 기기를 조리한다. 간유와 담유는 간장과 담장의 열을 맑게하여 風을 편안하게 한다. 신유는 신음을 滋養(자양)하여 補한다. 심유는 혈을 활발하게 하여 絡을 통하게 한다.

〔症例〕

鄭××, 女, 34세.

양쪽 눈의 시력이 1주일전 부터 갑자기 감퇴하기 시작하였다. 1개월 전에 높은 열이나 1주일 동안 지방 병원에서 치료를 받고 좋아졌으나, 이용했던 약이나 진단에 대해서는 자세히는 모른다. 요즈음 1주간 갑자기 양쪽 눈의 시력이 감퇴되어 글자가 똑똑하게 보이지 않게 되어 이곳에 치료를 구하러 왔다.   안과의 검사로는 두 눈이 시신경염이다.

검사소견 : 의식은 뚜렷하다. 혀의 빛깔은 淡하고 苔는 적다.
두 눈의 시력은 1 의 거리에서 신문 글자가 보이지 않을 정도
이다. 심장과 폐에는 이상이 없다. 간장과 비장에는 觸(촉)하
지 않는다. 맥은 약하다.

치료 : 자락흡옥법을 1글—시행하여 1m의 거리에서 신문의 글
자를 읽을 수 있게 되어 시력은 기본적으로 회복되었다.

5. 急性綠內障 (급성녹내장)

〔병인〕

본증은 房水 (방수)의 배출장해에 의해 눈 속의 압박이 심해져
서 일어나는 것이다. 한방의학에서는 간담의 蘊熱 (온열)로 풍화
가 요란하여 진음이 소모되어 일어난다고 한다.

〔진단의 요점〕

1. 급성으로 발증하여, 심한 두통이 있다.

2. 오심, 구토, 虹視(홍시),시력저하 등의 증상을 동반한다.

3. 毛樣充血(모양충혈), 각막의 呼氣樣混濁 (호기양혼탁), 瞳
孔 (동공)의 散大 (산대), 眼壓上昇 (안압상승)이 보인다.

〔치료원칙〕

열을 맑게하여 絡을 활발하게 한다.

〔취혈과 치법〕

1. 대추, 심유, 간유 2. 신주, 풍문, 담유

2개조의 穴中에서 매회마다 1개조를 이용하여 매일 혹은 하
루 건너서 1회. 어느 것이나 자락흡옥법을 이용한다.

〔취혈의 의미〕

대추와 신주는 독맥의 기기를 통하게 하여 조리하고 열을 맑게 한다. 풍문, 심유, 간유, 담유는 열을 맑게하여 絡을 활발하게 한다.

〔症例〕

朱××, 女, 65세.

2일전 부터 좌안과 좌두부에 심한 동통이 일어나 지속성, 발작성으로 痛이 强(강)해져서 음식이나 수면에 영향을 미치고 있다. 안과의 검사에서 급성녹내장이라고 진단되었다. 다음날 수술하기로 결정 되었으나 동통이 극열하여 치료를 구하러 왔다.

검사소견 : 동통하고 있는 얼굴 모양을 짓고, 혀의 빛깔은 홍색이고 苔는 黃貳이다. 왼편 눈의 눈속 압력이 증가된다. 심장과 폐에는 이상을 찾을 수 없고, 간장과 비장에는 觸(촉)하지 않는다. 맥은 弦(현)하다.

치료 : 자락흡옥법을 1회 시행하여 동통이 소실되었다.

6. 慢性單純性鼻炎 (만성단순성비염)

〔병인〕

급성 鼻炎(비염)에 옮겨지던지 연기, 먼지, 냉열자극, 과도한 음주, 비타민 결핍 등에 의해 일어난다. 한방의학에서는 허약체질, 외감의 풍사, 肺氣(폐기)가 마땅하지 않아 일어난다고 한다.

〔진단의 요점〕

1. 鼻閉(비폐) 다량의 콧물이 보통 좌우로 바꾸어 가면서 나온다.

2. 嗅覺(취각)이 감퇴 혹은 소실된다.

3. 鼻鏡(비경) 검사에서는 鼻粘膜(비점막)이 漫性(만성)으로 충혈되어 鼻甲介(비갑개)가 종창하여, 점막의 표면에는 분비물이 축적되어 있다.

〔치료원칙〕

表(표)를 단단하게 하여 肺를 宣하게 한다.

〔취혈과 치법〕

1. 대추, 폐유 2. 신주, 풍문

2개조의 穴中에서 매회마다 1개조를 이용하여, 매일 혹은 하루 건너서 1회 어느 것이나 자락흡옥법을 시행한다.

〔취혈의 의미〕

대추와 신주는 독맥의 기기를 통하게 하여 겉을 단단하게 한다. 풍문과 폐유는 肺氣를 좋게 한다.

〔症例〕

趙××, 女, 24세.

반년전에 감기에 걸려 코가 막히고 콧물이 나왔다. 한번은 좋아졌으나 재발하여 그 이후에는 반복하면서 발작하였다.

검사소견 : 의식이 뚜렷하였다. 혀의 빛깔은 淡하고 苔는 薄白하다. 심장과 폐에는 이상이 없다. 관장과 비장은 觸(촉)하지 않는다. 맥은 緩(완) 다. 耳鼻科(이비과)의 검사로는 鼻粘膜(비점막)이 충혈하고, 鼻甲介는 腫脹하여 분비물이 있다.

치료 : 자락흡옥법을 1글—시행하여 치유되었다.

7. 急性扁桃炎 (급성편도염)

〔병인〕

본증은 連鎖狀球菌 (연쇄상구균), 포도상구균 등의 감염에 의해 끌어 일으키는 扁桃 (편도)의 염증이다. 한방의학으로는 肺와 胃에 열독이 內蘊 (내온) 하고 있는 곳에 風邪 (풍사)를 받고 일어난다고 한다.

〔진단의 요점〕

1. 인후부에 동통이 있어서 음식을 삼킬 때 痛이 강해진다.

2. 일반적으로 오한, 발렬, 두통, 전신의 불쾌감 등을 동반한다.

3. 인후부의 검사에서는 편도선의 충혈종창이 현저하여, 點斑 (점반) 이 편도 표면에 있다.

4. 顎下淋巴 (악하임파) 절은 腫이 커서 압통이 뚜렷하다.

5. 혈중의 백혈구 수효가 증가한다.

〔치료원칙〕

독열을 맑게 한다. 풍사를 제거한다.

〔취혈과 치법〕

1. 대추, 폐유, 간유 2. 신주, 풍시, 심유

2개조의 혈중에서 1개조를 이용하여 하루 건너서 1회. 어느 것이나 자락흡옥법을 시행한다.

〔취혈의 의미〕

대추와 신주는 독맥의 기기를 조리하여 독열을 맑게 한다. 풍문은 풍사를 친다. 폐유, 심유, 간유는 蘊熱 (온열)을 밖으로 내어 보낸다.

〔症例〕

李××, 男, 29세.

감기에 걸리고 부터 인후부에 동통을 느껴 음식을 삼키려 할때 특히 강하게 된다. 또 온 몸의 한기와 불쾌감이 2일간 계속된다.

검사의 소견 : 의식은 뚜렷하다. 혀는 색깔이 淡하고, 苔는 薄黃이다. 인후부는 충혈되고, 양쪽 편도는 充血腫大되어 있다. 체온은 38℃, 심장의 소리는 정상. 拍動(박동)은 규칙 바르게 약각 증가하고 있다. 호흡은 조금 빠르다. 복부에는 이렇다 할 이상은 보이지 않는다. 맥은 浮數 (부삭) 하다.

치료 : 자락흡옥법을 1회 시행하고 치유되었다.

8. 메니엘 症候群 (증후군)

〔병인〕

內耳性眩暈(내이성현운)이라고도 불리워지고도 있다. 보통 속 귀의 膜迷路 (막미로)의 水腫(수종), 炎症, 血管痙攣 (혈관경련) 출혈, 동맥경화 혹은 변성반응 등에 의해 일어난다. 한방의학에서는, 「眩暈」 속에 들며, 痰濕 (담습) 이 중초를 막아서 맑은 양기를 흐릿하게 하든지, 腎의 양기의 부족으로 肝의 양기가 올라가서 제멋대로 하는 것으로 인하여 일어난다고 할다.

〔진단의 요점〕

1. 갑자기 발증한다. 극렬한 현운으로 주위의 구경이나 자기 자신이 旋回 (선회) 하고 있는 감정이 된다.

2. 이명, 난청

3. 눈알에 振盪 (진온)이 있어 오심, 구토, 안면창백, 눈이나, 땀을 동반한다.

4. 발작시간은 일정하지 않고 몇분간에서 수일간에 미친다.

5. 보통, 발작을 반복한다. 풀릴 때는 증상이 나타나지 않는다.

〔치료원칙〕

陽을 통하게 하여 濕을 제거한다. 陰을 자양하여 陽을 잠기게 한다.

〔취혈과 치법〕

1. 대추, 심유, 간유 2. 비유, 신유 3. 중완

3개조의 혈중에서 매회마다 1개조를 이용하여 하루 건너서 1회. 어느 것이나 자락흡옥법을 시행한다. 그러나 15～20분동안 치유한다.

〔취혈의 의미〕

대추는 독맥과 삼양경 경기를 소통한다. 심유와 간유, 신유는 음을 자양하고 陽을 잠기게 한다. 중완과 비유는 담습이 중초를 막는 것을 제거한다.

〔症例〕

郭××, 女, 40세.

발작성인 眩暈(현운)으로 구토와 이명을 동반한다. 발작을 반부하여 1주일에 한번의 발작을 이미 2년간 계속하고 있다. 양약을 복용하여 치료하였으나 치유되지 않아서 이곳에 치료를 求하러 왔다.

검사소견 : 의식은 뚜렷하다. 체격은 야위어 연약하다. 혀의 빛깔은 淡하고 苔는 白膩(백니) 하다. 심장과 폐에는 이상이 보이지 않으며, 간장과 비장에는 觸(촉)하지 않는다. 四肢의 운동기능은 정상이다. 생리반사가 존재하며, 병리반사는 아직 나타나지 않는다. 맥은 弦數(현삭) 한다.

치료 : 흡옥요법을 3글—시행하여 치유되었다.

9. 酒齄 (주사)

〔병인〕

본증은 위장기능의 실조와 내분비 기능의 실조와 관련한다. 한방의학에서는 폐와 위의 적렬이 上蒸 (상증) 하고 있는 곳에 외감의 풍한이 침습하여 脈絡 (맥락) 의 혈이 瘀 (어) 하여 일어난다고한다.

〔진단의 요점〕

1. 콧대를 중심으로 피부가 빨갛게 되어 양쪽 鼻翼 (비익) 이나 뺨으로 퍼져서 對稱性 (대칭성) 으로 분포하는 수가 많다.

2. 진전하는 정도로는 보통 3度로 구별한다.

(1) 제1도 (紅斑期) — 鼻部 (비부) 의 皮脂 (피지) 의 분비가 왕성하여 표면이 빛나고 빨간 斑 (반) 이 나타나든지 우묵하게 들어가든지 하지만은 점점 그 반이 커져가서 언제나 나타나게된다.

(2) 제2도 (모세혈관 확장기) — 紅斑 (홍반) 으로 된 곳의모세혈관이 확장하여 점점 홍색에서 자주 빛으로 변한다. 毛孔 (모공) 은 확대되어 빨간 빛 丘疹 (구진) 혹은 膿疱를 발한다.

(3) 제3도 (腫大期) — 콧 끝의 丘疹 (구진) 은 증대되어여러개가 모여 피부에서 隆起 (융기) 되어 피부가 肥厚 (비후) 한다. 이것을 鼻瘤 (비류) 라고 부른다.

〔치료원칙〕

적열을 맑게 한다. 血絡 (혈락) 을 활발하게 한다.

〔취혈과 치법〕

1. 대추, 폐유, 간유 2. 신주, 격유, 위유, 비유

2개조의 혈중에서 매회마다 1개조를 이용하여 매일 혹은 하루 건너서 1회. 어느 것이나 자락흡옥요법을 이용한다.

〔취혈의 의미〕

대추와 신주는 독맥의 기기를 통하게 하여 조리하여 적렬을 맑게 한다. 폐유와 위유는 폐와 위의 적렬을 맑게 한다. 간유, 격유, 비유는 혈을 활발하게 하여 絡을 통하게 한다.

〔症例〕

張××, 男, 39세.

3개월전 부터 코 끝에 발적종창이 일어난다. 만성비염, 만성기관지염의 기왕증이 보인다. 지금도 해수, 객담, 다량의 鼻汁(비즙)이 의연하게 존재한다.

검사소견 : 의식은 뚜렷하다. 혀의 색은 淡하고 苔는 옅은 흰색이다. 코 끝은 紅潮(홍조)하고 표면이 빛나고 있다. 심장과 폐에는 이상이 보이지 않으며, 간장과 비장에는 觸하지 않는다. 맥은 弦하다.

치료 : 자락흡옥법을 1글—시행하여 치유되었다.

10. 顔面神經麻痺 (안면신경마비)

〔병인〕

본증은 中樞性(중추성)과 末稍性(말초성)의 두 종류로 구분한다. 중추성 안면 신경마비는 뇌혈관 질환이나 腦腫瘍(뇌종양) 등에 의해 일어난다. 말초성은 대개의 경우, 莖浮突孔(경유돌공)

내부의 안면신경의 급성 비화농성 염증 및 얼굴에 바람을 맞아서 일어나며 일반적으로 국소신경의 영양혈관이 痙攣하여 당해 신경의 허혈과 부종을 초래한 결과로 발증하는 것이라고 생각된다. 또 우일르스 감염과도 관계가 있는 것으로 생각된다. 이 밖에 중이염이나 乳樣突起炎 (유양돌기염) 등도 본증을 속발한다. 한방의학에서는 外感 (외감)인 풍한이 안면의 경락을 침습하여 기혈이 순조롭지 못하게 되어 經筋 (경근)이 滋養하지 못하게 되어 弛緩되니 수축할 수 없게 되므로 일어난다고 생각하고 있다.

〔진단의 요점〕

1. 갑자기 발증한다. 소수의 症例로는 발증의 수일전에 귀밑 혹은 귀 뒤에 동통이 생긴다.

2. 전형적인 안면신경 마비로서는 환측안면 표정이 소실되며, 환측의 이마의 주름이 消失되어 눈을 감지 못하게 되고 鼻唇口 (비순구)는 얕아져서 口角 (구각)이 下垂 (하수) 한다.

3. 환자는 이마에 주름을 짓는다. 눈썹을 모아 찡그린다. 눈을 감는다. 뺨을 불룩하게 한다. 齒 (치)를 밀어내 듯 한다. 휘바람을 부는 등의 동작을 할 수 없다.

4. 말초성 안면신경 마비로서는 한쪽의 안면이 마비되지 마는 중추성으로는 한 쪽의 안면 아랫 쪽 만이 마비로 보통 舌筋 (설근)의 마비나 片蔴痺 (편마비)를 동반한다.

〔치료원칙〕

表 (표)를 좋게 하여 양을 통하게 한다. 바람을 소통하게 하여 絡을 활발하게 한다.

〔취혈과 치법〕

1. 대추, 풍문, 간유, 2. 신주, 폐유, 비유

〔취혈의 의미〕

대추와 신주는 독맥과 삼양경의 經氣(경기)를 疏發(소발)하여 陽을 통하게 한다. 풍문과 폐유는 表(표)를 좋게 하여, 풍을 驅除(구제)한다. 간유와 비유는 기혈을 조화하여 經筋(경근)을 榮하게 한다.

〔症例〕

姜××, 女, 40세.

좌측 안면마비가 2일간 계속되고 있다. 어제 아침 기상하였을 때 좌측 안면부가 저리고 불쾌한 것을 느끼고, 또 물을 마시면 口角(구각)에서 밖으로 새어 버리고 동시에 좌측 안면에 마비가 생겨 있는 것을 발견하여 진료를 求(구)하러 왔다.

검사소견 : 의식은 뚜렷하다. 혀의 빛깔은 淡하고 苔는 엷은 흰빛이다. 좌측 이마의 주름이 없어지고 좌측 눈시울 주름이 늘어나며, 口角下垂(구각하수) 뺨을 불룩하게 하든지, 이빨을 보이게 하든지, 휘바람을 불지 못한다. 심장과 폐에는 이상이 보이지 않는다. 복부에 이렇다 할 소견은 없다. 사지의 운동기능은 정상. 생리반사가 존재하고, 병적반사는 아직 출현하지 않고 있다. 맥은 緩하다.

치료 : 자락흡옥법을 2회 시행하고 치유되었다.

11. 流行性耳下腺炎 (유행성이하선염)

〔병인〕

본증은 우이르스가 氣道(기도)에 침입하여 耳下腺(이하선)에 급성비화농성 염증을 끌어 일으키는 감염증이다. 한방의학으로는 본증은 유행성인 습득의 氣 혹은 풍렬의 사가 少陽 (소양) 과 양명의 양경을 침습한데서, 다시 痰火 (담화)의 적렬이 더하여 져서 볼 부위를 덮쳐 일어난다고 생각한다.

〔진단의 요점〕

1。 대개는 어린이에 발생하며, 성인에게는 비교적 적다.

2. 접촉의 기회가 있다.

3. 보통 前驅症狀(전구증상)이 없으며, 대개의 경우는 한 쪽 혹은 양측의 귀밑 부위가 갑자기 종창한다.

4. 腫脹 (종창)의 1∼2일 뒤에 국소의 동통을 동반하는 것 같이 된다.

5. 전신의 불쾌감, 발열, 두통, 음식씹기가 곤란하는 등을 동반한다.

6. 피 속의 淋巴球(임파구)는 증가된다.

7. 血淸 (혈청) 중의 補體結合 (보체결합) 반응은 대체로 양을 나타낸다.

〔치료원칙〕

독렬은 淸을 맑게 한다. 壅體 (옹체)을 行하게 한다.

〔취혈과 치법〕

1. 대추, 폐유, 간유, 2. 신주, 심유, 비유

2개조의 혈중에서 매회마다 1개조를 이용하여, 매일 혹은 하루 건너서 1회. 어느 것이든지 자락흡옥법을 이용한다.

〔취혈의 의미〕

대추와 신주는 독맥의 기기를 통하게 하여 조리하고, 독렬의 사를 맑게한다. 폐유, 심유, 간유, 비유는 血을 활발하게 하여 壅

-182-

體 (옹체)를 통하게 한다.

〔症例〕

禹××, 男, 10.

바른쪽 귀밑 부위의 종창과 동통이 3일간 계속된다. 3일 전에 아무 까닭도 없이 갑자기 우측 귀밑 부위가 종창하더니 점점 증대 되어진다. 국소의 동통과 전신의 불쾌감이나 대변의 건조를 동반한다.

검사소견 : 의식은 뚜렷하다. 혀의 빛깔은 淡하고 苔은 黃膩하다. 우측 귀밑 부위가 종대하여 압통이 있다. 심장과 폐는 이상이 없다. 간과 비에는 觸(촉) 하지 않는다. 맥은 침착하다.

치료 : 자락흡옥법을 4회 시행하여 치유되었다.

皮膚科疾患 (피부과 질환)

1. 蕁麻疹 (담마진)

〔병인〕

새우, 가재 등의 魚介類(어개류), 약물, 깃털, 꽃가루, 기생충 등의 알레르기 등에 의해 끌어 일으키는 경우가 많다. 한의학으로는 풍·습·열이 肌膚(기부)를 침습하든지, 위장에 열이 鬱(울) 하였는데 풍사가 침입하든지 하여 邪氣(사기)가 皮毛腠理(피모주리)에 鬱하여 일어난다 한다.

〔진단의 요점〕

1. 알레르기 체질이다.

2. 대부분의 경우 갑자기 발증하고 갑자기 소실한다.

3. 크기나 形狀(형상) 여러가지 扁平(편평)의 膨疹(팽진)이 피부에 생긴다.

4. 瘙痒感(소양감)을 동반하여 긁으면 피부가 빨갛게 되어 발반이 증가한다.

5. 일부 환자로는 설사, 복통, 혹은 호흡곤란을 동반한다.

6. 피부描記症(묘기증) 검사로 양성반응을 나타낸다.

〔치료원칙〕

혈을 활발하게 하여 風을 소통하게 한다.

〔취혈과 치법〕

1. 대추, 풍문, 간유 2. 신주, 폐유, 비유

2개조의 혈중에서 매회마다 1개조를 이용하여 매일 혹은 하루 건너서 1회. 어느 것이든지 자락흡옥법을 시행한다.

〔취혈의 의미〕

대추와 신주는 독맥의 기기를 통하게 하여 조리한다. 풍문과 폐유는 풍사를 소통하고 간유와 비유는 혈을 활발하게 하여 濕(습)을 제거한다.

〔症例〕

朴××, 女, 34세.

全身性(전신성)인 발진으로 扁平(편평)한 膨疹(팽진)이 생겨 가려움을 동반한다. 2년전에 발증하고 부터 발작을 반복하여 오늘에 이르기 까지 낫지 않아 이곳에 치료를 구하러 왔다.

검사소견 : 의식은 뚜렷하다. 혀의 빛깔은 紅하고 苔는 옅은 흰색이다. 심장과 폐에는 이상이 없으며, 간장과 비장은 觸(촉)하지 않는다. 피부補記症(보기증) 검사는 (十) 이다. 양쪽 상

지와 복부에 散在性(산재성)인 扁平(편평)한 膨疹(팽진)이 있다. 맥은 滑(활).

치료 : 자락흡옥법을 2글―시행하고 치유되었다.

2. 神經皮膚炎 (신경피부염)

〔병인〕

본증의 원인은 현재까지 밝혀지지 않고 있지만 지나친 신경흥분 혹은 국소의 자극과 언제나 관련되어 신경질로 이것저것 고민하든지 초조한 사람들에게 많이 나타난다. 소화기계통 질환, 내분비장해, 치질환, 병소감염, 알콜중독 등도 본증이 되는 원인이 된다. 또 만성피부질환에 속발한다. 한방의학으로는 풍, 습열의 사가 肌膚(기부)에 客(객) 하였다가 그 가운데 風이 이겨 혈을 건조시켜서 일어난다고 하고 있다.

〔진단의 요점〕

1. 국소에 맹렬한 痛痒(통양)이 있으며 거기에다 밤이 되면 더욱 심하여 잠을 이룰 수 없다.

2. 가려운 곳을 긁은 뒤에 원형 혹은 다각형의 淡褐色(담갈색)의 丘疹(구진)이 나타난다. 표면은 번쩍이고 매끄러워서 얕고 엷은 枇糖(비당)모양의 鱗屑(인소)가 생기는 수도 있다.

3. 오래 경과하면 丘疹(구진)이 融合(융합)되어 痛菓가 늘어나서 暗褐色(암갈색)을 나타내며 피부는 肥厚(비후), 苔癬(태선) 모양의 硬化(경화)를 나타낸다.

4. 局限性(국한성)의 90% 이상은 목 부위에 발생하고 播

種性 (파종성) 은 머리, 사지, 어깨, 허리 부위 등에 잘 발생한다.

5. 病氣의 경과가 길어 보통 수년동안 오래 지속된다. 낫더라도 재발되기 쉽다.

〔치료 원칙〕

풍사를 치고 습렬을 제거한다.

〔취혈과 치법〕

1. 대추, 풍문, 격유. 비유.

2. 신주, 폐유, 간유.

2개조의 혈중에서 매회마다 1개조를 이용하여 하루씩 건너서 1회, 어느것이나 자락흡옥법을 시행한다.

〔취혈의 의민〕

대추와 신주는 독맥의 기기를 통하게 하고 열을 맑게 한다. 풍문, 폐유, 격유, 간유, 비유는 風을 져서 습렬의 邪를 제거한다.

〔症例〕

馬 × × , 男 33세.

主訴 (주소) : 반년전부터 등에 皮疹 (피진) 이 발생하여 가려움이 있다.

現病歷 (현병력) : 반년전에 아무 원인도 없는데 등에 가려움을 동반하는 皮疹 (피진) 이 생겼다. 밤이 되면 격별히 심하여 긁으면 긁을수록 가려움이 강하게 되어 잠을 설치게 할 정도이다.

검사소견 : 혀의 빛깔은 淡하고 苔는 엷은 흰색이다. 심장과 폐는 정상, 복부에는 이렇다 할 증세는 없다. 목과 등 부위의 皮疹 (피진) 은 融合 (융합) 되어 국명을 형성하여 피부는 갈색

으로 肥厚 (비후) 되어 손톱으로 긁은 자국이 있다. 맥은 현 (緩)
하다.

치료 : 자락흡옥법을 1글─시행하여 치유 되었다.

3. 帶狀疱疹 (대상포진)

〔병인〕

우이르스의 감염에 의해 일어난다. 한방의학으로는 肝火 (간
화) 혹은 비경의 습렬의 蘊結 (온결) 이 經을 돌아서 밖으로 넘
쳐서 일어난다고 생각한다.

〔진단의 요점〕

1. 발증전에 보통 국소피부에 자통 혹은 灼熱感 (작열감)이
있으며 이어서 과립모양의 水疱 (수포) 가 생긴다. 주변에는 紅
暈 (홍운) 이 현저하여 여러개의 모양으로 이어진다.

2. 피부의 손해는 한쪽 편의 신경에 따라서 帶狀 (대상) 으
로 배열한다. 가슴 부위의 녹간 신경에 가장 많이 발생한다.

3. 三又 (삼차) 신경 제1枝 (지) 의 帶狀疱疹으로는 결막염
을 끌어 일으키는 수가 있다.

4. 국소에 지각 과민이 있어 신경통을 동반한다.

〔취혈과 치법〕

1. 대추, 간유, 아시혈.

2. 신주, 비유, 아시혈.

2개조의 혈중에서 매회마다 1개조를 이용하여 매일 혹은 하
루씩 건너서 1회, 어느 것이든지 자락흡옥법을 시행한다.

〔취혈의 의미〕

대추와 신주는 독맥의 기기를 통하게 하여 조리하므로 독렬을 맑게 한다. 간유는 간화를 맑게하여 鬱(울)을 푼다. 비유는 습렬을 제거한다. 아시혈은 絡을 활발하게 하여 結을 흩어 버린다.

〔症例〕

劉 × × , 男 32세.

우측 늑간의 동통과 수포가 3일간 계속된다. 3일전에 아무 기유도 없이 바른편 옆구리에 灼熱瘙痒感이 생기더니 이어서 동통과 피진이 나타났다.

검사소견 : 의식은 또렷하다. 혀는 紅色(홍색)이고 苔는 薄黃(박황)이다. 심장과 페는 이상이 보이지 않는다. 간장과 비장게는 觸(촉)하지 않는다. 바른편 옆구리의 제 4 ~ 5 늑간 틈에 늑간에 따라서 흩어져 있는 상태로 水疱(수포)모양의 丘疹(구진)이 존재한다.

치료 : 자락흡옥법을 4회 시행하고 치유되었다.

4. 血管神經症浮腫 (혈관신경증부종)

〔병인〕

보통 위장의 변조와 음식물에 대한 알레르기, 콜탈, 誘導劑 (유도제) 와의 접촉과 신경기능 장해 등의 요소에 의해 일어 나게 된다. 음주나 자율신경 실조가 관계되어 그 원인이 되는 가능성이 있다. 한방의학으로는 위장에 열이 鬱 (울) 하여 있는 데 풍사가 침입하여 풍렬의 사가 腠理 (주리) 에 蘊結 (온결) 되 여 일어난다고 한다.

〔진단의 요점〕

1. 급성으로 발증한다. 보통 알레르기성 물질의 섭취나 접촉 이 선행된다.

2. 국한성인 부종이 갑자기 생긴다. 부종부위의 피부색은 정 상 혹은 연한 홍색이다.

3. 피부, 피하조직, 때로는 점막에 유연하고 커다란 隆起 (융 기) 가 일어나 급속하게 소실되어 자국을 남기지 않는다.

4. 입술, 눈시울, 귀바퀴 등에 많이 보인다.

5. 대개의 경우 전신증상은 없다.

〔치료의 원칙〕

위장을 조리하고, 풍렬을 소통한다.

〔취혈과 치법〕

1. 대추, 비유, 격유

2. 신주, 간유, 위유

2개조의 혈중에서 매회마다 1개조를 이용하여 매일 혹은 하 루 건너서 1회 어느 것이든지 자락흡옥법을 시행한다.

〔취혈의 의미〕

대추와 신주는 독맥의 기기를 통하게 하여 조리하고 풍렬의 사를 제거한다. 격유, 간유, 비유, 위유는 위장을 조리하여 結을 활발하게 한다.

〔症例〕

林 × × , 女 31세.

양쪽 눈시울 부종이 2일간 계속된다.

2일전의 저녁밥에 靑魚 (청어) 를 조금 먹었더니 다음날 아침부터 양쪽 눈시울에 부종이 나타났다. 그 밖에 불쾌 증상은 없었다.

검사소견 : 의식은 뚜렷하다. 혀는 淡色이고 苔는 薄白이다. 두 눈이 모두 윗쪽 눈시울을 중심으로 부종이 일어나 옅은 홍색을 보이고 있다. 심장과 폐에는 이상이 보이지 않는다. 간장과 비장에는 촉하지 않는다. 맥은 滑 (활) 하다.

치료 : 자락흡옥법을 2회 시행하고 치유 되었다.

5. 外陰瘙痒症 (외음소양증)

〔병인〕

본증은 여러가지 원인에 의해 일어난다. 局訴性 (국소성) 인 원인으로서는 만성외음염, 膣炎 (질염), 자궁경관의 염증, 세균감염, 트리크모로스, 털갈이, 당뇨병, 膿尿症 (농뇨증), 尿失禁 (요실금) 완고한 백대하 혹은 蟯虫 (요충) 등의 자극, 외음의 乾燥, 습진, 치질환 등이 있다. 全身性 (전신성) 인 원인으로는 내분비 기능의 실조, 비타민 결핍증, 빈혈, 영양불량, 황달, 정신적 요소, 알레르기 등이 있다. 한방의학에서는 풍사의 침습이나 肝火 (간화) 의 습렬이 下注 (하주) 한다. 간과 비의 허결, 衝任양맥

-190-

의 부조, 국소의 불결에 의해 일어난다고 생각한다.

〔진단의 요점〕

1. 외음부에 지속성 혹 間歇性 (간헐성)인 가려운 感이 있다.

2. 번민감, 불면, 현운, 눈의 흐림, 월경불순을 동반한다.

3. 외음의 피부는 肥厚 (비후)하여 자주빛 혹은 회색을 보이며, 많은 瘙傷 (소상)을 있다고 본다.

4. 긁혀진 상처에서 세균감염을 끌어 일으키는 수가 있다.

〔치료원칙〕

열을 맑게 하여 濕을 제거한다. 風을 쳐서 絡을 활발하게 한다.

〔취혈과 치법〕

1. 대추, 폐유, 간유.

2. 신주, 격유, 비유.

3. 명문, 풍문, 심유.

3개조의 穴중에서 매회마다 1개조를 이용하여 매일 혹은 하루씩 건너서 1회 어느 것이든지 자락흡옥법을 시행한다.

〔취혈의 의미〕

대추와 신주는 독맥의 기기를 조리하여 열을 맑게 한다. 풍문, 폐유는 풍을 친다. 심유, 간유, 비유, 격유는 濕 (습)을 제거하여 絡을 활발하게 한다. 명문은 신을 益한다.

〔症例〕

趙 ✕ ✕ , 女 47세.

主訴 (주소) : 외음부의 가려운感이 반년이나 계속.

現病歷 (현병력) : 반년전부터 아무 까닭도 없이 외음부에 가려운感이 생기게 되었다. 안정할 때나 야간에 각별하게 심하여,

수면에도 영향된다. 그 밖에는 불쾌증상은 없다. 자궁 頸管 (
경관) 의 만성염증의 기왕증이 있다.

검사소견 : 의식은 정상이다. 혀는 淡色이고 苔는 옅은 흰색이
다. 심장과 폐에는 이상이 없으며 간장과 비장에는 觸하지 않
는다. 맥은 滑 (활) 하다.

치료 : 자락흡옥법을 1글ー시행하여 치유되었다.

6. 皮膚瘙痒症 (피부소양증)

〔병인〕

본증은 일종의 혈관신경기능 장해성의 피부병이며 그 밖의 질
환에 있어서 임상증상의 하나이다. 한의학으로는 그 발증원인
을 습렬이 피부에 담겨서 疏泄되지 않는다. 혹은 虛血風燥 (허
혈풍조) 라고 생각하고 있다.

〔진단의 요점〕

1. 발작성으로 瘙痒感 (소양감) 이 일어난다. 밤에   심하여
견디기 힘들정도이다.

2. 자극성인 음식물이나 침구의 따뜻한 정도가 瘙痒感 (소양
감) 을 유발, 내지는 가중하게 한다.

3. 瘙痒 (소양) 하는 국소는 언제나 속발성인 피부손상, 예를
들면 줄같은 긁힌 자국, 血痂와 粘液性 (점액성), 滲出物 (삼출
물) 등이 보인다.

4. 잘 나타나는 부위는 병의 원인에 따라 다르다. 全身性 (전
신성) 인 것에는   노인성 瘙痒症 (소양증),계절성인 소양증 등이
있으며 症候性 (증후성) 인 소양증에는, 당뇨병, 황달, 요독증, 혈
액질환, 약물알레르기 등이 있다.

〔치료 원칙〕

열을 맑게하여 濕을 제거한다. 風을 소통시켜 絡을 활발하게 한다.

〔취혈과 치법〕

1. 대추, 풍문, 간유

2. 신주, 폐유, 심유, 비유.

2개조의 혈중에서 1개조를 이용하여 매일 혹은 하루씩 건너서 1회, 어느것이든지 자락흡옥법을 시행한다.

〔취혈의 의미〕

대추와 신주는 독맥의 기기를 조리하여 열을 맑게 한다. 풍문과 폐유는 폐를 마땅하게하여 風을 소통한다. 심유, 간유는 열을 맑게하여 絡을 활발하게 한다.

〔症例〕

金 × × , 男 56세.

主訴 (주소) : 온몸에 가려움증이 반년전 부터 계속한다.

現病歷 (현병력) : 반년 전쯤 부터 온몸에 가려움증이 시작되었다. 밤에 특히 심하여 긁으면 긁을수록 강하여 매일 수면에 영향을 미쳐 식욕도 감퇴되어 있다. 약물을 복용하여도 잠시동안만 완해할 뿐으로서 그러면서도 점점 효과가 없어지므로써 이곳에 치료를 求하러 왔다.

검사소견 : 의식은 뚜렷하다. 혀는 검붉은 빛이며 舌苔는 희고 적다. 심장과 폐에는 이상이 보이지 않는다. 간장과 비장에는 觸 (촉) 하지 않는다. 맥은 眩 (현) 하다. 온몸에 긁었던 자국이 散在 (산재) 하다.

치료 : 자락흡옥법을 1끌－행하여 현저하게 경감되고 2끌－로서 치유.

7. 乾癬 (건선)

〔병인〕

본증의 병의 원인은 아직 분명하지 않지만 일반적으로는 강도의 정신적 타격, 신진대사의 실조, 내분비 장해, 우일르스 내지 렌사 모양의 球菌 (구균)의 감염, 유전 등과 관련이 있다고 생각되고 있다. 한방의학으로는 풍·습·열의 邪가 피부를 침습하여 기혈이 피부를 윤택하게 하지 못하여 일어난다고 한다.

〔진단의 요점〕

1. 尋常性 (심상성) 乾癬 (건선)

(1) 초기에는 보통 여름에 낮거나 경감되다가 겨울에 발증되거나 악화하지만 시간적인 경과와 함께 이 법칙성을 잃어버린다. 유전적인 요인이 인정된다.

(2) 잘 나타나는 부위는 사지의 뻗어지는 부위와 머리털이 있는 부위, 四肢屈側 (사지굴측), 안면 등에는 그다지 보이지 않는다.

(3) 초기의 피부손상으로는 표면이 흰색을 띄고, 基底 (기저)에는 홍색을 나타내는 丘疹 (구진)이지만 점점 융합하여 경계가 분명한 乾癬 (건선)을 형성하여 위에는 多層 (다층)의 은백색 대상의 鱗層 (인층)으로 덮인다.

(4) 형태상으로는 點 (점) 모양, 물방울 모양, 동전모양, 동그라미 모양, 지도 모양 등이 있다.

(5) 만성인 경과를 취하여 재발하기 쉽다.

(6) 조직소견은 진단상의 가치를 갖는다.

2. 膿疱性 (농포성) 乾癬 (건선)

(1) 손바닥이나 발바닥에 다발하지만 중증인 경우는 온몸에 파급한다.

(2) 기본적 피부손상은 膿疱이다.

3. 滲出性 (삼출성) 乾癬 (건선)

(1) 기본적 피부손상은 심상성 건선과 닮았지만 염증이 현저하여 滲出物 (삼출물)의 結痂 (결가) 를 동반한다.

(2) 앞에 설명한 피부손상을 언제나 동반한다.

4. 乾癬性 (건선성) 紅皮症 (홍피증)

(1) 건선이 자극을 받는지 처치를 잘못하면 紅皮症 (홍피증) 으로 발전할 염려가 있다.

〔치료 원칙〕

열을 맑게하여 濕을 제거한다. 風을 소통하게 하여 絡을 통하게 한다.

〔취혈과 치법〕

1. 대추, 풍문, 간유.

2. 신주, 폐유, 비유

2개조의 穴中에서 매회마다 1개조를 이용하여 매일 혹은 하루 건너서 1회, 어느 것이나 자락흡옥법을 시행한다.

〔취혈의 의미〕

대추와 신주는 독맥의 기기를 조리하여 열사를 맑게한다. 풍문과 폐유는 폐를 마땅하게 하여 風을 소통한다. 비유는 비를 튼튼하게 하여 습을 제거한다. 간유는 血을 활발하게 하여 열을 맑게 한다.

〔症例〕

孫 × × , 男 34세, 노무자.

主訴 (주소) : 머리, 등, 四肢의 건선 皮疹 (피진) 이 3개월 계속 된다.

現病歷 (현병력) : 3개월 전에 아무 까닭 없이 머리에 발진 하더니 잇따라 등 및 사지로 퍼지게 되었다. 가려움이 있다. 약물을 복용하였으나 효과는 선명하지 않았으므로 이곳에 치료를 求하러 왔다.

검사소견 : 의식은 또렷하다. 혀는 홍색으로 苔는 적다 머리, 등 四肢의 伸側 (신측) 에 散在性 (산재성) 내지 융합성인 둥근 모양의 건선 피진이 돌출하여, 표면은 백색의 癬屑 (선소) 로 덮여져 있다. 심장과 폐에는 이상이 보이지 않는다. 간과 비장에는 觸 (촉) 하지 않는다. 맥은 滑 (활) 하다.

치료 : 자락흡옥법을 3글一시행하여 치유되었다.

8, 지벨 장미 및 粃糖疹 (비당진)

〔병인〕

본증의 병인은 아직 확정되지 않고 있지만 일부 사람은 접촉, 감염, 바이르스 감염과 관련된다고 생각하고 있다. 한방의학으로는 풍, 습, 열의 三사가 피부에 박힌다. 혹은 혈이 허하여 風이 생겨서 풍렬이 상박하여 피부가 榮澤 (영택) 하지 못하여 일어난다고 한다.

〔진단의 요점〕

1. 성인들에 많이 보이며 봄, 여름철에 비교적 많이 발생한다.

2. 體幹 (체간) 과 사지의 中樞側 (중추측) 에 많이 발생한다. 가슴과 등 부위의 피부 손상 (紅斑) 의 長軸 (장축) 의 늑골과 평행이다.

3. 피부손상은 불규칙한 둥근 모양이며, 장미 빛의 반진으로

호박씨앗 크기이다. 전형적인 것은 중심이 조금 황색을 띄고, 표면에 粃糖 (비당) 모양인 癬屑 (선소) 가 붙게 된다.

4. 보통 먼저 비교적 큰 初發疹 (초발진) 이 생기고 1～2주일 뒤에 파종 모양으로 홍반이 많이 발생한다. 가벼운 정도의 가려움이 있다.

5. 질병의 경과는 한정성으로 보통 4～6주일로 자연히 낫게 된다.

〔치료의 원칙〕

사를 제거하여 絡을 활발하게 한다.

〔취혈과 치법〕

1. 대추, 풍문, 간유.

2. 신주, 폐유, 비유.

2개조의 穴中에서 매회마다 1개조를 이용하여 매일 혹은 학루씩 건너서 1회 어느것이나 자락흡옥법을 행한다. 10회를 1글로 한다.

〔취혈의 의미〕

대추와 신주는 正을 도와 열사를 제거하여 榮衛 (영위) 를 통하게 한다. 폐유와 풍문은 營血 (영혈) 을 순조롭게 하여 絡을 활발하게 하고 濕 (습) 을 제거한다.

〔症例〕

馬 × × , 男 45세.

主訴 (주소) : 온몸에 皮疹 (피진) 이 일주일간 계속.

現病歷 (현병력) : 1주일전에 아무 원인도 없는데 가슴 부위에 皮疹 (피진) 이 발생하여 가려운 느낌이 있으며 점점 등 부위와 上下肢로 퍼지게 되어 이곳에 치료를 求하러 왔다.

검사소견 : 발육은 중간정도, 영양상태는 평균적이며 의식은 또렷하다.

혀는 홍색, 苔는 白膩 (백이) 이다. 심장과 폐에는 이상이 보이지 않는다. 복부는 평평하고 연하다. 간장과 비장에 촉하지 않는다.

사지의 운동기능은 정상, 가슴, 배, 上下肢 모두가 紅班 (홍반)이 보이고 그 위에는 粃糖 (비당) 모양의 백색인 鱗屑 (인소) 에 덮여져 있다. 맥은 침현한다.

치료 : 자라흡옥법을 5회 시행하여 치유 되었다.

第3部 藥罐療法 (약관요법)

먼저 알려두는 말

흡옥요법은 우리나라에 있어서 수 천년의 역사를 지니고 있으며, 조국의 의학유산의 일부가 되어 있을 뿐이 아니고, 오늘에 이르러서도 광범하게 대중들에게 받아들여져 있는 치료법이다. 흡옥요법은 간단하여 시행하기 쉽고, 효과가 양호하다. 도시 뿐 만 아니고, 농촌의 대중도, 병에 걸렸을 때 자신이 치료할 수 있는 것이며, 일반적으로 말 한다면 누구나 할 수 있는 것 같지만 그 實(실)은 어떤 사람이 시행하면, 놀라운 효과를 거둘 수 있으나 어떤 사람이 시행하면 만족할 만 한 효과를 얻지 못하는 것은 무슨 까닭일까, 어떠한 일에도 일정한 지식과 법측성이 있으며, 흡옥요법 역시도 그러하다.

흡옥은 겉 부위를 질병에 따라서 파악하며, 이용되는 흡옥의 크기와 머물게 하여 두는 시간의 길이 혹은 그 밖의 보조요법 등을 파악하여 두지 않으면 흡옥요법을 시행하여도 좋은 치료효과를 거둘 수는 없다.

나는 끊임없는 임상실험과 연구를 통하여 약물 (약주) 과 흡옥을 병행하여 임상에 이용하였을 경우, 흡옥만을 이용했던 것에 比(비)하여 더욱 좋은 치료효과를 거두게 되니, 이 방법은 과학적 합리성에 관련된 치료 방법이란 것을 발견하였다. 따라서 이 요법을 藥罐療法(약관요법)이라고 이름하기로 하였다.

45년전 나는 농촌에서 선배로 부터 흡옥요법의 初步(초보)를

배우기 시작하였으며, 張文壽 (장문수) , 趙靑雲 (조청운) 이라고
한 중국 의원으로 부터 흡옥요법을 傳授 (전수) 하여 이 요법이
일정한 치료 효과를 가지고 있다는 것을 초보적으로 인식하게
되었다. 오랜 세월 동안에 걸친 임상경험에 의해 나는 흡옥요
법이 風濕性 (풍습성) 인 마비, 全身痛 (전신통) , 痙攣 (경련) 이
라고 하는 風濕 (풍습) 에 의한 筋骨 (근골) 의 질환에 탁월한
효과가 있다는 것을 확인하였다. 따라서 이 요법을 보편적으로
넓혀 나가는 것은 인류사회복지를 위하여 크게 기여하는 길이라
믿고 연구와 노력을 다 할 것을 다짐하여 두고자 한다.

1. 槪說 (개설)

흡옥은 우리나라의 옛날 근로서민이 창조한 간단하고 편리한 치료법의 하나이며, 조국의 의학유산의 일부분을 이루는 것이다. 考證(고증)에 의하면, 이것이 晉代(진대) 葛洪(갈홍)이 지은 「肘後備急方」(주후비급방) 〔AD 341?〕에는 角法(각법)이란 (흡옥의 고칭) 記載(기재)가 보인다. 唐代(당대)의 王燾(왕도)가 지은 「外台備要」(외대비요) 〔AD 752〕에도 각법으로 결핵병을 치료하여 효과를 거두었던 일이 기록되어 있다. 淸(청)나라 시대에 趙學敏(조학민)이 쓴 「本草綱目拾遺」(본초강목십유)에는, 흡옥의 지용과 그 치료 효과에 대하여 비교적 상세한 기재가 보인다. 또 「醫宗金鑑」(의종금감) 〔AD 1742〕 「外料心法要訣」의 「藥筒技法歌」는 「癰疽陰證이 반달동안이니 潰하지 아니하고, 發(발)하지 않고 硬(경) 하면서 緊(긴) 하니, 무겁기가 돌을 짊어진 것 같으면서 毒膿(독농)이 欝(울)하여 번조를 생기기에 이른 것은 우선 拔해야 하고 鈹針(피침)으로 品字(품자) 모양으로 구멍을 판다. 膿(농)이 선명한 것을 順이라 하고, 紫黑(자흑)한 것을 難(난)이라 한다.」고 기록되어 있다. 다시 「理瀹駢文」(이륜변문) 〔AD 1864〕 속에도 황달과 風疼(풍동)의 치료에 흡옥을 이용했던 것이 기록되어 있다.

흡옥요법은 일종의 聚血(취혈) 요법으로 옛날 사람들이 창조하고 총괄하여 오늘날에 이르기 까지 한결같이 변하지 않고 이용되어 온 요법이다. 그것은 비교적 양호한 치료효과를 가지고 있기 때문에 광범하게 대중들의 환영을 받아 왔다. 흡옥요법은 活血(활혈), 止痛(지통), 신진대사의 작용이 있으며, 다시 그것을 약물(약주)과 병행하면 임상효과는 보다 좋은 효과를 갖게된다.

요컨대 흡옥요법은 우리나라에 있어서 유구한 역사를 가지고 민간에게 널리 유포되어 광범한 대중의 환영을 받아 온 것이다. 흔히 말하고 있는 것으로 「針을 刺하고 흡옥을 붙이는 병은 반이 좋아진 것이다.」라는 것이 있지 마는 이것은 이러한 치료방법이 대중속에 극히 크다란 영향을 미치고 있는 것을 보이고 있는 것이다.

2. 吸玉(흡옥)의 效果(효과)

흡옥의 효능에 대한 모든 것은 아직 정확하게 결론을 이루지 못하고 있으나, 先人(선인)들의 견해와 근간의 一連(일련)의 연구결과에 의해, 일정한 정도의 개괄적인 이해를 얻을 수 있게 된다. 예컨대 「本草綱目捨遺」(본초강목십유) 속에는 「어떠한 風寒(풍한)을 앓을 경우에도 모든 흡옥을 이용한다. 조그마한 종이 조각을 불태워서 불꽃이 나오면 흡옥속에 投入(투입)하여 바로 患部(환부)에 흡착시킨다. 두통인 경우는 태양, 뇌호, 정정에 흡착시키고, 복통으로는 배꼽위에 흡착시킨다. 불기운을 얻은 흡옥을 肉(육) 위에 놓으면, 단단히 흡착시켜서 벗겨지지 않기 때문에 저절로 벗겨질 때 까지 기다린다. 환자는 따뜻한 氣가 毛孔(모공)에서 들어오는 느낌을 갖는다. 잠시 있으면 불의 힘이 다하여 저절로 벗겨진다. 肌肉(기육) 위는 紅潮(홍조)하여, 흡옥 속에 氣水(기수)가 모인다. 복약할 必要는 없다」라고 기록 되어 있다.

요즈음의 연구에서는 흡옥을 흡착하면 국소의 모세혈관이 파열하여 국소에 瘀血(어혈)이 생겨 자기 溶血(용혈) 현상에 의해 적혈구와 백혈구가 파괴되어서 많은 헤모글로빈이 유출하여, 일종의 양성의 자극작용이 일어나는 것이 분명하게 되었다. 또 흡옥을 흡착시키고 있을 때 국소에는 열부(熱敷)의 작용이 작용하여, 국소의 혈관이 확장하여, 혈액순환이 빨라져서 충혈상태로 변하여 신진대사가 왕성하게 되어 국소의 영양상태가 개선되어 혈관벽의 滲透性(삼투성)이 강해져서 국소의 감수성이 높아져 기능과 저항력이 강해지는 것도 분명하게 되었다. 위에서 설명한 것과 같이 흡착국소의 상황은 어느 것이나 질병을 호전 시키는데 도움이 되는 수가 있다. 이 밖에 나 자신의 임상 경험에 바탕을 둔다면, 흡옥의 구조는 藥酒(약주)를 그 속에서 燃燒(연소) 시키는 것으로 인해서 속의 酸素를 급속하게 소비시켜 흡옥 속을 진공하여, 강력한 吸引力(흡인력)을 일으키게 하는데 알맞는 것이다. 이러한 강력한 吸引力(흡인력)의 吸着局所(흡착국소)의 땀을 吸出(흡출)하여, 毛孔(모공)을 열리게 하여 몸속의 瘀血(어혈)이나 寒氣(한기)를 몸 밖으로 抽出(추출)한다. 또 약주는 연소하면 氣體(기체)로 변하여, 흡옥 속에서 발산하여 穴에서 몸속으로 들어와 근골이나 경락에 이르러 거풍, 除濕(제습), 散寒(산한), 拔毒(발독), 止痛(지통), 活血(활혈), 舒筋(서근) 등에 효과를 가질 수가 있게 된다. 同時(동시)에 신경에 자극을 주어서 조정하는 작용이 있으므로, 신체의 신진대사를 촉진하여 질병에 대한 저항력을 높여, 一定한 효과를 거둘수 있게 되는 것이다.

3. 吸玉 (흡옥)의 種類 (종류)

火罐 (화관)을 이용하는 흡옥은 보통, 竹製 (죽제), 유리製, 陶製 (도제)이다. (그림 6). 실험결과의 데이타에 基因 (기인)하면, 竹製 (죽제) 흡옥은 갈라지기 쉬워서, 오랫동안 사용에는 견디지 못하며, 또 제조에 있어서도 비교적 구차스럽다. 유리제의 흡옥은 흡착시킨 뒤의 피부의 변화를 밖에서 관찰할 수 있어, 국소의 반응정도를 파악하기 쉽지만은, 제조가 간단하고 사용하기 편리한 점으로는 陶製 (도제)인 그것과는 미치지 못한다. 특히 藥酒 (약주)를 이용한 火罐으로는 陶製 (도제)의 흡옥이 적당하다.

陶製 (도제) 흡옥인 경우는 茶 (차) 컵이나 작은 밥공기나, 罐등의 陶製 (도제) 品으로 대용하여도 무관하다.

일반적으로 이용되고 있는 陶製 (도제)의 흡옥에는 大, 中, 小의 종류가 있다. (그림 7) 그 모양은 바닥과 주둥이의 口經 (구경)은 작으며, 중간은 커서, 북모양의 形 (형)을 이루고 있다. 대형은 높이가 3(약 10 cm), 口經 (구경) 2(약 6.6 cm), 중형은 높이 2(약 6.6 cm), 口經 (구경) 1(약 5 cm)에서 1(약 6 cm), 소형은 높이 1(약 3.3 cm), 구경 8 分 (약 2.6 cm)에서 9分(약 3 cm)이다.

4. 吸玉 (흡옥)의 方法 (방법)

흡옥에는 방법이 여러가지 많다. 종이를 흡옥소에 넣어 흡착시키든지, 기름이나 알콜에 묻힌 종이나 탈지면을 써서 흡착시키든지 또는 銅錢(동전)을 종이에 싸서 비튼것 처럼 하여 피부 위에 놓고 흡착시키는 등 여러가지다. 그러나 이러한 방법은 어느 것이나 點滴法(알콜 등의 可然性인 액체를 흡옥 안벽의 중단에 다루어 불을 붙이는 방법)의 손쉬움과 흡착성의 적절함에는 미치지 못하며, 다시 약주를 이용한 點滴法(점적법)인 편이 알콜을 이용한 경우보다 좋은 치료효과를 거둘수 있다는 것을 실험에 의해 증명되고 있다.

약주흡옥법의 약물과 방법은 다음과 같다.

麝香(사향) 0.3 g, 天南星(천남성) 1.5 g, 藏紅花 0.6 g, 銅米草(동사초) 12 g, 이런것 들의 약물을 상등의 소주속에 담구어 병의 마개를 단단히 봉하고 7일을 방치하여 두었다가 이용한다. 사용하는 분량은 대형의 흡옥인 경우는 1회 양을 3 g, 소형으로는 1.5 g, 중형으로는 3 g∼1.5 g사이로 짐작하여 사용한다.

약주를 흡옥 속에 넣으면 흡옥을 가볍게 옆으로 한번 기울여서 흡옥 내벽 구석구석까지 약물이 부착되도록 한다. 그 즈음에 주둥이 쪽에 약주가 흘러나오면 피부를 화상시킬 염려가 있으므로 주위를 요한다. 다음에 흡옥의 바닥을 손으로 잡고 수평되게 하여 點火(점화)하며, 정하여진 부위인 곳에 흡착시킨다.

만일 흡옥을 붙이는 부위가 뼈로 울퉁불퉁한 곳(肘頭, 肩峰, 손등, 발등)이든지, 몸이 야위어 흡옥을 흡착시키기가 곤란할 경우는, 밀가루 반죽으로 수제비를 만들어 막대모양으로 하여, 흡옥의 口經(구경) 크기로 맞추어서, 흡착부위 위에 동그랗게 놓고 위의 방법으로 흡옥을 흡착시켜 손으로 단단하게 누른다. 이와 같이 하면 잘 흡착할 뿐만 아니라 화상을 피할 수도 있게 된다.

흡옥을 벗길 때는 바른 손으로 바닥을 가볍게 누르고, 왼손의 엄지 손가락으로 주둥이 둘레의 근육을 조금 힘을 넣어서 눌러, 주둥이와 근육사이에 틈을 만들어 속에 공기가 들어간다. 그리고 난 다음에 흡옥을 살며시 떼낸다. 이와 같이 하면 환자에게 동통을 일으키지 않고서 벗길 수 있다.

5. 適應症(적응증)과 禁忌症(금기증)

(1) 適應症(적응증)

흡옥의 적응범위는 매우 넓으며, 일반적으로, 내과, 외과, 신경과 질환의 어느 것에도 적용할 수 있어서 근본치료로서도 對症치료로서도 사용할 수 있는 것이다. 나는 나의 장기간에 걸친 임상경험에 의하면, 이 치료법은 風濕(풍습)에 의한 근골의 질환〔관절 류마치스, 근류마치스의 종류. 이하「風濕性筋滑病」(풍습성근골병)이라고 원어 그대로 사용한다〕에 대해서 다시 뛰어난 치료효과를 지니고 있다.

풍습성근골병의 증상으로써 일반적으로 흔히 볼 수 있는 것으로는 다음에 설명한 23종류가 있다.

1. 두통 ─ 偏正(편정)두통 〔발작성으로 일어나는 편두통 및 양측성인 두통〕, 頭皮痛(두피통)

2. 치통 ─ 치근의 종창·동통, 혹은 경련에 의해 입의 비틀어짐.

3. 전신통 ─ 허리 등 부위의 한냉각, 酸痛(산통), 振戰(진전), 四肢의 힘 없음.

4. 上肢痛(상지통) ─ 팔을 위로 들지 못함. 굴곡불능, 활용 장해.

5. 肘痛(주통) ─ 굴신불능. 지각장해, 경련.

6. 옆가슴의 痛 ─ 해수, 호흡, 행동시의 痛.

7. 허리 통 ─ 뻣뻣하여 굳고, 굽히고 펴지를 못한다.

8. 좌골 부위 통 ─ 편측, 혹은 모든 좌골부의 동통.

9. 대퇴와 하퇴부 통 ─ 어름처럼 차서, 지각마비, 경직, 굴신 불능, 오한, 無汗(무한)

10. 해수시에 대퇴, 하퇴의 통 ─ (편측 혹은 양측) 해수가 시 작하면 대·소퇴가 아프다.

11. 발등痛 ─ 발 끝이 위로 들리지 않아 보행이 어렵다.

12. 풍습에 의한 마비 ─ 한쪽 上·下肢의 지각마비와 동통, 혹 은 반신 지각마비와 동통, 환부의 지각탈실로 인하여 형성된 지각 운동 마비.

13. 胸椎部의 椎間(추간) 관절의 종대 ─ 등·허리의 變曲(변 곡), 양쪽 하지의 경련·동통.

14. 腰椎部(요추부)의 椎間(추간) 관절의 종대 ─發赤종창(발 적종창)이 눈에 띄지 않으며, 견딜 수 없는 酸痛(산통)이 있다.

15. 족관절의 종대 ─ 지각마비, 酸痛(산통), 발가락이 어름처 럼 차다.

16. 股(고)관절·슬관절의 종대 ─ 굴신불능, 산통, 지각마비.

17. 手관절의 종대 ─ 산통, 경련, 열감 혹은 냉감.

18. 肩(견) 관절, 肘(주) 관절의 종대 ─ 굴신불능, 견디기 어 려운 동통.

19. 指(지) 관절의 종대 ─ 동통, 활동제한.

20. 産前風(산전풍) — 전신의 동통, 수족의 지각마비 및 해수.

21. 부인의 搐搦風(축마풍) — 四肢의 경련, 수족경직.

22. 산후풍 — 허리와 下肢痛, 경련 수족의 지각마비, 寒冷感 (한냉감).

23. 상한에 의한 痿症(위증) — 사지의 지각마비, 수족의 위축, 활동장해.

24. 와사症 — 입이나 눈의 비틀림, 목부분의 경직, 양 볼의 경련.

25. 경련 — 팔·다리의 경련, 굴신곤란.

26. 癲癎(전간) — 四肢의 경련, 인사불성.

27. 痺痿症(비위증) — 四肢의 지각마비, 산통, 지각탈출.

28. 腹痛(복통) — 배속이 단단하다. 산통, 下墜感(하추감) 혹은 한냉감.

(2) 禁忌症 (금기증)

흡옥의 적용범위는 매우 넓지 만은 다음의 경우는 금기이다.

1. 心不全(심부전)을 일으키고 있는 臟患者(장환자).

2. 신체가 허약하여 많은 부종을 일으키고 있는 환자.

3. 惡液質(악액질) 혹은 극도로 야위어 피부의 탄력을 잃어 버렸을 경우.

4. 전신성인 피부질환에 걸린 환자.

5. 극도로 신경질인 환자, 혹은 狂燥(광조) 상태로 있는 정신병 환자.

6. 임신 四개월 이상인 여성.

6. 風濕性筋骨病 (풍습성근골병)의 病因 (병인)과 豫方 (예방)

내 자신의 오랜 동안의 임상관찰에 기인하여 분석하여 보면, 풍습성 근골병의 발증 因子(인자)로서 主로 다음 종류를 들 수 있게 된다.

1. 기혈 부족이나, 신체허약으로, 풍습 한냉의 침습을 받는다.

2. 더운 날에 땀을 흘린 뒤에 갑자기 몸을 냉하든지 냉수를 덮어 쓴다든지 한다.

3. 습기가 강한 장소에서 坐臥 (좌와)하여 휴식하므로써, 풍한이 근골에 침입한다.

4. 여성이 산전이나 산후에 날 것이나, 찬 음식물을 섭취하거나 혹은 냉수로 세탁하는 등으로 風濕寒氣 (풍습한기)를 감수한다.

5. 햇볕이 닿지 않는 차가운 물 속에서 일을 하든지 野外에서 잠을 자다가 비를 맞든지 하여 풍한습기를 감수한다.

6. 鬱氣 (울기)가 뇌속으로 들어 가서 기혈이 凝聚 (응취)되어 막혀서 瘀(어)가 되어 순조롭게 흐르지 못할 때에 풍습한기를 받는다.

이상에서 설명한 원인에 알맞게 대비하고 다시, 평소부터 몸을 단련하여, 풍습한기의 침습에 대하여 저항력을 강하게 하여 두지 않으면 안된다.

7. 風濕性筋骨(풍습성근골)의 治療(치료)

풍습성 근골병으로는 환자의 병원인과 병의 상황 및 병의 경중에 基因(기인)하여 흡옥치료의 부위나 흡착시간은 다음과 같다.

1. 두통 — 두통에 있어서의 주요혈은, 대추혈이고, 配穴(배혈)은 대처, 천문, 풍문이다. 편두통의 주요혈은 大杼(대저)이고, 배혈은, 청회, 중부이며, 흡착시간은 15~20분간.

2. 치통 — 주요혈은 풍문혈이며, 배혈은 곡창이다. 흡착지속시간은 10~15분간.

3. 全身痛(전신통) — 주요혈은 신주혈, 요양관이며, 배혈은 풍문, 심유, 비유, 명문, 기해이다. 흡착시간은 15~20분간이다.

4. 上肢痛(상지통) — 주요혈은 肩髃(견우) 肩髎(견료)이며, 배혈은 중부, 천종이고, 흡착시간은 15~20분간.

5. 肘痛(주통) — 주요혈은 天井(천정), 배혈은 견료, 중부혈이다. 흡착시간은 15~20분간.

6. 側胸部痛(측흉부통) — 주요혈은 신주, 심유, 배혈은 풍문, 격관, 폐유. 흡착시간은 15~20분.

7. 腰部痛(요부통) — 주요혈은 간유, 요양관. 배혈은 신주, 심유, 명문. 흡착시간은 15~20분간.

8. 坐骨部痛(좌골부통) — 주요혈은 위유, 요양관, 배혈은 요유, 명문, 관원유, 환도, 흡착시간은 15~20분간.

9. 대·하퇴부통 — 양하지통의 주요혈은 관원유, 간유. 배혈은 신주, 심유, 환도. 대퇴부통의 주요 혈은 혈해, 관원유, 배혈은 양능천, 요양관, 족삼리, 하퇴부통의 주요혈은 족삼리, 요양관. 배혈은 승근철, 승산혈, 태충. 흡착시간은 15~20분간.

10. 해수시의 大・下퇴부통 — 편측인 경우의 주요혈은 풍문, 관원유, 배혈은 신주, 위유, 요양관, 슬안. 양측인 경우의 주요혈은 관원유, 환도. 배혈은 신주, 심유, 위유. 대퇴부통의 주요혈은 혈해, 슬안, 배혈은 요유, 관원유. 하퇴부통의 주요혈은 족삼리, 슬안, 배혈은 양능천, 음능천, 곤륜, 태충. 흡착시간은 15～20분간.

11. 발등통 — 주요혈은 족삼리. 배혈은 해유, 대충. 흡착시간은 15～20분간.

12. 풍습에 의한 마비 — 주요혈은 신주, 풍문. 배혈은 대저 심유, 위유, 요유, 肩髃(견우), 관원, 혈해, 견료, 양능천, 음능천, 슬안, 곤륜, 중저 흡착시간은 15～20분간.

13. 흉추부의 椎間(추간) 관절의 종대 — 주요혈은 격양관혈, 풍문. 배혈은 신주,폐유, 위유, 요유, 명문, 요양관. 흡착시간은 15～20분간.

14. 腰椎部(요추부)의 椎間(추간) 관절의 종대 — 주요혈은 신주, 격관, 배혈은 간유, 위유, 흡착지속 시간은 15분～20분간.

15. 股(고) 관절・슬관절의 종대 — 중요혈은 슬안, 혈해, 배혈은 신주, 관원, 환도, 요양관, 양능천, 음능천. 흡착시간은 15～20분간.

16. 족관절의 종대 — 주요혈은 족삼리. 배혈은 태충, 곤륜, 대종, 해유, 흡착시간은 15～20분간.

17. 手관절의 종대 — 주요혈은 천정, 완골, 배혈은 외관,내관, 중저. 흡착지속 시간은 15～20분간.

18. 肩(견) 관절・肘(주) 관절 — 주요혈은 천정, 견우, 배혈은 중부, 견료, 양지, 흡착지속 시간은 15～20분간.

19. 指(지) 관절의 종대 — 주요혈은 완골. 배혈은 내관, 외관 중저. 흡착지속시간은 15～20분간.

20. 産前風(산전풍) — 주요혈은 신주, 심유혈, 배혈은 풍문, 폐유, 간유, 천종, 명문, 견우, 견료, 슬안, 혈해, 요양관, 족삼리 흡착지속시간은 15～20분간.

21. 산후풍 — 주요혈은 간유, 요양관, 배혈은 대추, 신주, 풍문, 폐유, 심유, 비유, 천종, 견우, 견료, 관원유, 곤륜, 대종. 흡착지속시간은 15～20분간.

22. 부인 搐瘈風(축마풍) — 주요혈은 신주, 견우, 배혈은 천돌, 화개, 요양관, 천정, 중저, 양지, 슬안, 족삼리, 혈해, 부착지속시간은 15분～20분간.

23. 상한에 의한 痿症(위증) — 주요혈은 신주, 풍문, 배혈은 천돌, 화개, 천종, 심유, 견우, 견료, 관원유, 요양관, 슬안, 족삼리, 혈해, 완골, 곤륜, 중저, 태충, 대종, 흡착지속시간은 15～20분간.

24. 직외사症 — 주요혈은 대추, 신주, 배혈은 중부, 대저, 풍문, 곡원, 화계, 견료. 흡착지속시간은 15～20분간.

25. 경련 — 주요혈은 신주, 심유, 배혈은 대저, 풍문, 천종, 曲垣(곡원), 화개, 견우, 견료, 관원유, 양능천, 음능천, 슬안, 흡착지속시간은 15～20분간.

26. 癲癎(전간) — 주요혈은 심유, 풍문, 배혈은 천돌, 요유. 흡착지속시간은 15～20분간.

27. 痺痿症(비위증) — 주요혈은 화개, 신주, 배혈은 폐유, 심유, 비유, 천돌, 요양관, 기해, 천종. 흡착지속시간은 15～20분간.

28. 복통 — 주요혈은 요양관, 배혈은 심유, 비유, 격관, 기해, 흡착지속시간은 15～20분간.

8. 吸玉療法 (흡옥요법)의 穴과 利用 (이용) 되는 吸玉의 크기

질병과 병의 상태의 차이에 따라서 吸玉을 붙이는 穴과 이용하는 吸玉의 크기가 각각 틀리게 된다. 원칙적으로 주요혈과 配穴 (배혈) 이 흡옥요법의 치료부위이지 만은 경우에 따라서는 穴 가까이를 흡옥의 부위로 하는 수도 있다. 다음에 흡옥요법의 穴과 사용하는 흡옥의 크기와를 열거한다.

1. 천문혈 — 이마의 한가운데 穴인 곳에 부착시킨다. 작은 型인 흡옥을 이용한다.

2. 청회혈 — 안면부의 양쪽, 頰滑 (협골)의 뒤, 耳珠 (이주) 의 앞쪽. 穴인 곳에 부착시킨다. 小型 (소형)인 흡옥을 이용한다.

3. 천돌혈 — 胸滑柄上緣 (흉골병상연) 중앙보다 조금 위쪽 오목한 곳. 穴인 곳에 부착시키며 중형인 흡옥을 이용한다.

4. 화개혈 — 흉골 정중선의 위이며, 제1 늑간과 수평 穴인 곳에 부착시키며, 中型의 흡옥을 이용한다.

5. 중부혈 — 上腕滑 (상완골)과 鎖骨 (쇄골)이 接 (접)하는 곳. 흉부의 좌우 양쪽. 穴의 바깥쪽으로 약 5푼인 곳에 부착 시킨다. 중형인 흡옥을 이용한다.

6. 기해혈 — 복부의 배꼽 밑. 穴인 곳에 부착시킨다. 중형

인 흡옥을 이용한다.

7. 대추혈 — 제 7 頸椎(경추) 棘突起(극돌기) 밑. 穴인 곳
에 부착시킨다. 대형인 흡옥을 이용한다.

8. 신주혈 — 제 3 흉추의 棘突起(극돌기) 밑. 穴인 곳에 부
착시킨다. 대형인 흡옥을 이용한다.

9. 명문혈 — 제 2 요추의 棘突起아래 혈인 곳에 부착시킨다.
대형인 흡옥을 이용한다.

10. 요양관혈 — 제 4 요추 棘突起아래 穴인 곳에 부착시킨다.
대형의 흡옥을 이용한다.

11. 요유혈 — 正中仙骨稜(정중선골능) 제 4 棘突起 아래의 仙骨
로 仙骨管裂孔(선골관렬공)의 오목한 부위, 穴인 곳에 부착시킨다.
대형의 흡옥을 이용한다.

12. 大杼穴(대저혈) — 제 1흉추의 棘突起의 좌우 곁, 穴인 곳
에 부착한다. 대형의 흡옥을 이용한다.

13. 풍문혈 — 제 2흉추의 棘突起의 좌우의 곁. 穴의 중간에
부착시키고 흡옥은 대형을 이용한다.

14. 페유혈 — 제 3 흉추의 棘突起의 좌우의 곁. 穴의 중간에
부착시킨다. 대형인 흡옥을 이용한다.

15. 심유혈 — 제 5 흉추의 棘突起의 좌우의 곁. 穴의 중간에
흡착시킨다. 대형의 흡옥을 이용한다.

16. 간유혈 — 제 9 흉추의 棘突起의 좌우의 곁. 혈의 중간에
흡착시킨다. 대형의 흡옥을 이용한다.

17. 비유혈 — 제 11 흉추의 棘突起의 좌우의 곁. 혈의 중간에
흡착시킨다. 대형의 흡옥을 이용한다.

18. 위유혈 — 제 12흉추 棘突起의 좌우의 곁. 穴의 중간에 흡

착시킨다. 대형의 흡옥을 이용한다.

19. 膈關穴(격관혈) — 제 7 흉추 棘突起의 좌우의 곁. 穴의 중간에 흡착시킨다. 대형의 흡옥을 이용한다.

20. 관원유혈 — 제 5 흉추 棘突起의 좌우 곁. 穴에 흡착시킨다. 대형의 흡옥을 이용한다.

21. 曲垣穴(곡원혈) — 肩甲骨(견갑골) 棘上 窩內側(와내측)의 오목한 부위. 穴에 흡착시킨다. 대형의 흡옥을 이용한다.

22. 천종혈 — 견갑골 棘下窩(극하와)의 중앙. 穴에 부착시킨다. 대형의 흡옥을 이용한다.

23. 肩髃穴(견우혈) — 肩峰(견봉)과 上腕骨(상완골) 大結節(대결절)의 사이. 穴에 흡착시킨다. 대형의 흡옥을 이용한다.

24. 肩髎穴(견료혈) — 견갑골 肩峰(견봉)과 上腕骨이 접촉되는 곳. 穴에 흡착시키고 대형의 흡옥을 이용한다.

25. 手三里穴(수삼리혈) — 前腕後面橈側(전완후면요측)으로 尺骨(척골) 外邊(외변), 곡지 밑 2寸. 穴에 부착시키고 小型을 이용한다.

26. 양지혈 — 手(수) 관절의 背側(배측), 橫紋(횡문) 한가운데 오목한 부분, 穴에 부착시키고 소형의 흡옥을 이용한다.

27. 외관혈 — 前腕後面(전완후면) 한가운데이며 척골과 요골이 접촉되는 곳. 穴에 부착시키고, 소형의 흡옥을 이용한다.

28. 中渚穴(중저혈) — 손등 제 4·5 中手骨(중수골)의 사이로 손가락 마디 관절 뒷쪽의 오목한 부위, 穴에 부착시키고, 소형의 흡옥을 이용한다.

29. 천정혈 — 上腕骨(상완골) 아래 끝과 橈骨(요골)이 접하는 곳. 穴에 흡착하고 소형의 흡옥을 이용한다.

30. 완골혈 — 손등의 尺側(척측)으로 제5 中手骨(중수골)과 有鉤骨(유조골)과 豆狀骨(두상골)의 사이에 있는 오목한 부위穴에 부착시키고 소형의 흡옥을 이용한다.

31. 내관혈—前腕前面(전완전면) 한가운데며, 척골과 요골의 접하는 곳. 穴에 흡착시키고, 소형의 흡옥을 이용한다.

32. 환도혈 — 下肢의 바깥쪽이며 대퇴골의 上端(상단). 穴에 흡착시키고 대형의 흡옥을 이용한다.

33. 양능천혈 — 下肢의 바깥쪽이며, 대퇴골과 비골이 접하는 곳. 穴에 흡착시키고 대형의 흡옥을 이용한다.

34. 혈해혈 — 하지의 안쪽으로 대퇴골의 끝. 穴에 흡착시키고 대형의 흡옥을 이용한다.

35. 음능천 — 하지 안쪽으로 대퇴골과 경골이 접하는 곳. 穴에 부착시키고, 대형의 흡옥을 이용한다.

36. 족양관혈 — 대퇴외측 하단. 穴에 흡착시키고, 대형의 흡옥을 이용한다.

37. 슬안혈 — 슬개골의 下緣(하연)으로 슬개 靭帶(인대)의 안쪽 및 외측에 생기는 오목한 부위. 穴에 흡착시키고, 대형의 흡옥을 이용한다.

38. 족삼리혈 — 하퇴의 전면으로 슬개골의 外邊(외변). 穴에 흡착시키고, 대형의 흡옥을 이용한다.

39. 解鷄穴(해계혈) — 족관절 전면으로 경골의 아랫쪽 끝. 穴에 흡착시키고 중형의 흡옥을 이용한다.

40. 태충혈 — 外果(외과)에서 발등으로 1寸인 곳. (보통 태충혈은 발의 제1지와 제2지의 접합부에서 1.5~2寸 윗쪽에 있다.) 穴에 흡착하고, 소형의 흡옥을 이용한다.

41. 승근혈 — 하퇴후면으로 腓腹筋 (비복근)의 腹筋 (복근)한 가운데. 穴에 흡착시키고, 중형의 흡옥을 이용한다.

42. 승산혈 — 하퇴후면으로 腓腹筋 (비복근)의 내외로 分岐 (분기)하는 곳. 승근혈의 아랫쪽. 穴에 부착시키고, 중형의 흡옥을 이용한다.

43. 곤륜혈 — 하퇴외측으로 경골의 아랫쪽 끝. 아킬레스 腱과 外果의 한가운데. 穴에서 약 5푼 떨어진 外果인 곳에 흡착시켜, 소형의 흡옥을 이용한다.

44. 대종혈 — 하퇴내측으로 경골의 하단. 아킬레스 腱 (건)의 안쪽 緣(연)이 踵骨 (종골)과 만나는 곳. 穴에서 약 5푼 떨어진 內果 (내과)인 곳에 흡착시키고, 소형의 흡옥을 이용한다.

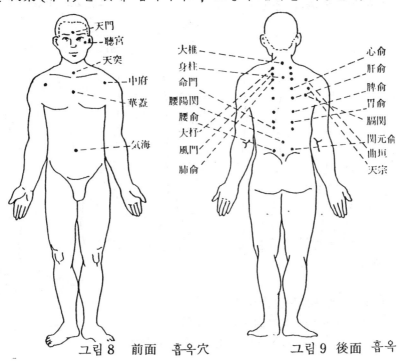

그림 8   前面 흡옥穴   그림 9 後面 흡옥

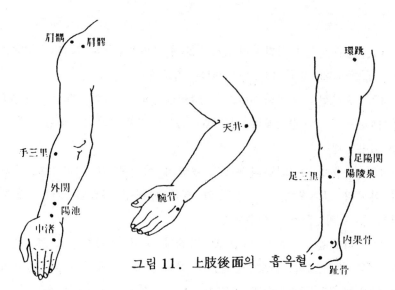

그림11. 上肢後面의 흡옥혈

그림10. 外側의 흡옥혈

그림12 下肢外側의 흡옥ᄒ

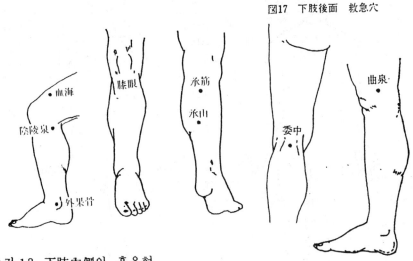

図17 下肢後面　救急穴

그림13 下肢內側의 흡옥혈

그림14 下肢前面의 흡옥혈

그림15 下肢後面의 흡옥혈

図18　下肢內側　救急ᄀ

-218-

9. 救急穴(구급혈)과 그 方法(방법)

吸玉치료중에 환자가 의식장해를 초래하여 인사불성 등이 되어버린 경우는, 서둘러서 구급처치를 하지 않으면 안된다. 그 구급혈과 방법은 다음과 같다.

1. 소상혈 — 拇指橈側(모지요측)으로 손톱 뿌리 부위. 제1指와 第2指로 환자의 양쪽 소상혈을 꼬집으면 깨어난다.

2. 상양혈 — 제2指의 橈側(요측)으로 손톱 뿌리 부위. 제1·2指로 환자의 양쪽 상양혈을 꼬집으면 깨어난다.

3. 중충혈 — 中指의 손가락 끝 한가운데 제1지와 2지로 환자의 중충혈을 꼬집으면 깨어난다.

4. 관충혈—제4指의 尺側(척측)으로 손톱 뿌리 부위. 제1·2지로 환자의 관충혈을 꼬집으면 깨어난다.

5. 소충혈·소택혈 — 제5指의 橈側(요측)과 尺側(척측)이니 어느 것이든지 손톱 뿌리 부위. 만일 위에 설명한 穴을 꼬집어서 효과가 나타나지 않을 경우에는, 소충혈과 소택혈을 동시에 꼬집어서 환자가 깨어날 때 까지 계속한다.

6. 위중혈 — 膝窩橫紋(슬와횡문)의 한가운데, 손으로 환자의 위중 穴을 꼬집으면 깨어난다.

7. 곡천혈 — 膝窩橫紋(슬와횡문)의 안쪽 끝에 있는 오목한 부위. 손으로 환자의 곡천혈을 꼬집으면 깨어난다.

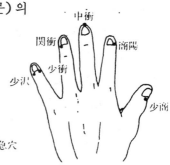

図16 手部 救急穴

10. 吸玉 (흡옥)을 하기 前 (전)의 診斷方法 (진단방법)

환자에 흡옥치료를 하기 전에 의사는 환자의 병상을 관찰하여 병의 원인 등을 묻지 만은 다시 다음과 같은 진단 방법을 이용한다.

1. 指甲 (지갑) 검사법 — 의사는 제1指와 제2指로 환자의 中指(五指中에 어느 것이 든지 좋다)의 指甲 (지갑)의 끝을 눌러서, 血氣(혈기)를 없게 한 다음에 제1지를 늦추어 가면서, 혈액의 흐름의 회복상태에서 병의 상태의 경중과 병의 원인을 진단하면 대강의 것이 밝혀진다. 혈색이 담백하고 회복이 완만한 것은 대개의 경우, 기혈부족, 신체의 결손, 심장의 허약에 의해 일어난 것이다. 혈색이 검으스레한 자주빛으로 회복이 빠른 곳과 늦은 곳이 있어, 不整(부정)한 것은 대개의 경우 風濕 (풍습)을 받아서 기혈이 실조되어 혈액이 순조롭게 흐르지 못하기 때문에 일어나는 것이다.

2. 扶突穴(부돌혈)의 脈拍 (맥박) 검사법 — 부돌혈은 귀의 아랫 쪽으로 下顎角 (하악각) 가까이의 側頸部 (측경부)에 있으며, 손을 대면 박동이 뛰고 있다. 박동에 힘이 있고, 리드미컬한 것은 일반적으로 정상이다. 박동의 속도가 일정하지 않고, 완만하여 힘이 없는 것은, 기혈의 부족이나 신체의 허약으로 인하여 일어나는 것이다. 박동이 강열하고 속도가 빨랐다가 늦었다가 하여, 온전하지 못한 것은 積氣不通 (적기불통) 으로 기혈이 실조되어 氣가 변동하여 일어나는 것이다.

3. 흡옥치료를 할 즈음에는 痛하는 곳에 흡옥을 붙인다는 뜻으로

기계적으로 하는 것이 아니고, 먼저 병의 상태에 基因하여, 그 病因(병인)을 정확하게 밝혀서, 환자의 구체적인 상황에 비추어서 근본치료를 하지 않으면 안된다. 예를 들면 손등 부위의 동통으로는 다만 中渚穴(중저혈)에 흡옥을 붙이는 것만이 아니고, 천겅혈을 그 경우에 주요혈로 한다. 왜냐하면 손등 부위의 동통은 그의 반 이상이 손 관절 뒷면(천정혈 부근)의 풍습이 아래로 注하여 끌어 일으키게 되기 때문이다. 이와 같이 동통부위가 아닌 천정혈을 흡옥치료의 주요혈로 하여 비로서 근본적인 치료를 하게 되는 것이다.

4. 風濕性(풍습성) 筋骨病(근골병)의 환자는 그 환자에 積氣(적기)가 고여서 막히므로·, 기혈이 凝集(응집) 함으로 風濕이 근골에 침입하면 그 환부인 곳은 얼음처럼 차와서 땀은 적고, 체온은 내려 건강한 상태와는 분명히 틀리며, 심할 경우에는 근골의 마비, 羸瘦(이수), 무력, 강직, 종대 등의 상태가 나타나므로 의사는 쉽게 진단을 내릴 수 있게 된다.

11. 吸玉을 하기 전의 準備(준비)

術者(술자)는 흡옥치료를 하기 전에 다음과 같은 준비를 하지 않으면 안된다.

1. 환자를 상세하게 검사하여, 임상진단을 심사하여 흡옥의 적응증인지 어떤지를 확정한다. 만일 禁忌(금기)할 상황이 아니면 병상에 基因(기인)하여 흡옥을 붙이는 부위를 확정한다.

그 이용하는 흡옥의 대·중·소가 모두 갖추어져 있는지, 흡옥은 건조되어 깨끗한지, 밀가루, 약주가 준비되어 있는지 등 흡옥 치료를 시작하기 전에 확인하여 둔다.

3. 의사는 치료를 하기 전에 손을 씻고 선택한 穴에 손가락으로 몇 차례 주무른다. 손등이나 발등의 穴에 흡옥을 붙일 경우에는 손가락이나 발가락을 몇 차례 움직여서 근골을 부드럽게 한 다음에 흡옥을 흡착 시킨다. 그렇게 하면 기혈이 凝集 (응집) 하여 버리는 것을 방지할 수 있게 된다.

4. 흡옥을 붙일 穴에 基因 (기인) 하여 앉은 자세냐, 누운 자세냐 등 환자의 체위를 정한다. 그 즈음에 염두에 두어야 할 것은 그 체위가 환자가 치료를 받기에 적당한지 어떤지를 생각하고 術者(술자)가 조작하기에 편리하게 되었는지도 고려해야 한다.

5. 흡옥에 알맞는 부위는 일반적으로 근육이 풍만하여 피부가 매끄러운 곳이다. 뼈가 솟아 있든지, 털이 나 있는 부위, 혹은 앞 가슴 부위로 심장의 박동을 알 수 있는 곳, 눈, 귀, 코, 고환, 젖꼭지, 전음부, 후음부 등은 흡옥의 흡착부위로서는 부적당하다.

6. 초진의 환자에 대해서는 분명하게 설명하고, 또 격려하여 공포심을 없애게 하여 치료에 대한 확신을 가지도록 하지 않으면 안된다.

12. 吸玉을 할 즈음의 注意事項 (주의사항)

흡옥요법을 할 즈음에는, 술자는 다음 사항에 주의를 하지 않으면 안된다.

1. 穴을 선정하였으면 수건을 물에 적셔 그 부위를 깨끗이 닦고, 흡옥을 흡착시킨다.

2. 흡옥요법에서는 먼저 주요혈에 흡옥을 시행하고, 다음은 配穴(배혈)에 흡착 시키지 만은, 환자의 병상의 경중이나 신체의 상황에 비추어 동시에 2~3개의 흡옥을 흡착시켜도 좋다.

3. 흡옥을 흡착하고 있을 때에 환자가 한냉감을 느낄 것 같은 경우에는, 흡옥을 불 위에서 쬔 다음에 흡착 시킨다. 그 즈음에 흡옥 바닥을 쬐는 것 뿐이지 입구 쪽에 쬐이지 않도록 하여야 흡착시켰을 때 화상을 입을 염려가 없으므로 주의를 요한다.

4. 穴은 정확하게 취하지 않으면 안된다. 흡착부위에 연결,긴장감, 寒氣(한기)가 밖으로 나가 따뜻하여 기분이 좋다는 등의 감각이 생기는 것은, 어느 것이든지 정상적인 현상이지 마는, 만일 흡착부위가 이상하게 긴장하여 아프든지 灼熱感(작렬감)이 있는 경우는 먼저 설명한 방법으로 흡옥을 벗겨서 피부에 火傷(화상)을 입고 있지 않는지를 살펴본다. 만일 부적합한 것이 생겼으면, 다른 穴을 선정하여 치료를 해야 한다.

5. 흡옥을 흡착시킬 즈음에는 재빨리 그리고 능숙하게 하지 않으면, 불꽃이 흡옥의 입구에 열이 나와 피부의 화상을 일으킬 염려가 있다.

6. 흡옥을 흡착시켰으면, 환자가 어떠한 감각을 하고 있는지를 관찰하고 또 직접 물어보기도 한다. 만일 흡옥의 흡착력이 지나치게 强(강) 하면 동통을 일으키므로 소량의 공기를 흡옥 속에 넣어서 (그 방법은 앞의 項(항)을 참조하라) 동통을 경감시킨다.

7. 흡옥치료를 할 즈음에 환자에 眩運(현운), 흐릿한 눈, 가

슴이 답답한 느낌, 煩燥感(번조감), 惡心 (오심), 안면창백, 四肢
厥冷(사지궐냉), 많은 땀, 호흡곤란, 細하고 연약한 맥박 등의 현
상이 나타나더라도, 서둘지 말고 흡옥을 곧 풀어서, 환자를 옆으
로 하여 휴식시킨다. 의식이 정상이 되면 따뜻한 엽차를   한잔
마시게 하면 원래로 회복한다.

8. 환자가 먼 거리를 걸어왔으면, 몸이 피로하여 있든지, 숨이
차서 맥이 빨라졌든지, 식사를 아니했든지 하여 흡옥치료를 할 수
없을 경우에는 식사를 시키고 휴식을 충분히 취한 연후에 흡옥치
료를 시행한다.

9. 척추, 요추의 각 혈에 흡옥을 흡착시킬 때는 하나의   穴이
끝난 다음에 다른 혈에 흡착시키도록 하여, 한꺼번에 몇개의   穴
에 흡옥을 흡착시켜서는 안된다. 동시에 몇개의 穴에 흡착시키면
昏睡 (혼수)를 끌어 일으킬 가능성이 있다.

10. 만일 흡옥치료중에 환자의 의식장해나, 인사불성의   현상이
나타나면 앞에 설명한 救急穴(구급혈)을 써서 구급처치를 할 것.

13. 吸玉 (흡옥)의 補助療法 (보조요법)

1. 內腹藥(내복약)과 그 服用法 (복용법)

흡옥치료와 아울러서 내복약을 이용하면, 비교적 중증의 風濕性
筋骨病(풍습성근골병)에 대해서 일정한 치료효과를 거두어, 근본치
료의 목적을 이룰 수 있게 된다. 오래도록 흡옥치료에 종사하였
던 나 자신의 임상경험에 基因 (기인) 한다면 온 몸의 痛, 요통,
해수할 때의 대퇴·하퇴의 痛, 풍습에 의한 마비, 흉추부의 椎間

(추간) 관절의 종대, 腰椎部 (요추부)의 추간관절의 腫大 (종대),
산전풍, 산후풍, 부인의 擂麻風 (축마풍), 상한에 의한 痿症 (위증)
경련, 癲癎 (전간), 痺痿症 (비위증) 등은 다음에 설명하는 藥物
(약물)을 함께 쓰면 효과를 거둘 수 있다.

〔處方, 服用法 (처방, 복용법)〕

沒藥 (몰약) 27 g, 乳香 (유향) 27 g, 桃仁 (도인) 21 g, 焦杜
仲 (초두중) 30 g, 蘇木 (소목) 30 g, 龍木 (용목) 30 g, 川牛膝
30 g, 黨蔘 (당삼) 15 g, 活螃蟹 (활방해) 60 g, 木香 9 g, 骨
碎補 (골쇄보) 30 g, 土元 (토원) 9 g, 元胡 15 g, 麻黃 (마황)
15 g, 木瓜 (목과) 30 g, 鹿角菜 (녹각채) 15 g, 當歸 (당귀)
30 g, 紅花 (홍화) 15 g, 續斷 (속단) 30 g, 桑寄生 (상기생)
9 g, 自然銅 (자연동) 9 g, 川芎 (천궁) 9 g, 熟地 (숙지) 30 g
破故紙 (파고지) 9 g, 血蝎 (혈간) 15 g, 虎骨 (호골) 9 g, 三七
(삼칠) 9 g.

이상의 각약을 함께 섞어서 잘게 분말로 갈아서 매회마다 1錢
을 아침 저녁 黃酒 (황주)로 복용한다.

上腕痛 (상완통)을 치료하는데는 위에서 설명한 처방에서 桑寄
生 (상기생)을 제외하고 穿山甲 (천산갑) 15 g을 넣어서 螃蟹 (방
해) 30 g, 천궁 6 g를 각각 추가한다.

胕痛 (주통)을 치료함에는, 위에서 설명한 처방에서 혈갈과 호
골을 제외하고, 초두중 15 g을 줄이고 목과를 15 g, 당삼을 6
g, 토원을 6 g, 골쇄보를 6 g, 파고지를 6 g, 숙지를 6 g을
각각 추가한다.

坐骨部 (좌골부)의 病을 치료 함에는 위에서 설명한 처방에서
螃蟹 (방해)와 목과를 제외하고, 원호 3 g, 토원 3 g, 당귀 15

g을 각각 추가한다.

대퇴와 하퇴부통을 치료함에는 위의 처방에서 목과를 제외하고 방사 15 g을 더하고 방해를 30 g 을 줄인다.

발등의 통을 치료함에는 위의 처방에서, 방해, 목과를 제외하고 방사 15 g을 더하고, 목향 6 g, 토월 6 g을 각각 추가한다.

股關節(고관절), 슬관절의 종대를 치료 함에는 위의 처방에서 방해를 30 g 줄이고 소목을 6 g 추가한다.

족관절의 종대를 치료 함에는 위의 처방에서 방사를 15 g을 더하고, 三七을 6 g 더한다.

手關節(수관절)의 踵大(종대)를 치료함에 있어서는 위에서 설명한 처방에서 자연동을 제외하고, 용골을 9 g 줄이고, 천궁을 9 g 추가한다.

어깨관절, 팔꿈치관절의 종대를 치료함에 있어서는 위에서 설명한 처방에서 목향을 제외하고, 골쇄보 15 g을 줄이고, 천궁 9 g을 추가한다.

손가락 관절의 종대를 치료함에 있어서는 위에서 설명한 처방에서 자연동을 제외하고, 상기생을 6 g 줄이고, 마황을 6 g 추가한다.

2. 藥物薰蒸療法 (약물훈증요법)

전신의 동통이나, 사지의 마비, 痹瘻症의 환자로 흡옥치료를 시행하여 어느 정도로 好轉(호전) 하더라도, 뚜렷한 효과를 나타내지 않을 때나 나았다가 재발하였다가 하여 좀처럼 근본적으로 완치가 되지 않을 경우에는 약물훈증요법을 흡옥요법과 병행하면 치유된다. 약물훈증요법의 처방과 그 방법은 다음과 같다.

〔처방〕 沈香(심향) 15 g, 倉朮(창출) 15 g, 麝香皮(사향피) 1 g, 朽槐木(후피목) 1피

〔방법〕 陶製(도제)의 盆(분)을 한개 준비한다. 위에서 설명한 약미를 건조된 풀 한줌 위에 뿌리고 麻紙(마지)로 그것을 단단하게 감는다. 불을 붙이면 盆(분) 속에 넣어 연기가 나오도록 한다. 그럴 즈음에 불 꽃이 나지 않도록 주의해야 한다.

치료할 즈음은 환자는 의복을 벗고 모포 등으로 목에서 부터 밑으로 완전히 둘러 싸고 머리 만이 밖으로 나오게 하여, 특별히 만든 의자에 앉히고(보통 의자도 무방) 點火(점화)하여 연기가 나고 있는 藥盆(약분)을 발 밑에 두고 천천히 薰(훈)한다. 한참 지나면 환자는 구슬 같은 땀을 흘리게 되지 마는, 이것은 정상스러운 현상이므로 놀라서는 안된다. 만일 환부에 냉수를 처 바른것 같은 곳이 나타나면 병의 뿌리에 薰蒸(훈증)이 도달하여 풍, 습, 한의 氣를 액체로 변화시켜서 땀과 함께 몸 밖으로 배출하는 순간이라는 것을 나타내고 있다. 질병이 하지에 있을 경우에는 모포를 허리에 감아서 허리에서 밑으로 만 薰(훈) 하도록 한다.

훈증치료에서 언제나 환자가 변화에 주의를 하여 현운, 호흡곤란, 오심구토, 동계 등의 현상이 나타나면, 곧 치료를 중지하여 환자를 옆으로 눕혀서 휴식시켜야 한다.

훈증치료가 끝나면 모포를 벗기지 만은 그 즈음, 바람에 맞지 않도록 한다. 옆으로 눕혀 휴식을 시켜, 따뜻한 물을 먹여서 원래의 상태로 회복시킨다. 환자의 땀이 마르는 것을 기다려서 옷을 입고 침대에서 내린다. 땀이 있는 체로 선풍기나 그 밖의 冷(냉)을 취한다면 감기에 들게 되므로 조심 해야한다.

1회의 훈증시간은 약 1시간에서 한시간 반으로, 다음 훈증시간 까지 원칙적으로 7~10일의 간격을 둔다. 그러나 여름철에는 적당하게 단축하고 겨울철에는 연장하는 등 그 간격은 계절에 따라서 바꾸어도 상관은 없다. 치료회수는 환자가 병의 상태와 신체의 강약에 따라 결정한다.

3. 藥物沐浴療法 (약물목욕요법)

환자의 四肢 (사지)나 관절부위가 腫赤 (종적)하여, 흡옥요법을 시행하여도 삭아지지 않을 경우에는 약물에 의한 목욕요법을 시행하면 효력을 주효하는 수가 있다. 약물 목욕요법의 처방과 그 방법은 다음과 같다.

〔처방〕 花椒 (화숙), 皂刺 (흡자), 감초, 艾葉 (애엽), 兎穀草 (토곡초), 白椿皮 (백춘피) 이상의 六味를 각각 30 g.

〔방법〕 물로 여러차례 끓을 때 까지 달여지면 盆에 넣는다. 뜨거워서 湯氣 (탕기)가 자욱할 사이에는 환부를 薰 (훈)하고 탕물이 식어가면 탕속에 환부를 담구어 수건으로 문질러 물이 미지근 ⣌ 때 까지 계속한다. 몇차례 치료하면 빨갛게 腫하였던 것이 삭아지게 된다.

14. 症例紹介 (증례소개)

내가 취급한 風濕性筋骨病 (풍습성근골병)에서는 흡옥치료와 보조요법을 함께 병행해 치료한 환자가 매우 많지 만은 여기서는 그중의 몇가지의 症例 (증례)를 소개하는데 그친다.

1. 趙×年 : 남, 52세, 식당 종업원.

우측 上肢와 우측 下肢에 마비와 동통이 있어 운동에 장해가 있다.

〔진단〕

風濕性(풍습성) 마비증

〔치료〕

신주, 풍문, 대저, 심유, 위유, 요유, 견우, 견료, 관원유, 혈해, 양능천, 음능천, 족양관, 슬안, 족삼리, 중저, 곤륜의 각혈에 차례차례로 흡옥을 흡착시키는 치료를 20여회 시행하고, 점점 효과가 나타났을 무렵에 약물훈증요법을 5회 병요하고 아울러서 내복약을 투여 하기를 계속하였더니 치유 되어 평상시의 생업에 복귀 하였다.

2. 張×× : 여, 54세, 공무원.

환측의 上·下肢가 마비되어 운동이 듣지 않아 반신이 痛하고, 입은 비틀려 경련하고 있는 상태가 7년간 계속되고 있다. 몇차례 치료하였으나 효과가 없다.

〔진단〕

반신불수증.

〔치료〕

聽會(청회), 견우, 견료, 중부, 천종, 신주, 풍문, 대저, 위유, 요유, 관전유, 환도, 혈해, 양능천, 음능천, 족삼리, 족양관, 슬안, 중저, 곤륜의 각 혈에 차례차례로 흡옥을 흡착시키는 치료를 5회 시행하고 아울러서 내복약을 계속 투여 하였더니 날로 병상이 호전하여, 마침내는 침대에서 내려 와 일을 하게 되었다.

3. 金×× : 남, 55세, 소맥분 공장근무.

목 부위가 뻣뻣하고, 등과 양쪽 下肢에 동통이 있어 행동에 지장을 초래하고 있다.

〔진단〕

풍습성근골병

〔치료〕

대추, 신주, 중부, 대저, 풍문, 曲垣 (곡원), 심유, 간유, 관원유, 환도의 각혈에 차례차례로 흡옥을 흡착시키는 치료를 7회 시행하고, 아울러서 내복약을 계속하였더니 치유됨을 보았다.

4. 李×× : 여, 28세.

四肢가 마비되어 수족이 위축되어 운동장해를 초래하고 있다. 오래도록 치료를 받고 있었다고 하지만 낫지 않았다.

〔진단〕

상한에 의한 痿症 (위증)

〔치료〕

신주, 풍문, 천돌, 화개, 천종, 심유, 견우, 견료, 족양관, 슬안, 족삼리, 관원유, 혈해, 완골, 곤륜, 중저, 태충, 대종 각혈에 차례차례로 흡옥을 흡착시키는 치료를 10여회를 시행하고, 아울러서 내복약의 투여를 계속하였던 결과 치유하게 되었다.

5. 劉×× : 남, 50세, 벽돌공장 근무.

上腕部(상완부)가 종통하여 바른편 손가락이 마비되어 물건을 잡을 수가 없다. 환자의 호소하는 사연을 들으면, 전쟁중의 작전에서 포탄이 작렬하여 파편이 윗쪽 팔에 박혀 부상하여 수술로 파편을 집어내지 못하여 아프다고 한다.

〔진단〕

풍습성 근골병이며 탄환의 파편에 의한 염증은 아니다.

〔치료〕

견우, 견료, 중부, 천종의 각혈에 차례차례로 흡옥치료를 하였다. 2회째로 치료할 때, 환자는 동통이 조금 줄어 들었다고 말하였다. 위에 설명한 각혈에 흡옥을 붙였던 이외에 천정혈에도 흡옥요법을 하였다. 3회째의 치료를 받으러 왔을 때, 환자는 윗쪽 팔 부분의 통은 없어졌으나 바른 편 손의 마비는 아직 낫지 않는다고 한다. 그래서 중저, 완골, 양지의 각혈에 흡옥을 붙였다. 모두 5회의 흡옥치료를 시행하여 手指(수지)의 마비는 없어지고 腫(종)도 완전히 없어져서, 평상시와 같이 생업에 임하게 되었다.

6. 金××: 남, 51세, 자동차 정비공.

右足(우족)의 膝蓋(슬개)가 종대하여 굴신불능을 초래하여 左足根部(좌족근부)가 통하는 상태가 1년 가까이 계속되고 있으며, 여러가지 치료를 시도하였으나 효과가 없다.

〔진단〕

풍습성근골병

〔치료〕

족양관, 슬안, 족삼리, 혈해, 음능천, 해계, 태충의 각혈에 흡옥법을 시행하였다. 치료후 환자는 발부리 부위의 미통이 경감된 느낌을 가지게 되었다. 그 뒤에 하루씩 건너서 1회, 위에 설명한 각혈에 흡옥을 시행한 이외에 승근, 승산, 곤륜, 대종의 각혈에도 차례차례로 흡옥을 시행하고, 아울러서 내복약을 투여하였다. 그 결과 슬개의 종창이 소실되고 굴신기능도 정상으로 되었다. 그러나 足根部 (족근부) 의 자그마한 痛이 아직 남아 있으므로 약물훈증요법을 2회 치료하여, 족근부의 미통도 없어져서 평상시의 생업에 복귀할 수 있게 되었다.

7. 張×× : 여, 51세.
환자는 평소부터 혈압이 높고, 손가락이 저리어 손목이 빨갛게 부어 있다. 어느날 뛰어 넘기 하다가 넘어져 四肢 (사지)가 뻣뻣하고 인사불성이 되었다. 어떤 의원에서 치료한 뒤에 의식은 깨어났으나, 말을 할 수 없고, 움직일 수도 없는 상태이다.
〔진단〕
풍습성마비증
〔치료〕
중부, 견우, 견료, 완골, 내관의 각혈에의 흡옥치료 부터 시작하였다. 1회의 치료로서 右上肢 (우상지)의 운동이 가능하게 되었으며, 左下肢 (좌하지)도 이레저레 일어설 수 있게 되었다. 다만 허리 부위의 동통을 느끼게 되었다. 위에서 설명한 혈에 吸玉을 시행한 이외에 폐유, 명문, 천정, 중저, 양지의 각 혈에도 흡옥을 시행하면서 내복약을 투여하기를 모두 4회치료 하였다. 환자는 그 시점에서 말을 할 수 있게 되었으며, 움직일 수도 있게 되어 병상은 매우 경감되었다.

8. 劉×× : 여, 35세.
온몸의 근골이 痛하여 행동할 수 없다.
〔진단〕
풍습성근골병
〔치료〕
신수, 요양관, 풍문, 심유, 비유, 명문, 기해, 견우, 견료, 중부,

천정, 환도, 슬안, 양능천, 음능천의 각혈을 차례차례로 이용하여 30여회의 흡옥요법을 시행하고, 아울러서 내복약을 계속 투여하고, 또 약물훈증요법을 3회 시행하고 병상은 점점 호전하여 최종적으로 치유하게 되었다.

9. 朴×× : 여, 32세.

허리와 등 부위가 구부러지고 양쪽 上肢가 경련하여 견디기 어려운 동통이 있다.

〔진단〕

흉추부의 추간관절의 腫大(종대)

〔치료〕

신주, 격관, 폐유, 위유, 요유, 풍문, 명문, 요양관의 각 혈에 차례차례로 흡옥을 흡착시키는 치료를 20여회 시행하고, 아울러서 내복약의 투여를 계속하였던 결과, 치유를 보게 되었다.

10. 白×× : 여, 35, 보건소 근무.

온몸이 痛하고 수족이 마비되어 일어설 수가 없다.

〔진단〕

産前風症 (산전풍증)

〔치료〕

신주, 심유, 풍문, 폐유, 간유, 천종, 명문, 견우, 견료, 족양관, 슬안, 족삼리, 혈해의 각혈을 이용하여 30여회 흡옥치료를 시행하고, 아울러서 내복약 투여를 계속하고 또 약물훈증요법을 3회 시행하여 병상은 점점 호전하여 최종에 치유 되었다.

11. 申×× : 남, 45세, 도자기공장 근무.

右下肢 (우하지)에 동통이 있어, 활동에 지장을 초래하고, 보행

이 곤란하다.

〔진단〕

좌골신경통

〔치료〕

신주, 요양관, 환도, 혈해의 각혈에 차례차례로 흡옥을 흡착시키는 치료를 7회 시행하여 현재는 치유.

12. 孫×× : 남, 44세, 목판공장 근무.

입술이 비틀어져 있다. (좌에서 우측으로)

〔진단〕

안면신경마비

〔치료〕

풍문, 중부, 청궁, 천문의 각 혈에 순번 대로 차례차례 흡옥을 흡착시켜 치료를 10여회 시행하여 치유되었다.

第 4 部　臨床資料 (임상자료)

胸協部捻挫傷 (흉협부염좌상) 53例에 對한 吸玉과 병행한 치료 효과의 관찰

1976년 이후 우리들은 흉협부의 捻挫傷 (염좌상)의 치료에 刺針 (자침)과 흡옥을 병행한 요법을 시행하여 왔었는데, 取穴 (취혈)이 적고 빠른 效力을 거둘 수 있으며, 治癒率이 높다는 비교적 좋은 효과를 거두었기 때문에 다음에 간단히 소개한다.

1. 治療方法 (치료방법)

(1) 取穴 (취혈) — 내관 (患側) 양측 모두 捻挫傷을 입었을 경우는 양측을 취한다.

(2) 手法 (수법) — 針의 방향 (芒) 보사를 이용한다. 아울러서 搓法〔(차법) 새끼를 꼬듯이 침을 외측 혹은 내측으로 회전 시킨다.〕를 실시하여 자극을 강하게 한다. 즉 침 끝을 경맥의 循行 (순행) 방향과 반대로 향해 刺針 (자침)하여 捻針 (염침)하면서 침을 進退(진퇴) 시켜 氣가 이르렀으면 瀉法 (사법)을 써서 針感(침감)이 팔꿈치에서 어깨를 통하여 직접, 환부에 닿도록 한다. 手技(수기)를 더할 때는 환자에 呼吸 (심호흡), 기침, 몸을 비트는 동작을 하도록 명령한다. 15분간 針을 머물고 5분마다 手技를 1회 더한다. 胸脇部(흉협부)의 痛이 조금 경감되었으면 흉협부의 동통이 뚜렷한 곳에 대형의 흡옥을 흡착시킨다. 매일 1회 시행한다.

2. 治療效果(치료효과)의 觀察(관찰)

(1) 임상자료 — 이 53 例中 (예중)에서 남자 38 例, 여자 15 例 최연장 76세, 최연소 14세, 질병기간이 가장 가까운 것은, 발증후 1시간이며, 3일 이내가 43 例, 3일 이상이 10 例 1개월 이상이 1 例이다.

(2) 치료효과의 기준 — ① 治癒(치유) : 1회의 치료로서 증상이 해제되어 평상시의 행동을 취할 수 있게 되어 생업이나 운동에 복귀된 사람. ② 著效(저효) : 증상이 기본적으로는 해제되었으나 가벼운 불쾌감이 있으나 2회의 치료로 치유된 사람. ③ 有效(유효) : 증상은 경감되었지 마는 3회이상의 치료로 치유된 사람. ④ 無效(무효) : 3회이상의 치료에도 증상의 개선을 볼 수 없었던 사람.

(3) 치료효과 — 이 그룹 53 例中에서 치유는 44 例로 83% , 著效(저효)는 7 例로서 13.2%, 유효는 2 例로서 3.8%를 각각 차지하였으니, 모두 유효하였다.

(4) 질병의 경과와 치료효과의 분석
      아래 表(표)를 참조하라.

例數 (%) / 治療效果 疾病의 發生	治 療		著 效		有 效		無 效	
11 時間~3 日以內	42	(79.2)	1	(1.9)	-	-	-	-
3 日 以 上	9	(3.8)	6	(11.3)	2	(3.8)	-	-

3. 症例 (증례)

李××, 남, 49세, 회사원, 1977. 3. 16 진찰.

환자는 무거운 짐을 짊어졌을 순간에 우측의 흉협부를 염좌하였다. 가슴을 똑 바르게 할 수 없게 되어, 큰 소리를 지를 수도 없고, 기침이나 호흡이 제한 되었다. 환부의 격동을 견디지 못하여 치료 하려고 왔다.

검사소견 : 환부는 외상이 없고, 골절도 아무런 이상이 없다. 맥은 弦緊數 (현긴수). 內傷逆氣〔(내상병기) 氣가 흩어져 달아나는 것〕로 氣가 막혀서 痛을 일으킨 것이라고 생각하여, 疎經 (소경) 진통, 調氣化滯 (조기화체)를 그의 치료원칙으로 하였다. 위에서 설명한 방법으로 刺針 (자침) 으로 치료를 하고 잠시 경과하니 痛이 경감되어, 큰소리로 말을 할 수 있게 되었으므로 , 환부에 대형의 吸玉을 붙였다. 치료를 끝내고 나서 맥을 살펴보았더니 主訴(주소)였던 동통이 소실되어 가슴을 똑바로 벌리고 돌아갔다.

4. 考察 (고찰)

현대의학으로 胸脇部 (흉협부)의 捻挫 (염좌)의 주된 병리원인은 胸背筋群 (흉배근군)에 경련이 일어나는 것이라고 생각한다. 한방의학으로는 傷科 (상과)의 內傷逆氣 (내상병기)의 범위에 포함하여 血이 瘀 (어)하여 痛이 일어난 것으로서 論 (논) 하였다. 그의 主된 증상은, 환부에 일어나는 동통이므로 通經活絡 (통경활락)의 치료를 하면 경련은 자연히 완화된다.

이 임상例로 이용한 내관혈은 手厥陰心包經 (수궐음심포경)의 경혈이며, 또 八脈交會穴 (팔맥교회혈)의 하나로서, 陰維脈 (음유맥)에 통하고 있다. 「醫宗金鑑」(의종금감). 刺灸心法要訣 (자구심법요

결)」로는 「내관혈은 자침으로는 氣塊(기괴)를 치는 것을 주관한다」고 기록되어 있으며, 선인들은 또「흉협부의 내관혈로 圖謀(도모)한다」라는 說(설)을 부르짖고 있다. 현대의 실험결과의 보고에 의하면, 내관혈에의 자침은 痛域(통역)을 높혀 진통작용을 일으킨다고 한다.

「靈樞(영추)·小針解(소침해)」로는 「迎(영)하여 奪(탈)하는 것은 瀉(사)이다」라고 기술되어 있다. 이것은 틀림없이 補瀉(보사)의 총측이지 마는 針의 方向(芒), 補瀉(보사)를 그 가운데 포함한 것이기도 하다. 이 임상例로는 경맥의 순행방향에 逆으로 자침하는 것을 瀉(사)로 하고 다시 搓法(차법)을 결부하여 적절한 자극량을 더하여 氣가 환부에 까지 닿도록 하므로 좋은 치료 효과를 얻을 수 있게 된 것이다. 우리들은 임상실험중에서 대부분의 환자는 針感(침감)이 흉협부까지 닿았던 환자는 치료효과가 결국 훌륭하다는 것을 알았다. 다시 보조요법으로서 환부에 吸玉을 붙이면 경락을 疎調(소조)하여 기혈을 溫通(온통)하는 작용을 일으킬 수 있게 된다. 따라서 자침과 吸玉을 병행한 치료는 相乘(상승적) 효과를 거둘 수 있게 된다.

이 53例 中에서 대다수는 성인과 청소년으로 어린이는 비교적 소수이다. 치료효과면에서 보면, 질병의 효과가 짧을 수록 치료효과가 양호하다. 동시에 치료전과 치료후의 脈象(맥상)의 변화도 본증의 임상치유를 보는 면에서 객관적인 증거가 되는 것이다.

刺針 (자침)과 總合治療 (총합치료)에 依한 捻挫傷 180 例의 初步的觀察 (초보적관찰)

捻挫傷 (염좌상)은 육체노동중에서 비교적 쉽게 발생하는 질환이며, 건축현장이나, 공장, 광산 등에서 자주 눈에 띄는 것이다。 본 병원에서는 최근에 자침과 흡옥요법을 병행하여 180 例의 捻挫傷 (염좌상)을 총합치료 하였으므로 아래에 그 초보적인 관찰 결과를 소개한다.

捻挫傷 (염좌상)의 分類 (분류)

증상과 육체적 특징에 대하여 아래와 같은 종류로 분류한다.

1. 經度 (경도) — 국소가 조금 發赤 (발적)하여 종창과 동통이 있으나 운동기능은 양호하다.

2. 中度 (중도) — 국소의 발적·종창·동통이 비교적 심하여, 운동기능에 장해를 초래하고 있는 것.

3. 重度 (중도) — 국소의 발적·종창·동통이 뚜렷하고 皮下 (피하)에 鬱血 (울혈)이 보이며, 운동기능은 고도의 장해를 초래하고 있거나, 일시적으로 상실하는 것.

4. 陳舊性 (진구성) — 1개월 이상의 현재 병력이 있고, 국소에 의연하게 발적·종창·동통 및 기능장해가 있는 것.

刺針穴 (자침혈) 및 手法 (수법)

취혈은 보통 염좌상 上部 (상부), 국소 및 가까이 있는 이웃穴로, 구체적으로는 다음과 같이 취혈한다.

1. 項 (항)部 — 新設 (신설) 〔제 4 頸椎突起 (경추돌기의 끝으

로 **僧帽筋外緣** (승모근외)〕,천주, 숭골 〔제 6 경추 극돌기하〕, 천창,
열결, 견중유.

2. **背部**(배부) — 풍문, 척중, 부분, 견외유, 견중유, 위중.

3. **腰部** — 기해유, 지실, 관원유, 위중, 승산, 상료, 중료.

4. **肩關節部**(견관절부) — 견우, 비노, 견정, 곡지, 견료, 천종,
거골, 노유.

5. **肘關節部**(주관절부) — 곡지, 수삼리, 척택, 곡택, 외관, 지
구, 중저.

6. **手關節部**(수관절부) — 양지, 양계, 외관, 지구, 양곡, 사독.

7. **指關節部**(지관절부) — 합곡, 삼간, 이간, 중저, 액문, 관
충.

8. **膝關節部**(슬관절부) — 특비, 족삼리, 양구, 풍시, 음시, 학
정〔슬개골 **上緣 正中**의 오목한 부위〕, 양능천.

9. **足關節部**(족관절부) — 구허, 해계, 중봉, 곤륜, 절골, 충
양.

10. **趾關節部**(지관절부) — 내정, 행간, 임읍, 함곡, 절골.

刺針手法 (자침수법)

경도 및 중도의 염좌상으로는 중등도의 자극을 이용하고, **重度**(
중도)로는 일반적으로 重(중) 자극을 이용하며, **陳舊性** (진구성)
인 염좌상에는 비교적 경도의 자극을 이용한다. 매회의 자극으
로는 나른한 정도, 부분 정도, 저리는 느낌 혹은 아래 위로 傳導
(전도) 되는 감각이나 전기에 감촉되는 모양의 감각이 요구된다.
針을 머무름은 보통 5 ∼ 20 분 정도.

吸玉療法

위에서 설명한 穴에 자침하여 拔針 (발침)하면 국소에 흡옥요법을 시행한다.

특히 종창과 동통이 비교적 현저한 捻挫傷 (염좌상)의 (국소) 〔필요에 응해서 호침이 아닌 삼능침으로 자침한다〕에 吸玉을 시행하여, 많은 滲出液 (삼출액)과 울혈을 빨아내어, 국소의 동통을 어느 정도 경감시켜서 기능회복에 한 갖 도움을 준다. 5 ~ 15 분간 吸玉을 흡착시켰으면, 떼어내든지 저절로 떨어지기를 기다린다. 필요하다면 다시 한번 흡옥을 시행한다.

治療槪況 (치료개항)

180 例의 대다수는 노무자이며, 소수예는 학생, 일반인 등이다. 捻挫傷 (염좌상)의 부위는 허리 부위가 가장 많으며, 모두 57예(30.6 %를 차지 한다). 그 다음은 발의 관절로서 모두 32예(17.7 %), 이하 무릎관절 27예 (15 %), 손 관절 22예

〔表 1〕

症例數＼部位 治療前後	體 幹			上 肢				下 肢			總 計
	項部	背部	腰部	肩部	肘部	節關部	手指	膝部	足節關部	足趾	
治 療 前	2	8	57	17	7	22	5	27	32	3	180
治療後 治 癒	2	6	47	11	3	13	3	16	20	2	123
有 效	0	2	8	6	3	8	1	9	9	1	47
無 效	0	0	0	0	1	0	1	1	0	0	3
不 詳	0	0	2	2	0	1	0	1	3	0	7

(12.2%), 어깨 관절 17예 (9.4%) 이다.

치료후에 치유하게 된 것은 123예 (68.3%), 효과가 있었던 것은 47예 (26.1%)로 총 유효률은 94.4%이였다. (상세한것 은 표1을 참조한다).

(註)

치유 : 국소의 발적·종창·동통 등이 모두 소실되어 기능이 정 상으로 회복되어 皮下(피하)의 울혈이 흡수되어 있는 것을 가르 킴.

有效 (유효) : 국소의 발적·종창이 어느 것이든지 경감되어 기 능이 호전되어 피하의 울혈이 부분적으로 흡수되어 있는 것을 가 르킴.

無效 (무효) : 치료후의 효과가 불선명 (3예중에 2예가 진구성 인 염좌상, 1예는 重度의 염좌로 어느 것이나 10회이상 자침치 료하고 있다)으로 다른 치료법으로 바꾼 것.

이러한 것들은 증예의 치료과정에서 치료효과는 염좌상 정도의

〔表 2〕

治療效果 염좌상의정도 \ 治療回數	1～4회		5～8회		9～12회		13～16회		17～20회		合計
	治癒	有效	治癒	有效	治癒	有效	治癒	有效	治癒	有效	
輕　　　度	41	7	16	4	3	0	0	0	0	0	71
中　　　度	13	3	8	1	9	1	7	1	4	0	47
重　　　度	2	3	2	2	3	3	4	3	4	4	30
陳　舊　性	0	2	1	2	1	3	2	3	3	5	22
合　　　計	56	15	27	9	16	7	13	7	11	9	170

捻挫傷후의 치료를 받은 관계가(표2, 표3을 참조할 것) 있지만은 염좌상의 부위와는 관계가 없다는 것을 인식하였다.

〔表3〕

分類＼治療效果＼受傷後의治療期間	회 복				유 효				무 효			
	輕度	中度	重度	陳舊性	輕度	中度	重度	陳舊性	輕度	中度	重度	陳舊性
1 ～ 5 日	49	16	5	0	7	3	6	0	0	0	0	0
6 ～ 10 日	5	9	3	0	2	1	4	0	0	0	0	0
11 ～ 15 日	4	8	4	0	2	1	2	0	0	0	0	0
16 ～ 20 日	2	6	2	0	0	1	1	0	0	0	0	0
21 日 이 상	0	2	1	7	0	0	2	15	0	0	1	2
合　　　計	60	41	15	7	11	6	15	15	0	0	1	2

結論 (결론)

 1. 이 임상 증예 180예의 염좌상의 부위로는 허리와 족관절부, 슬관절부, 手(수)관절부, 肩(견) 관절부가 많다. 매일 혹은 하루 건너서 1회에 자침과 흡옥요법을 시행하여 치료를 한 것은 123예에 이르러 전체의 68.3%를 차지하고, 有效(유효)는 47예로서 26.1%, 총유효율은 94.4%이다.

 2. 치료의 속도와 염좌상의 부위는 관계가 없지 마는 염좌상의 정도와는 비교적 관계가 있다. 염좌상의 정도가 가벼우면 가벼울수록 치료에 소요되는 회수도 적으며 치료후의 회복도 빠르다. 염좌상의 정도가 비교적 무거운 경우는 치료에 소요되는 회수도 많아지며 회복도 완만하다. 오래된 염좌상도 이와 같다.

3. 捻挫傷후 빨리 치료를 하게 되면 회복의 진도가 비교的 빠르며, 치료효과도 양호하고, 重度의 염좌상이라도 같은 효과를 얻을 수 있게 된다. 치료의 개시가 늦어 염좌상을 일으키고 부터 시일이 지나 버리면 회복하는 진전이 완만하여 치료효과도 떨어진다. 가벼운 捻挫傷의 치료라도 치료 일수가 장기간을 요해야만 치유된다.

4. 捻挫傷의 국소에 침구와 흡옥요법을 시행하면 동통을 줄이고, 종창을 소실시키는 도움이 된다. 고도의 종창과 동통이라는 상황아래에서도 침구치료 뒤에 吸玉요법을 시행하여 대량의 滲出液(삼출액)과 울혈을 빨아 내면, 종창이 경감되고 동시에 吸水(흡수)가 빨리 되어 동통이 즉시 경감되어 기능이 개선 되어 단기간으로 회복을 촉진시킬 수 있다.

委中穴 (위중혈)로 刺絡吸玉法 (자락흡옥법) 에 의한 髮除倉(발제창)의 治療 (치료)

委中(위중) 穴에 굵은 針 혹은 三稜針(삼능침)으로 點刺(점자)하여 출혈 시키면 발제창에 대한 일정한 치료효과를 거둘 수 있다는 옛 어른들의 경험을 임상실험중에서 體得(체득)할 수 있게 되었다. 특히 발적·종창·열감·동통이 있는 초기의 경우에는 효과적인 것이므로 瘡口(창구)가 破(파)하여, 糜爛하여 화농하여 있을 경우는 치료효과가 없다고 여길수 있으나 본인의 오랜 임상실험에서 刺針에 吸玉을 병용하면 화농되어 있을 경우라도 현저한 치료효과를 거둘 수 있다는 것을 발견하였다.

具體的 方法 (구체적 방법)

委中穴 (위중혈)을 點刺 (점자)하여 출혈시킨다. 다음에 糜爛(
미란)하여 화농되어 있는 瘡口 (창구)의 주위를 호침으로 點刺 (
점자)하여 흡옥을 붙인다. 10분간 유치하여 빨아 들이는 힘이 없
어지면 떼어낸다. 2〜3일 건너서 1회씩으로, 보통 3회의 치료
로 치유된다.

考察 (고찰)

委中穴에 점자하여 출혈시키면 風을 소통시켜서 邪를 흩어버려
독을 풀어 腫(종)을 삭혀, 痛을 그치게 할 수 있다. 이 치료방
법은 빨리 나으며, 치료효과도 양호하여 고통도 적으며, 부작용이
없는 등의 장점을 지니고 있다.

〔譯註〕(역주) ― 대부분은 습열이 울하여 있는 곳이 밖에서
風火 (풍화)가 들어와서 일어난다. 後頭部 (후두부)의 머리들이
나고 있는 때에 생긴다. 처음에 적지 만은 점점 커져서 단단하
게 되어 痛이나 가려움이 강하여 진다. 瘡口 (창구)가 破 (파)해
치고, 고름이 나와 좀처럼 낫지 않는다. 서양의학적으로는 多發
性毛囊炎(다발성모랑염)과 비슷하다.

頑固 (완고)한 大腿外側皮神經炎 (대퇴외측피
신경염)에 대하여 梅花針 (매화침)과 吸玉
을 병행한 治療

大腿外側皮 (대퇴외측피) 신경염으로 증상이 비교적 가벼우며,

질병의 경과도 비교적 짧을 경우는 針灸를 쓰든지, 대퇴외측 皮神經 (피신경)에 대한 주사요법을 이용하여 양호한 치료효과를 거둘 수 있겠지 만은, 증상이 重(중)하고 경과도 길어질 경우는 그러한 방법으로 효과를 거두지 못할 때가 있다. 나는 (필자) 梅花針(매화침)과 吸玉을 병행하여 증상이 무겁고 질병의 경과가 오래 끈 6예를 시험삼아 치료하였더니 비교적 양호한 치료효과를 거둘 수 있게 되었다.

一般資料 (일반자료)

이 임상 6例중에 현재의 病歷 (병력)이 1～5년의 것이 2例, 6～10년의 것이 2例, 10년 이상인 것이 2例이다. 치료회수는 3～6회가 3例, 7～12회가 2例, 15회가 1例, 결과는 1例로 증상은 호전 되었으나 치료를 중단한 外(외)에는 5例가 모두 함께 치유되었다.

治療方法 (치료방법)

(1) 메찔 알코올로 大腿外側皮神經 (대퇴외측피신경)의 손상범위를 구획하면은 그 국소를 소독하고, 梅花針 (매화침)으로 上에서 下로 3～4列(열)의 縱行 (종행)으로 叩刺 (구자) 한다. 그 가운데서 膽經(담경)의 循行區〔(순행구) 특히 풍시혈]를 중점적인 叩刺區(구자구)로 한다. 노인이나 허약학 者를 제외하고는 어느 것이나 무거운 자극을 이용하여 국소에 痛感 (통감)이 일어나며, 피부가 紅潮(홍조)하고, 조금 출할 정도로 叩刺 (구자) 한다.

(2) 叩刺(구자)가 끝났으면 중등정도 크기의 유리제 흡옥 2～3개를 閃火法 (섬화법)으로 국소에 흡착시켜, 5～10분 붙이고

나서 떼어낸다. 마른 솜으로 혈액을 닦은 다음에 소독제를 바른다.

(3) 梅花針(매화침)을 이용하여 腰仙部(요선부)의 양측에 각각 세번씩 중정도의 자극을 叩刺(구자)한다. 3～5일마다 1회, 3회를 1호로 하여 다음 호에 들어가기 전에 7～10일간의 간격을 둔다.

典型的症例(전형적증례)

方××, 女, 38세, 1978년 4월 14일 초진.

10년전에 임신 5～6개월이 되었을 때 부터 점점 左大腿外側(좌대퇴외측)에 지각마비로 針으로 찌르는듯한 동통을 느끼게 되어, 산후에도 증상은 경감되지 않았다. 지금까지 여러가지 치료를 받아 보았으나, 어느 것이나 치유를 보지 못하다가 근간에 와서는 농사일에 바빠지면서 증상이 악화되어 온다. 검사소견으로는 左大腿外側(좌대퇴외측)의 약 14×9 cm의 구역에 따뜻한 느낌의 소실과 동통의 느낌의 감퇴를 보게 되었으나 그 밖에는 이상한 소견은 없는 것 같다. 진단은 대퇴외측 皮神經炎(피신경염)이다. 매화침으로 환부를 叩刺(구자)하여 무거운 자극을 加하여, 그 뒤에 흡옥을 10분간 머물게 하였다. 6일 뒤에 다시 진찰하였을 때는, 針으로 찌르는듯한 痛은 이내 소실되고, 지각마비도 경감되어 환부의 범위가 축소되어 있었다. 잇따라 2회 치료하여 치유되었다. 그 뒤 1980년 9월까지 추적조사를 하였으나 재발하고 있지는 않았다.

考察(고찰)

「黃帝內經素問·痺論(황제내경소문·비론)」에는 「풍·한·습의 三氣가 들어와 섞여서 인체에 침입하여 경락을 막히게 하여, 기혈이 응체하면 痺症 (비증)이 된다. …… 습기가 이기고 있으면 着痺 (착비)가 됨」라고 기록되어 있다. 「金匱要略 (금궤요략)·中風歷節病脈症病治 (중풍역절병맥증병치)」에는 「邪가 낙맥에 있으면 肌膚 (기부)의 감각은 소실된다」라고 기록되어 있다. 이 병의 주증은 肌膚 (기부)의 지각소실이므로, 매화침을 이용하여, 환부에 무거운 자극을 주어 叩刺 (구자) 하고, 특히 환부의 담경순행부위와 풍시혈을 중점적으로 叩刺하는 것으로 인해 경기를 소통하여 經을 통해 絡을 활발하게 하므로, 風을 제거하니 濕 (습)에 이겨서 기혈을 조화하는 작용을 도모한다. 흡옥과 매화침의 구자로 소량의 출혈을 내면, 경락을 瘀滯 (어체)시킨 邪氣는 瘀血 (어혈)과 함께 끌려 나가게 되어 버린다. 瘀血 (어혈)이 사라지면 새로운 혈액이 생겨, 邪氣를 제거시키면 經은 통하게 되므로 매우 빠른 효과를 거두게 된다.

吸玉療法試論 (흡옥요법시론)

흡옥요법은 인간에게 사용되어 온 치료방법의 하나이며, 의학의 내과, 외과, 정형외과, 침구과 등에서 널리 이용되어 왔다. 그 이용 방법이 마땅하다면 틀림없이 훌륭한 치료효과를 올릴 수 있는 것이지 마는, 현재로서는 흡옥요법에 대한 논설을 적으므로 나의 卑見 (비견)을 들어 참고로 제공하고 싶다.

1. 吸玉療法 (흡옥요법)의 槪略 (계략)

이 법은, 옛날에는 「角法」 (각법)이라 불렀으며, 「醫宗金鑑」

(의종금람)에서는 「藥筒拔法 (약통발법)」이라 이름지웠다.

현재로서는 또 「吸筒療法 (흡통요법)」 이라고도 불리워지고 있다.

세상에서는 「拔鑵子」 (발관자)로 통하고 있다. 서양 여러나라

에서는 「乾杯法 (건배법), 소련에서는 「鬱血療法 (울혈요법)」이

라고 칭하여 여러가지 명칭이 붙어 있지마는, 그 방법은 대동소

이하며, 作用機序 (작용기서) 의 이론도 기본적으로는 같은 것이다.

사람은 누구나 정상적인 상황 아래에서는 氣血이 운행하여 음양의

조화를 이루어, 생리활동이 유지되고 있지 만은 氣血이 운행되지

않고, 음양의 조화가 무너져 버리게 되면 질병이 발생하게 된다.

흡옥요법은 흡옥의 흡착력에 의해 氣機 (기기) 「기혈의 통함」을

소통하게 하여 瘀血 (어혈)을 제거하고 기혈을 화창하게 통하게

하여 음양의 조화를 이루어에 질병을 고치는 것이다.

2. 吸玉療法의 適應症 (적응증)

흡옥요법의 적응범위는 매우 넓어서, 風濕痺痛 (풍습비통), 현운

두통, 寒咳哮喘 (한해효천), 근골의 피로손상, 각종 신경동통, 만

성의 염좌상, 허리, 복부팽만, 복통, 風火爛眼 (풍화난안) 〔 급성

결막염의 종류〕, 毒蛇咬傷 (독사교상) 및 외과의 癰瘡 (옹창) 의

배농하는데 이용되고 있다. 내 자신의 경험에서 會得 (회득) 한

것을 아래에 몇가지 槪略 (개략) 하여 보았다.

(1) 痺證疼痛 (비증동통)

그의 발증 원인은 풍, 한, 습邪이며, 邪氣의 틀림에서, 行痺 (

행비), 痛痺(통비), 着痺(착비)로 나눌 수 있다.

〔症例〕

王××, 男, 42세, 농민, 1975년 8월 25일 내진.

자신의 호소하는 바에 의하면, 양측 하지의 동통이 3여년 계

속되었다. 지방의 병원에서도 좌골신경통 류마치스 모양의 관절이라고 진단하여, 한약 50여제와 서양의약 항생제 류마치스제, 호르몬제를 투여하였지만은 효력이 없었다.

현재로는 보행도 곤란하다. 시각적으로는 양측 하지가 모두 정상이며, 동통은 遊走性(유주성)을 보이며, 추위를 만나면 심하게 되지만, 따뜻하게 하면 조금 가벼워진다. 혀의 빛깔은 淡하고, 苔는 白色이다. 맥은 沈弦(침현), 證은 「行痺」(행비)에 속하며, 치법은 散寒通滯(산한통체)이다. 흡옥요법을 시행하여, 환도(양쪽 모두) 혈, 풍시(양쪽), 양능천(양쪽), 아시혈에 3일에 1회씩의 비율로 흡착시켰다. 제 1회의 치료후에 양쪽 하지가 경쾌하게 되고 습열감을 느꼈다. 2회째 부터는 지팡이 없이 보행할 수 있게 되고, 5회로써 치유되었다. 편지 내용에 의한 추적조사로는 1년 뒤에 까지도 재발되지 않았다.

(2) 慢性捻挫 (만성염좌) ・ 打撲傷 (타박상)에 의한 疼痛 (동통)

타박이나 압박 등의 생체에 대한 직접적인 작용에 의해, 국소의 氣가 滯 (체)하여, 발적・종창・동통 등이 일어난다. 흡옥요법은 국소에 직접작용하여, 瘀血을 제거하여 氣機(기기)를 통하게 하여 조화하므로 빠른 효과를 거둘 수 있게 된다.

〔症例〕

李××, 남, 회사간부, 1979년 6월 24일 내진.

자신의 호소하는 바에 의하면, 3개월 전에 부주의해서 자전거에서 떨어져 족관절이 삐어 국소에 종창과 동통이 일어났다. 여러가지 치료로 종창과 날카로운 痛은 경감되었지 마는 의연하게도 腫痛(종통)하여, 활동에 제한이 초래되었다. 족관절을 관찰하였더니, 5 cm × 5 cm 크기의 暗紫色 (암자색)의 종창이 있고 강

-250-

한 접촉통이 있다. 흡옥요법으로 아시혈을 취하여 흡옥을 흡착시킨 다음 止痛膏(지통고)를 국소에 붙였더니 1회로서 치유되었다.

(3) 毒蛇咬傷 (독사교상), 擁節 (옹절)

毒蛇(독사)에 물렸을 때 재빨리 흡옥요법을 시행하면, 독액을 빨아 내어 전신에 독이 돌아다니는 것을 막을 수 있다. 擁節(옹절)로는 膿栓(농전)에 배출되는 땀이나, 배출 뒤의 주둥이가 작아서 膿(농)이 많을 때에 흡옥을 이용하여 농액을 빨아 내면 재빨리 치유된다.

3. 吸玉의 方法 (방법) 과 주의 사항

흡옥의 종류에는 陶製(도제), 유리제, 竹製(죽제)가 있으며, 흡옥의 방법으로는 投火法(투화법), 閃火法(섬화법), 架火法(가화법) 등 많은 종류가 있다. 본인이 평상시에 쓰고 있는 것은 대나무 筒(통)에 의한 煮藥(자약) 흡옥법이다. 즉 대나무 막대를 톱으로 끊어 한쪽은 마디를 남겨 흡옥의 바닥으로 삼고, 다른 한쪽은 마디를 버리고 주둥이로 삼고 外面(외면)의 靑皮(청피)를 깎아버리고, 죽통을 깨끗하게 갈아서 두께를 2~3㎜, 길이 5~8㎜의 표면이 매끄럽게, 그리고 口經(구경)의 크기가 여러가지인 죽통을 준비한다. 痺痛(비통)에 이용할 때는, 먼저 죽통을 끓는 탕 속에 넣어 적당한 驅風散寒(구풍산한), 活血通絡(활혈통락)의 약재를 加하여 煮出(자출)한다. 국소를 소독하고 鈹針([(피침) 칼 모양의 침]으로 찔러 출혈시켜, 湯(탕)에서 집어 낸 죽통을 잘 흔들어서 물을 버리고 흡착시킨다. 10~20분 뒤에 흡옥을 벗기면 통속에 疱沫(포말) 모양의 瘀血(어혈)이 고인다. 알콜 솜으로 국소를 눌러 출혈시킨다. 그런 뒤에 傷濕止痛膏(상

습지통고)를 바르든지, 반창고를 붙인다. 捻挫傷(염좌상) 이나
타박상, 擁節(옹절), 독사교상의 경우는 환부를 보고, 죽통의 크
기를 선택하지 않으면 안된다. 흡옥방법은 위와 같다.

注意事項 (주의사항)

흡옥요법은 瘀血을 제거하여 기혈을 소통시키는 목적을 다 할
뿐 아니라, 몸속에 담겨져 있는 「邪」에 出口(출구)를 만듬으
로서 그 「出口」의 크기나 깊이의 정도는 어느 것이나 치료효과
에 영향한다. 본인은 대부분의 경우 鈹針(피침)을 쓰고 있다.
보통 鈹針(피침)에 의한 傷口는 직경 2～4 mm, 깊이 1～5 mm,
정도가 좋지 마는, 동시에 환자의 체질의 강약과 병증부위를 고려
하여 시행하지 않으면 안된다. 다시 刺針할 즈음은 혈관이나 筋
腱을 避하도록 하고, 또 자침 전에 소독을 엄밀하게 行하지 않으면
안된다. 이 치료를 한 뒤는 물을 이용하는 일이다. 심한 운동을
피할 것, 또 극도로 피로할 때나 공복시는 이 치료를 실시함은
바람직하지 못하다.

肩關節周圍炎(견관절주위염) 30例에 대한
瀉血治療(사혈치료)의 報告(보고)

견관절주위염은 관절包(포)와 관절주위의 軟部(연부) 조직의
일종의 퇴행성 또 염증성 질환이며, 한방의학의 「痺症」(비증)
의 범위에 속한다. 세상에서는 「五十肩(오십견)이라 부르고
있다. 일반 노무자들에 많이 보인다. 요즈음 우리들은 瀉血(
사혈)을 해서 견관절 주위염을 치료하여 매우 좋은 효과를 거두

고 있으므로 다음의 추적조사를 할 수 있었다. 최근의 30 例를 소개한다.

一般資料 (일반자료)

이 임상 30 例(풍 · 한 · 습에 의해 일어나는 견관절의 동통과 기능장해를 가르킨다)는 검사로 견관절의 **外傷**(외상), 골절, **脫臼**(탈고) 및 **頸椎疾患**을 제외한 것이다. 그 가운데 남자 15 例, 여자 15 例이다. 직업별로는 노동자 11 例, 노인 3 例, **幹部**(간부) 9 例, **家族**(가족) 3 例, 기타 4 例, 연령별로는 **최**년소가 32 세, 최연장이 75 세, 현재의 병력은 짧은 것이 1개월, 가장 긴 것은 23 年, 양측의 **肩關節周圍炎**(견관절주위염)은 5 명, **右肩**(우견) 16명, **左肩**(좌견)은 9명이었다. 이 임상例의 대부분 환자는 지금까지 한약, 서양의약과 침구, **水針**, **理學**(이학)요법, **外敷**(외부), 약주 등 여러가지 치료를 받아서 **無效**(무효) 내지는 거의 효과가 없었던 것이다. 3 例는 **瀉血**(사혈) 뒤에 **風**을 제거하고 **絡**을 활발하게 하는 환약제로 되어 있는 것을 보조적으로 내복 시켰으나 27 例는 **瀉血**(사혈) 치료 만을 실시하였다.

治療方法 (치료방법)

취혈, 척택, 곡지, 곡택(한개의 **穴**을 선택)

〔보조혈〕

견정, 견우, 견전 뒤 어깨 부위의 극소

操作方法 (조작방법)

穴 또는 주위에서 **鬱血**(울혈) 현상을 일으키고 있는 **靜脈**(정맥)을 찾아서 그 국소에 보통의 소독을 한 뒤에 **號數**(호수)가 작은 삼능침으로 **刺針**한다. 10 ∼ 20 cc의 검정 자주 빛의 **瘀血**

(어혈)이 흘러 나오면 출혈을 그치고, 흡옥을 약 5분간 흡착시킨다. 흡옥을 벗기면 소금 물에 적신 솜으로 침 자국의 피를 닦고 3%의 옥도정기 솜으로 침자국을 소독한다. 두 번째의 치료를 필요로 할 때는 15~20일간의 간격을 둔다.

治療效果 (치료효과)의 分析 (분석)

치료결과 — 치유 28例, 기본적인 치유 2例, 한번의 사혈로 치유된 것 16例, 2회로 치유된 것 11例, 3회의 것 3例, 28例는 사혈후에 어깨 부위의 경쾌감을 느껴, 동통이 경감되어 1개월 뒤에는 동통이 소실하여 前方擧上(전방거상), 後方伸展(후방신전) 外轉(외전), 內旋(내선)이라고 하는 肩관절의 기능이 정상으로 회복되었으므로 치유된 것을 결정하였다. 나머지 2例는 견관절의 痛은 기본적으로 소실되어 기능도 회복 되었지마는 활동시에 견부에 약간의 나른한 痛은 있으나 작업을 할 수 있으므로 기본적인 치유라고 보았다.

연령과 치료효과 — 최연소는 32세, 최연장은 75세이지 마는 양쪽 모두 1회의 사혈로서 치유되었다.

현재시 병력과 치료효과 — 질병의 경과는 가장 짧은 것은 1개월, 가장 긴 것은 23년간이지 마는 어느 쪽이 든지 2회의 사혈로서 치유되었다.

이상의 여러가지 점에서, 환자의 연령상의 차이, 현재병력의 장단은 치료효과와 관계가 없다는 것을 알 수 있다.

典型的 症例 (전형적 증례)

〔例 1〕

金××, 여, 51세 회사원.

主訴 : 10년 가까이 왼쪽 어깨가 나른한 痛이 있어서 기능장해를 빚고 있다.

현재병력 ; 10년전에 땅바닥에 잠을 잤던 뒤 부터 左肩관절의 동통이 나타났다. 증상은 해가 거듭할 수록 무겁게 되고, 밤이면 더욱 심하게 痛하며 수면에 영향을 미치고 있다. 우측 上肢는 높이 들지를 못하여 머리를 빗거나 의복을 벗고 입기가 곤란하며, 더구나 손을 호주머니에 넣기 조차 어려운 상태가 되어버렸다.

검사소견 : 左肩甲部에 현저한 압통이 있고 근육은 가벼운 정도로 위축되어 있다. 左肩을 들어 올리는 정도는 10°이다. 舌苔(설태)는 엷으며, 맥은 遲緩(지완), 왼쪽 척택혈인 곳에 푸른자주 빛의 혈관이 보인다. 치료가 끝났을 때는 좌측 팔은 45°까지 들어 올릴 수 있게 되었다. 그 뒤에 동통이 점점 소실되고, 기능도 정상으로 회복되었다.

이 환자는 瀉血하기 전에 理學(이학)요법, 電針(전침), 水針(수침), 코—치존의 穴位의 注射에 의한 브록크, 한약과 서양의학의 내복 등의 치료를 받아 왔지만 어느 것이나 효과가 없고, 매년 치료를 계속하여 왔지마는, 효과가 나타나지 않았는데 瀉血요법을 1회 시행한 것 만으로 치유되었다.

〔例 2〕

朴××, 남, 53세, 회사원.

主訴 : 요즈음 1년 가까이 우측 어깨 관절에 나른한 痛이 있으며 바른 쪽 팔을 높이 들 수가 없다.

현재병력 : 회사의 용도계에서 물품의 仕入업무를 맡아 언제나 출장으로, 기차나 선박을 기다리는 사이에는 차운 기운을 맞고 있었

던 즈음에 1973년 우측 어깨 관절에 동통이 일어났다. 어떤 의원에서 우측 어깨 관절주위염이라고 진단을 받아, 彈筋法(탄근법) 「推掌法(추장법)의 하나」의 치료를 받고, 한약을 100여첩을 복용하였다. 여러 차례 치료를 받았으나 효과는 없었다. 증상은 進行性으로 변화하여 밤이면 팔을 두어야 할 곳을 모를 정도로 언제나 痛하여 잠을 깨고야 만다. 나른한 痛이 어깨에서 右上腕이나 前腕으로 퍼져서 기능장해를 빚고 있다.

검사소견 : 右手는 뒤로 펴 등으로 닿을 수가 없으며, 다시 돌려서 左肩으로 닿을 수도 없다. 팔을 掌上하여 머리에도 닿지 않는다. 右肩上의 압통(+), 右上肢의 掌上은 35度. 곡택혈인 곳을 瀉血하였다. 출혈량은 약 20cc로 혈색은 검은 자주 빛이다. 출혈을 그치게 한 뒤 흡옥요법을 시행하였다. 치료가 끝났을 때 어깨 부위에 가벼워진 것 같은 느낌이 들었다. 다음 날은 먼곳으로 출장하여 20일 후에 돌아 왔으나 肩痛 등 여러가지 증상은 완전히 소실되고, 기능도 정상으로 회복되어 있었다. 오늘까지 7년이 넘었으나 아직 재발하지 않는다.

考察(고찰)

어깨 관절 주위염은 중국 의학중의 「肩痺(견비)」에 속하는 것이다. 肩痺證(견비증)에서는 언제나 어깨 부위의 동통을 느껴 낮에는 가볍고 밤에는 동통이 강하여 진다. 또 어깨나 팔의 기능장해를 앓는다. 「素間·痺論」은, 「痺가……맥에 있으면, 血은 凝(응)하여 흐르지 않는다. 筋에 있으면 굽혀서 펴지를 못한다. ……痛은 한기운을 많이 받는 것에 따라……」라고 기록하고 있다.

이 임상 30例의 환자에 현재의 병력을 물어 보았던 바에 의하면 (가벼운 外傷歷이 있는 2例를 제외) 대다수의 症例는 어느 것이 든지 風·寒·濕의 三部를 받은 것이 그 원인이었다. 즉 外邪가 맥락에 침입하여 근맥이 結滯(결체)되어, 기혈이 응체하여 통하지 못하게 되어 痛하여, 질병이 발생한 것이다. 인체의 어떠한 부위에 일어나는 동통이라도 한방에서는 경락과 기혈을 관련지어서 생각한다. 기혈은 경락에 沿하여 운행하므로 사혈치료는 어깨 관절 주위염에 대하여, 경맥중에서 응체된 기혈을 소통하여, 병변부위의 혈액순환과 신진대사를 개선하여, 어깨 부위의 동통의 소실을 촉진시켜 기능을 정상으로 회복시킬 수 있다. 또 사혈요법은 간단하고도 편리하고 값이 저렴하고, 효과가 크다는 특별한 장점을 가지고 있으므로 널리 알리어 권하고 싶은 가치 있는 것이다.

坐骨神經痛 100例에 對한 瀉血治療의 治療效果의 分析

좌골신경통은 많은 원인으로 일어나는 좌골신경의 走行(주행) 및 그 지배 영역의 동통을 가르켜, 일종의 증후군으로서 독립된 病의 종류는 아니다. 그 발증원인에 따라서 본태성이나 증후성으로 구분할 수 있다. 그 발증률은 높으며 인체의 각종 신경통 중에서는 으뜸을 차지하고 있다. 이것은 병원에서도 비교적 많이 취급하는 병종이다. 오랜 횟수를 거듭하면서 우리들은 자혈요법으로 좌골신경통을 치료하여, 현저한 효과를 거두어 왔으므로, 다음에 그 기록을 정리한 100例에 대하여 치료 개항을 소개한다.

1. 一般資料 (일반자료)

이 임상例는 남자 84例, 여자 16例이다. 농민 77例, 노무자 16例, 회사원 6例, 가족 1例, 현재의 병력은 반년이내가 26例, 1년이상이 74例로 가장 긴 것은 4년, 가장 짧은 것은 3일이다. 症例는 어느 것이든지 다른 병원에서의 검사로 좌골신경통이라고 진단되고, 약물 또는 기타의 요법을 받아 왔으나 효과가 없어서, 이 병원을 찾아 온 것이다. 그 중에서 外來가 75例, 入院이 25例이다.

2. 治療方法 (치료방법)

1) 取穴

1組 ― 腰유, 중여유, 백환유, 상료, 차료, 하료, 환도 : 아랫쪽 요통에 적용된다. 매회마다. 1～2穴을 이용한다.

2組 ― 승부, 은문, 위중, 위양, 양교, 현종, 부양, 구허, 곤륜, 하지통에 적용된다. 매회마다 2～3穴 혹은 3～4穴을 이용한다.

2) 針具(침구)

16호의 三陵針을 이용한다。 소독하여 준비하여 둔다.

3) 操作(조작)

穴 또는 그 주변에 육안으로 보이는 정맥을 골라, 보통처럼 소독한 뒤에 三陵針으로 點刺(점자)하여 출혈 시킨다. 출혈이 멈추었으면 흡옥을 흡착시켜 2～3분으로 벗긴다. 2%의 옥도정기 솜으로 針孔(침공)을 소독하고 끝마친다.

4) 出血量 (출혈양)의 문제

본증에 對한 제1회 째의 사혈치료에서는 출혈양은 조금 많이 하는 것이 좋으며, 그렇게 하는 것이 동통이 완해하기 쉽다. 몇 개의 穴에서의 총출혈량은 50～60cc 이다. 제2회, 제3회의 사혈치료에서는 출혈량을 조금 줄여, 10～20 cc 혹은 20～30 cc로 한다. 일부 환자에서는 사혈치료를 한 뒤에 피로탄력감이 일어나지 마는, 음식물을 섭취하여 보양하면 정상으로 회복된다.

5) 治療間隔 (치료간격)

환자의 동통과 완해의 정도에 따라 결정한다. 제1회 째의 치료로 동통이 완해되었으면 7～10 日의 간격을 두고 2회 째의 치료를 시행한다. 동통이 완해되지 않았으면 2～3일의 간격을 두고 다시 사혈한다.

6) 補助藥物 (보조약물)

이 임상例中에 55例는 단순히 사혈치료 만을 하였으나, 나머지 45例는 補腎强身片(보신강신편), 金鷄虎丸(금계호환), 木瓜丸(목과환), 鷄血藤浸膏片(계혈등침고편), 舒筋活血片(서근활혈편) 中에서 調合(조합)한 한종류에서 2～3병을 골라 복용한다. 즉 치료의 보조역이 된다.

3. 治療效果의 基準

1) 治癒(치유) — 동통이 완전하게 소실되어 발증전의 일이나 작업을 할 수 있도록 회복된 것.

2) 著效 (저효) — 동통이 기본적으로 소실되고 원래의 일이나 작업을 할 수 있을 정도로 회복하였으나 의연하게 경미한 동통이 있는 것.

3) 好轉 (호전) — 腰腿部 (요퇴부)의 동통이 완해되어 허리를 굽히거나 발을 들어 올릴 수 있는 동작은 전 보다는 좋아졌으나

의연하게 장해가 있는 것.

4) 無效 (무효) — 3회의 사혈치료를 하고서도 증상이나 증후에 변화가 없는 것.

4. 治療效果의 分析 (분석)

이 임상예 100例中, 치유　　　　저효 10例, 호전 9例,　무효 4例로서 유효률은 96%를 차지하였다.　그 중에서 1회의 사혈치료로 치유된 것이 6例, 저효 4例, 2회로 치유된 것이　27例, 호전 4例, 무효 1例, 3회로서 치유된 것 30例, 저효　1例, 호전 5例, 무효 3例, 4회로서 치유된 것 11例, 저효　4例, 5회로서 치유된 것 1例, 저효 1例, 6회로서 치유된　것 1例, 7회로서 치유된 것 1例이다。

25例의 입원환자의 관찰에서는, 치료시간의 가장 짧은 것은 10일, 가장 긴 것은 1개월이었다.

5. 典型的 症例 (전형적 증례)

〔例 1〕

鄭××, 남, 62세, 1979년 10월 22일, 外來診察.

主訴 : 下部腰痛 (하부요통)에 右下肢의 극렬한 동통을 동반하여 20여일 계속된다.

현재병력 : 20여일 전에 밭에서 일을 하다가 하부의 요통이 나타나는, 아울러 右下肢에 放射 (방사)하는 모양으로 동통이 走하여, 발작성으로 격화하니 보행할 수 없게 되었다.　어떤 병원의 외과, 신경과, 본 병원의 정형외과에서의 검사에서 어느　것이나 모두 좌골신경통이라고 진단 되었다.　페닐프타존, 비타민 B_1,

Indo — methacinum, 프레드니손 등의 내복에 의한 치료로 동통이 완해되지 않아, 가족되는 사람이 當料의 사혈치료를 하고져 데리고 왔다.

소견 : 고통스러운 표정을 나타내면서 엎드려 누운 체로 신음하고 있다. 송곳으로 찌르는 듯한 腰腿痛이 있으며 右下肢를 끌어당긴다. 端坐(단좌), 起立, 보행이 되지 않으며, 자세를 바꾸어 누울 수도 없다. 痛 때문에 편안히 잠도 잘수 없고, 식욕도 없다. 약물치료는 무효이다.

검사 : 척주 (-), 좌골신경압통점 (+), 라서 그 증후는 强한 양성이며, 左는 음성, 右下肢의 筋張力 (근장력) 은 저하.

兩肘膝 (양조슬) 관절인 곳에 약 5∼4 cm 크기의 피부손상이 있다. (劇痛하기 때문에 힘을 넣어서 伏臥 (복와) 하므로 피부가 벗겨져 생긴 것). 血沈 (혈침) 은 3 mm / h.

진단 : 10월 22일 초진 — 요유, 위중, 현종, 구허에서 사혈.

10월 26일 再診 (재진) — 초진의 사혈후에 동통이 완해되어, 바르게 앉을 수 있고 보행도 할 수 있게 되었다. 밤에도 安眠하게 되었다. 右臀部 (우전부)에는 아직 痛이 있으므로, 중여유, 은문, 음교에서 사혈하였다.

10월 31일 三診 — 腰腿部 (요퇴부)의 동통은 기본적으로 소실되어 허리를 굽히든지, 다리를 올리는 것도 정상에 가까워졌다. 식욕도 수면도 쾌적하게 되었다. 위양, 환도에서 사혈하여 치료를 마쳤다.

비고 : 환자는 모두 3회의 사혈치료로서 모든 증상이 소실되었다. 추적조사를 2년여 동안 계속하였으나, 환자는 신체가 건강하여, 육체노동에도 정상적인 상태로 참가하고 있다.

〔例 2〕

金××, 남, 22세, 1975년 9월 10일 초진.

환자는 축구를 하고 있을 때에 左足을 삐어 전기에 감촉된 모양의 느낌을 가졌을 뿐이였으나, 다음날에는 우측 하지에 극렬한 동통이 나타나서, 痛으로 의복에 스밀 정도의 땀이 흘러, 설 수도 앉을 수도 없게 되었다. 바로 어떤 의원을 찾아가 검사를 받았더니 좌골신경통이라고 진단이 내려졌다. 비타민 B_1, 비타민 B_{12}를 주사 맞고 한약을 내복하고 여러가지 치료를 받았으나, 동통이 제거되지 않아 친구의 소개를 받아 이 병원에 사혈치료를 받으러 왔다.

자신이 호소하는 바에 의하면 左下肢에 칼로 찢는 듯한 痛이 1개월여 동안 계속되어 끊임없이 痛하고 있다 한다. 下腰部에서 엉덩이 부위, 대퇴후측, 하퇴외측, 外踝(외과)로 연하여 끌어당기는 痛이 있다. 밤으로 허리를 굽히거나 다리를 올리거나 했을 때 동통이 더욱 심하여 걸을 수가 없다. 허리는 똑 바르게 펴지 못하고, 左手로 허리를 받쳐서 아픔을 견디고 있다.

검사 : 고통스러운 얼굴모양, 옆으로 굽힌 자세이다. 환도혈의 압통(+), 라세―그 증후(+), 血針(혈침) 및 ASLD 테스트는 정상치를 나타내고 있다.

진단 : 좌골신경통.

치료 : 9월 10일 초진 ― 곤륜, 양교, 위중, 요유에서 사혈하고, 치료를 마친 뒤에는 동통의 태반이 소실되어 걸을 수 있게 되었다. 2일 째는 물을 들어 나르는 일을 할 수 있게 되었으나, 左下肢에는 아직 약간의 痛이 남아 있었다.

9월 25일 再診 ― 은문과 환도에서 사혈하고 그 뒤에 바로 동통이 완전히 사라졌다.

비고 : 환자는 불과 2회의 치료로서 완치 되었다.

1981년의 연하장에는 「나의 腰腿痛」은 2회의 사혈로 오늘까지 재발되지 않고, 또 심한 육체노동이 가능합니다」라고 기록되어 있었다.

6. 考察 (고찰)

한방에서는 좌골신경통을 痺症의 범주인 筋痺 (근비)로 귀속시켜 풍·한·습의 三氣가 인체를 침습하여, 筋脈을 閉組 (폐조)하여 기혈이 고여 뭉쳐서 기혈이 통하지 않기 때문에 痛하는 (이 임상예의 80%가 농민으로 최장기간 들이나 물논에서 일을 하는 것으로서 寒冷을 받는 기회가 많다) 일과 관계가 있다고 생각된다. 「素間·調經論」에 「寒이 獨으로 머무르면 血은 응섭 (凝涉) 하며, 凝 (응) 하면 脈은 통하지 않게 된다. 그 맥은 성대하여 속에 涉脈 (섭맥)의 象 (상)이 보이므로, 中寒이 된다」라고 기재되어 있지 마는 「中寒瘀血 (중한어혈)」이 이 병증의 病機 (병기)이며, 동통도 또한 瘀血 (어혈) 특유의 증상이다. 현대 의학에서도, 혈액장해는 신경계통의 질환의 병 원인의 하나라고 생각하고 있다. 瀉血의 목적은 경락을 소통하여 血行을 流暢하게 하여, 瘀滯 (어체)를 제거하여 消炎止痛 (소염지통)을 도모하는데 있으므로 좌골신경통의 환자에는 一筋의 치료의 길을 열어 주는 것이 된다. 그의 특별한 장점은 치료 일정이 짧고, 고통이 적으며, 시술이 간편하면서도 효력을 높이는 것이 빠르니, 臨床上 (임상상)으로 널리 이용할 가치를 가진 것이다.

痺症 90 例에 對한 梅花針·吸玉 및 溫灸 (온구)治療

우리들은 梅花針에 흡옥과 溫灸 (온구)를 병행한 痺症 90 例를 치료하여 매우 만족할 만한 치료효과를 거두었으므로 아래에 보고한다.

臨床資料

90 例中에 남자 45 例, 여자 45 例, 연령은 15～30세가 13 例, 31～50세가 49 例, 51세 이상이 28 例, 질병의 경과는 1 개월 이내가 40 例, 1～5개월이 24 例, 6개월～3년이 18 例 3년이상이 8 例.

90 例의 환자는 어느 것이나 西洋醫인 정형외과에서 진단 받은 뒤에 이곳을 찾아 온 것이다. 그 내역은 筋膜炎 (근막염) 6 例, 筋炎(근염) 48 例, 筋結合織炎(근결합직염) 36 例.

治療方法 (치료방법)

取穴 : 아시혈을 主로 한다. 동통 부위와 경락의 순행에 기인하여 痛하는 곳의 上下에 1～2穴을 취한다.

用具 : 매화침, 흡옥

方法 : 아시혈에 일반적인 소독을 한 다음에 매화침으로 조금 피가 스밀 정도로 叩刺(구자) (구자하는 범위는 흡옥 입구의 크기 보다 조금넓게 잡는다) 하며 閃火法 (섬화법)으로 흡옥을 흡착시킨다. 5～10분 동안 유치시키면 흡옥을 벗겨서 피를 지운다. 그 뒤 쑥봉으로 3～7분 동안 溫和灸 (온화구)를 한다. 2일 건너서 1회 치료하고, 5회로서 한번 하며, 다음 한번

을 시작하기 전에 5일간을 쉬게 한다.

治療效果의　分析 (분석)

1. 치료효과의 기준

治癒 : 환부의 동통이 완전히 소실되어 날씨가 변화하여도 불쾌감이 생기지 않아 맡은 일을 보통으로는 할 수 있게 될 정도로 회복하였다.

著效 : 치료후에 동통은 소실 되었지 마는 날씨의 변화나 피로하게 되면 나른한 痛이 있다.

好轉 : 치료후에는 나른한 痛이 대폭적으로 줄어 들었지 마는 날씨의 변화나 피로한 뒤에는 다시 발작이 반복하는 것.

無效 : 치료후에도 病痛(병통)이 눈에 띄는 개선이 보이지 않는 것.

2. 치료결과

90 例의 症例中에 治癒는 43 例로서 47.8 %, 著效 (저효) 는 35 例로서 38.9 %, 好轉 (호전)은 11 例로서 12.2 %, 無效는 1 例로서 1.1 %를 각각 차지하여 총유효률은 98.9 %였다.

3. 치료효과와 年令 (연령) 과의 관계.

表 1에서 임상예의 어느 것이라도 일정한 치료효과가 있으며 이 치료법은 여러 연령의 痺症에 적용될 수 있다는 것을 알게 된다. 통계학상으로 처리로서는 P ＞ 0.05이다.

4. 치료효과와 질병의 경과와의 관계.

表 2는 질병의 경과가 1개월 이내의 40 例中 25 例가 치유 되어 있으나, 3년 이상의 8 例로는 1 例 뿐 만이 치유되어 있지

않은 것을 나타내고 있으며, 경과가 짧으면 짧을 수록 치료효과도 양호하다는 것을 알 수 있다. 통계학상의 처리로서는 P 〉 0.05이다.

5. 치료효과와 질병의 유형과의 관계

表 3에서 이 법과 질병의 유형과의 관계는 그다지 심한 차이는 없으며 이러한 軟部組織(연부조직)의 염증으로는 어느 것이나 비교적 양호한 치료효과를 거둘 수 있다는 것이 이해된다. 통계학적 처리로는 P 〉 0.05이다.

〔表 1〕

症例數 \ 治療效果 年令	症例數	治 癒		著 效		好 轉		無 效	
		數	%	數	%	數	%	數	%
15～30세	13	17	53.8	6	46.2				
31～50세	49	25	51.0	18	36.7	6	12.2		
50～70세	28	11	39.2	11	39.2	5	17.9	1	3.6
合 計	90	43	47.8	35	38.9	11	12.2	1	1.1
$X^2 = 1.2148$	P 〉 0.05								

〔表 2〕

年令 ＼ 治療效果 / 症例數	症例數	治癒 數	%	著效 數	%	好轉 數	%	無效 數	%
1個月 이내	40	25	62.50	13	32.5	2	5.0		
31日 ～ 5개월	24	7	29.20	16	66.7	1	4.2		
6개월 ～ 3년	18	10	55.50	4	22.2	4	22.2		
3년이상	8	1	12.50	2	25.0	4	50.0	1	12.5
合　計	90	43	47.77	35	38.9	11	12.2	1	1.1

$X^2 = 11.232$　　　　$P < 0.05$

〔表 3〕

疾病例 ＼ 治療效果 / 症例數	例數	治癒 數	%	著效 數	%	好轉 數	%	無效 數	%
筋 膜 炎	6	1	16.60	2	33.3	2	33.3	1	16.6
筋 炎	48	28	58.30	17	35.4	3	6.3		
筋結合機炎	36	14	38.90	16	44.4	6	16.7		
合　計	90	13	47.77	35	38.9	11	12.2	1	1.1

$X^2 = 5.61$　　　　$P > 0.05$

典型的인 症例   申 × × , 男性, 46.

左側 腰에서 股(고)에 걸쳐서 동통이 반년이 되도록 계속된다. 한냉한 자극이나, 달릴 때, 허리를 굽힐 때에 동통이 심하게 된다.   어떤 의원의 정형외과에서 筋結合織炎(근결합직염)이라고 진단 되어 2회의 진찰을 받고, 또 한약과 양약의 복용이나 침구치료를 하였지만 어느 것이나 효과가 없었다.

검사소견 : 좌측 大臀筋(대전근)의 압통(＋). 라세— 그는   左 30°, 右 70°, 舌苔(설태)는 엷은 白苔, 맥은 弦(현).

진단 : 痛痺〔(통비)근결합직염)〕. 앞에서 설명한 방법으로 2 회 치료한 뒤 부터 痛이 대폭으로 줄어 들어, 밤에도 숙면할 수 있으며, 달릴 때나 허리를 활동할 때의 당기는 痛도 현저하게 경감 되었다.   3診도 같은 방법으로 치료 하였더니 동통이 소실되었다.   검사에서는 좌측 臀部(전부)의 압통(－). 라세— 그는 좌우 모두 75°, 舌苔는 薄潤(박윤), 맥은 약간 弦(현), 치유에 따라서 치료를 그치고, 오늘에 이르기 까지 재발을 보지 않았다.

考察 (고찰)

「靈樞·周痺篇」에서는 「풍·한·습의 邪氣가 밖에서 肌表(기포)인 피부에 침입하여 客(객)하니 점점 分肉間(분육간) 으로 다가와서 津液(진액)을 涎沫(연말)로 化하게 한다. 涎沫(연말) 은 차운 기운을 받으면, 모여서 흩어지지 못하게 된다. 涎沫이 모이면 分肉間에 나란히 하여 腠理(주리)를 분열시킨다. 腠理(주리)가 분열되면 痛이 일어난다」라고 지적하고 있다. 앞에 설명한 치료법에 있어서 매화침으로 환부를 叩刺(구자) 하는 것은 邪를 끌어서 밖으로 내어 보내기 위해서이며, 또 흡옥을 벗긴 뒤

-268-

쑥봉으로 따뜻하게 하는 것은 經絡을 溫通(온통)하게 하기 위해서다. 초보적인 관찰에 의하면, 梅花針으로 叩刺(구자)하여 吸玉을 흡착시키면 1회마다 2～10 cc의 액체가 吸出(흡출)되므로서, 이 치료법에는 틀림없이 寒濕(한습)을 제거한 功(공)이 있음을 알 수 있다.

神闕穴에의 吸玉療法에 의한 蕁麻疹(담마진) 150 例의 治療

蕁麻疹(담마진)은 俗으로는 「風疹塊」(풍진피)라 든지 「鬼風疙瘩」(괴풍흘답)이라 불리워지고 있으며, 발작을 반복하여 질병의 경과가 비교적 길어 약물의 치료로서는 좀 처럼 효과를 거두기에는 어려운 것이다. 여기 3년 동안 우리들의 비교적 완고한 蕁麻疹(담마진)에 대하여 민간에서 行해지고 있는 배꼽부위(신궐혈)에의 흡옥요법을 임상으로 채택하여 왔다. 즉, 꽃가루, 생웋, 한냉한 공기, 음식물에 대한 알레르기 회충 또는 그 밖의 분명하지 않는 원인에 의해 일어나는 蕁麻疹 105 例를 치료하여, 만족할 만 한 치료효과를 거두었다. 이 치료법은 부작용이 없어서 환자들에게 매우 환영 받을 뿐 아니라 약물이 미치지 않는 작용도 있으므로 아래에 보고한다.

治療方法 (치료방법)

抗알레르기—劑(제)의 사용을 모두 정지 한다. 치료를 할 즈음에는 환자를 仰臥位(앙와위)로 취하게 한다. 알콜-에 묻힌 솜에 불을 붙여 재빨리 吸玉 속에 넣어 바로 집어 내면 吸玉을 배꼽 부위 (신궐혈)에 흡착시킨다. 3～5분 쯤 지났으면 吸玉을 벗겨서 같은 방법의 조작을 다시 한다. 吸玉을 계속해서 3번 시행한 것을 1글이라 하며, 1일 1회 세번 한다. 완강한 蕁麻疹(담마진)으로는 2～3글 치료를 요한다.

治療效果의 觀察 (관찰)

이 임상예의 105例中에서 남 46例, 여 59例, 연령은 최소가 6例, 최고는 65例이다. 보통 2회의 치료후 부터 피부의 가려운 느낌이 줄기 시작하여 발반이 삭아들기 시작한다. 치유되기 까지의 日數(일수)는 가장 짧은 것이 4일, 가장 긴 것이 9일이며, 9일이 지나도 낫지 않는 것은 무효라 하였다. 치료한 105例 중에서 101例가 치유되었으니 치유율은 96.19%이다.

典型的症例 (전형적증례)

〔例 1〕

高××, 남, 56세

온 몸의 피부에 광범위하게 발반이 散在性(산재성)으로 생겨,
四肢가 특히 심하다. 가려움이 있어 蕁麻疹 (담마진)이라고 진단 되었다. 덱삼사종 10 mg 를 加한 포도당액 500 ～ 1000 cc 을 정맥에 點滴(점적)하고, 크롤페루아밍 · 마레어 - 드나 클콘酸칼슘 등의 抗 알레르기 - 劑의 經口 (경구) 복용은 효과가 없었다.
신궐혈에 2회, 吸玉을 붙인 뒤 부터 가려움이 줄어들기 시작하여 발반의 색조도 淡色 (담색)으로 변하여 점점 삭기 시작하여 4회로 치유하였다.

〔例2〕

林××, 남, 45세.

온 몸의 피부에 가려움증이 생겨, 散在性으로 발반이 생겼으나 등의 피부에 무엇 보다도 현저하다. 진단은 蕁麻疹이다. 2회의 치료후 부터 피부의 가려움이 현저하게 줄어들기 시작하여 발반도 대부분 삭아졌다. 그러나 이 환자가 다량의 술을 섭취하였기 때문에 다시 증상이 악화 되었다. 신궐혈에 다시 2회의 흡옥을 걸고서 치유되었다.

考察 (고찰)

1. 신궐혈에의 吸玉치료는 담마진에 대해서 현저한 효과를 갖고 있다. 抗 알레르기 - 의 약물(홀몬을 포함)을 이용한 치료로서 효과가 없을 경우나, 발작을 반복하는 症例로서는 이 방법을 이용하면 어느 것이든지 양호한 치료효과를 거둘 수 있게 된다. 앞에 기재한 치료효과의 통계에 基因(기인) 한다면 총 치유율은 96.19%에 達(달) 하고, 또 경제적으로도 간편하며, 파악하기 쉬우므로 임상에 있어서 널리 이용할 가치가 있다고 인정된다.

2. 吸玉의 기술문제에 관해서는 특별한 기술을 필요로 하지는 않겠지마는 임상실천을 통해, 흡착한 국소의 鬱血(울혈)이 현저하면 현저할수록 효과면도 양호하다는 것이 이해. 할. 수 있게 된다.

3. 105例 중에서, 2例는 2회의 치료로 치유에 가까울 정도가 達하였으나 다량의 음주로 인해 발작이 다시 일어나게 되어, 이 치료법을 계속 시행하여 치유하고 있다. 이런 일에서 발작을 반복하는 症例에 대하여서도 이 치료법이 유효하다는 것을 생각할 수 있을 것이다.

4. 신궐혈에서의 吸玉이 왜, 蕁麻疹(담마진)을 치료할 수 있 는
지의 그 작용 機序(기서)에 대해서는 앞으로 검토를 더욱 要해야
할 과제이다.

懸鍾혈(현종혈)에의 刺針과 吸玉療法의 병행에 의한 落枕(낙침) 28 例의 治療

落枕(낙침)에 대하여 수년 동안 우리들은 顯鍾穴(현종혈)에의
刺針과 吸玉療法으로 落枕(낙침) 28 例를 치료하여 만족할 만한
효과를 거둘 수 있었기 때문에 소개한다.

1. 一般資料(일반자료)

이 임상예의 28 例중에서 남자 16 例, 여자 12 例로 모두 靑壯年
이다. 질병의 경과는 1일이 21 例, 2일이 5 例, 3일이 1 例,
7일이 1 例로 발증후 1일 경과한 것이 대다수 차지하고 있다.

2. 治療方法(치료방법)

患側(환측)을 위로하여 옆으로 눕힌다. 먼저 환측의 懸鍾穴(
현종혈)에 刺針(자침)한다. 針 끝을 무릎 방향으로 향해서 斜刺
(사자)하여 瀉法(사법)을 이용한다. 針感이 體幹(체간)의 방
향으로 傳導(전도)되어 가는 것이 가장 좋다. 다음에 환부 혹
은 압통점인 곳에 吸玉을 1〜3개 흡착시킨다. 陰壓(음압)의
强度(강도)를 적절하게 하여, 국소의 피부가 紫紅色(자홍색)을
나타날 정도로 한다. 매회의 치료시간을 20분 정도로 하고, 留
針中(유침중)의 5분마다에 1회 捻針(염침)을 하여 자극을 강

하게 한다. 針을 뽑을 때는 針孔 (침공)을 크게 흔든다. 즉, 흔들면, 조금 빠지고, 또 흔들면 조금 빠지는 모양으로 針을 뽑는다. 針을 뽑았더라도 針孔 (침공)은 손으로 눌리지는 않는다. 하루에 1회.

3. 治療結果 (치료결과)

이 임상 28 例의 治癒는 1回의 치유로서 18例, 2회의 치유로서 7例, 3회의 치유로서 3例가 治療되었다.

4. 典型的症例 (전형적증례)

黃××, 남, 18세, 軍人.

主訴 : 밤에 높은 벼개를 베고 잤는데 다음날 아침에 일어났을 때는 左頸部(좌경부)에 동통을 느껴 목 운동에 제약을 받게 되었다.

검사소견 : 좌측 棘上筋 (극상근)인 곳의 압통이 현저하지만, 發赤腫脹 (발적종창)의 현상은 보이지 않는다. 진단은 落枕 (낙침)이다. 上述한 방법으로 1회 치료하였더니, 동통이 소실되어 평소와 같이 목을 움직이게 되었다.

5. 考察 (고찰)

이 症은 대개의 경우, 잠을 잘 때 벼개가 지나치게 높으든지, 머리 부위의 자세가 적절하지 못하든지, 風寒이 목 부위의 경락을 침습을 하든지 하여 기혈이 不調하게 되어 筋脈이 구급하게 되어 일어난다. 이 症과 현대의학의 류마치스 - 성 斜頸 (사경) 및 頸部捻挫傷(경부염좌상) 등은 미숙하게 닮았다. 치료의 원칙상으로는 경락을 조화롭게 통하게 하여, 濕을 제거하여 寒을 쫓아내어

痙(경)을 풀어서 痛을 그치게 하는 것이 主가 된다. 따라서 환측의 현종혈을 취하고, 다시 환부에 흡옥을 붙이는 것이다. 현종혈은 족소양 담경에 속하며, 담경은 목부위로 순행하므로 이곳에 刺針하면은 落枕(낙침)에 효과가 있게 되는 것이다. 또 吸玉은 溫經通絡(온경통락), 行氣止痛(행기지통)의 작용을 가지고 있으므로 이 두가지를 병행하면 치료효과를 더욱 높일 수 있게 된다.

大椎穴에의 刺針과 吸玉療法의 병행에 의한 座瘡(acne) 50例의 治療

筆者(필자)는 大椎穴(대추혈)에의 刺針과 吸玉요법을 병행해서 座瘡(좌창)의 환자 50例를 치료하여, 임상관찰을 했던 결과 양호한 치료효과를 얻었기 때문에 다음에 보고 한다.

1. 治療方法 (치료방법)

針具(침구)와 대추혈인 곳의 국소의 피부에 일반적인 소독을 한 다음, 삼능침으로 點刺하거나 매화침으로 몇차례 叩打(구타)하고, 바로 吸玉을 흡착시킨다. 흡착의 强度(강도)는 출혈을 보는 정도로 한다. 10～15분간을 留置(유치) 하였으면 벗기고 탈지면으로 피를 닦아 버린다. 3～5일에 1회 치료하며, 10회를 1글—로 하여 5일간의 휴식기간을 취하고 다시 다음 글—을 개시한다. 임신 및 출혈하기 쉬운 환자의 경우는 이 방법은 바람직하지 못하다. 치료기간 중은 그밖의 약물의 복용을 정지한다.

2. 治療結果 (치료결과)

① 治癒 — 座瘡 (좌창)이 소실되고 재발하지 않은 것이 27 例.

② 好轉 (호전) — 좌창이 기본적으로 소실되지 마는 小丘疹 (소구진)이 2~3개가 여전하게 나타나 있는 것이 21 例.

③ 無效 (무효)— 치료 전후에 座瘡 (좌창)에 뚜렷한 변화가 나타나지 않았던 것이 2 例.

보통으로는 2~3회의 치료로 座瘡 (좌창)은 검붉은 빛깔로 변하여 소실되어 누른 갈색의 斑 (반)이 沈着 (침착)하는 것 뿐이다. 丘疹(구진), 膿胞(농포), 硬結(경결)은 5~10회의 치료로 마르고 작게되어 바르게 된다. 오래된 座瘡 (좌창)으로는 1글 정도의 치료로 점점 소실되고, 새로운 좌창으로는 1~2회의 치료로서 감소하기 시작한다.

3. 症例 (증례)

李××, 여, 24세, 노동자.

얼굴에 丘疹性 (구진성)인 座瘡 (좌창)이 4년여 동안 생기고 있다. 처음 발진은 여러개로 分散 (분산)한 小丘疹 (소구진)으로, 丘疹 주위가 붉게 되어 국소에 瘙痒 (소양) 동통감이 있다. 손으로 좌창의 국소를 눌리면 白色의 皮肢 (피지)가 나오게 된다. 때로는 丘疹의 꼭지 부분에 膿疱가 생겨 한 곳이 나으면, 다른 곳에 또 생긴다는 상태를 반복하면서 발생하고 있다. 한방과 서양약의 내복이나 外敷 (외부), 어느 것이나 효과가 없었다. 대추혈에 刺針과 吸玉을 병행해서 15회 치료하여 치유하게 되었다. 2년간 추적조사에서도 재발하지 않고 있다.

4. 考察 (고찰)

座瘡은 짙은 기름기라든지, 구운 음식, 매운 것, 맛이 짙은 것, 혹은 美食(미식)을 과식하는 것으로 인하여 脾胃(비위)의 積熱(적열)이 上昇(상승)하여 피부에 스며 일어나는 수가 많다. 大椎穴은 督脈(독맥)에 속해 있는 穴이므로 督脈(독맥)과 手足三陽經의 交會穴(교회혈)이기도 하다. 따라서 이 穴에 刺針하고나서 吸玉을 붙이게 되면, 淸熱消炎(청열소염), 活血化瘀(활혈화어)의 작용이 발휘된다. 이 밖에 임상상에 있어서 上述한 치료법은 머리나 목 부위의 毛囊炎(모낭염)에 대해서도, 일정한 치료효과를 가지고 있다는 것을 증명하고 있다.

太陽穴에의 刺針과 吸玉療法의 병행에 의한 流淚症(유루증) 27例의 治療

眼科外來(안과외래)의 환자 가운데는 迎風流淚(영풍유루)(註1)을 主訴로 하는 사람이 비교적 많이 보이지 마는 그 가운데 대부분이 淚道通過(누도통과) 장해가 인정되지 않고, 眼瞼(안검) 및 淚點(누점)의 위치도 정상이다. 이런 종류의 환자는 평소, 外眼部(외안부)에 발적종창이 없고 또 그 밖에도 이상이 보이지 않지마는 寒風에 쐬이게 되면 눈물을 흘리게 된다.

우리들은 1980 ～ 1983에 걸쳐서 이 종류의 증례 27例를 선별하여, 太陽穴(태양혈)에의 刺針에 吸玉요법을 병행한 치료법으로 치료하여, 6개월에서 3년의 추적조사를 해 본 결과, 비교적 만족스러운 치료효과를 거둘 수 있게 되었다.

1. 臨床資料

27例中, 51眼中, 남자 17例 32眼, 여자 10例 19眼, 나이는 20～57세이며, 그 가운데 30세 이상이 19例이다. 27例中에 질병의 경과가 가장 긴 것이 20년, 가장 짧은 것이 1개월이다. 外眼部(외안부)의 결막에 가벼운 충혈이 인정되는 것이 있지 마는 그 이외는 모두 정상이다. 또 이 27例는 모두 치료 이전에 淚囊洗淨(누낭세정)을 하여 淚道(누도)의 통과장해의 장해가 없다는 것이 증명되고 있는 것이다.

1例가 2회 치료를 하였으나 기타는 1회의 치료 만으로 치유되었다.

2. 治療方法 (치료방법)

환측의 태양혈을 취하여 일반적인 소독을 한 다음 가는 毫針(호침)으로 약 1寸 直刺(직자)로 捻針(염침)하여 氣를 얻었으면 20～30분 동안 留針(유침) 한다. 拔針한 뒤에 같은 부위에 흡착시킨다.

최초에는 陶製(도제)의 흡옥을 썼으나 어떤 환자는 髮除(발제)가 태양혈 가까이 까지 나 있었으므로 흡옥의 口經이 커서 흡착할 수 없었다. 또 陶製(도제)의 吸玉(흡옥)으로는 陰壓(음압)의 정도를 파악하는 것이 어려웠다. 거기서 뒤에 페니실린 병 바닥을 磨落(마락) 시켜, 주사기로 배기하여 병속에 陰壓을 형성하여 흡착시키는 방법으로 바꾸었다. (現在는 작은 부항기 使用)

15～25분간 흡옥을 붙여두고 後에 흡착 국소에 傷濕止痛膏(상습지통고)을 붙인다.

3. 治療效果 (치료효과)

1. 치료효과의 기준

(1) 治癒 ─ 치료후에 눈물을 흘리지 않게 된 것.

(2) 好轉 (호전) ─ 치료후에 눈물은 여전하게 흘리고 있으나 그 양이 현저하게 줄어 든 것.

(3) 無效 (무효) ─ 눈물의 양이 치료전후에도 변화가 없는 것.

2. 치료결과

이 임상예의 27例 51眼中, 1회의 치료로 치유된 것은 22例 41眼으로 80.4% (中에 1例는 1회의 치료로 호전되고, 2회의 치료로 치유되었다)를 차지하고 6개월∼3年의 추적조사로 모두 재발하지 않았다. 1회의 치료로 호전된 것은 3例 6眼으로 11.7%를 차지하였다. 총유효률은 92.1%이다. 무효는 2例 4眼으로 7.9%를 차지 하였다.

4. 典型的症例 (전형적증례)

楊××, 남, 회사원.

두 눈에서 2년여 동안 눈물이 흐르기를 계속된다. 四철을 통해 유루하지 마는 겨울에 특히 심하다. 流淚 (유루)가 심하여, 자전거를 탈 수도 없다. 2년여 동안 몇차례나 眼科의원을 찾아 한방약과 서양약의 복용에 의한 치료를 받아, 수 없이 많은 淚囊洗淨 (누낭세정) (淚道의 통과 장해는 없다)을 하였으나 어느 것이나 무효였다. 검사소견으로는 두 눈의 결막에 가벼운 충혈이 보이지 마는 눈시울과 淚點 (누점)의 위치는 정상이며, 淚道의 통과 장해도 없다.

1980년 7월 10일에 상술한 요법을 하고, 다음 날에는 눈물이 멎었다. 3년간의 추적조사에도 재발하지 않고 있었다.

5. 考察 (고찰)

迎風流淚 (영풍유루)는 안과에서 일상적으로 볼 수 있는 질환이며, 광대한 농촌에 특히 많이 존재한다. 본증 가운데 일부분은 淚道(누도)의 통과장해에 의해 일어나므로 淚囊洗淨 (누랑세정) 등의 치료로 淚道 (누도)의 통과장해가 제거되면 치유된다. 그러나 이 小論(소론)으로 취급된 27例는 어느 것이나 淚道(누도)의 통과장해에 의한 것이 아니므로서 그 발증의 機序 (기서)에 대해서는 앞으로 검토를 필요로 한다. 우리나라의 이론에 基因(기인)한다면 刺針이나 吸玉 등의 치료에 의해 얻어지는 體表(체표)의 일정한 穴에의 치료성의 자극은 경락을 통하여, 눈 및 관계 장부로 전달되어, 그것에 의해 인체의 조절기능이 발동되어 氣血의 조화로운 운형이 이루어져, 營衛 (영위)가 조화되어 질병을 치료하는 작용이 발휘되는 것을 생각할 수 있다.

한방의 이론에 基因 (기인)한다면, 迎風流淚 (영풍유루)는 「冷淚」 (냉루)의 범주에 속하여, 보통 간허에 의해 풍한이 낙맥에 들어와서 일어나는 증상이다. 태양혈은 經外奇穴 (경외기혈)에 속해 그의 효능은 두풍의 소해와 눈을 밝게 하는데 있다. 따라서 太陽穴에의 자극은 「冷淚」(냉루) 치료에 꼭 부합되어 風을 除去 (제거)하여 눈물을 그치게 할 수 있다.

吸角(흡각)에는 溫經通絡 (온경통락), 祛濕逐寒(거습축한), 行氣活血 (행기활혈) 및 消腫止痛(소종지통)의 작용이 있다. 淸(청) 나라 시대의 「本草綱目捨遺」 (본초강목십유)의 「火罐氣」(

-279-

화관기)의 項에는 「罐이 火氣를 얻어 肉에 닿아 맞으면 꼭 들 어 맞아 벗겨지지 않는다. …… 肉의 위에는 紅潮하여 罐속에 氣 水(기수)가 나와서 風寒(풍한)은 모조리 나오게 된다」라고 기 록되어 있지마는 침을 뽑은 뒤에 태양혈에 吸玉을 붙이는 것으로 인하여 刺針의 祛風散寒(거풍산한)의 작용을 더욱 강하게 할 수 가 있다. 다시 傷濕止痛膏를 밖에 붙이는 것으로 인해 祛風除濕 (거풍제습)의 효과는 한층 높아진다.

이와 같이 모든 치료법을 병행해 그와 공동의 작용을 발 휘시키면 비교적 눈부신 치료효과를 거둘 수 있게 된다.

〔註 1〕「迎風流淚」(영풍유루)는 원래는 한방용어로 바람에 맞 게 되면 눈물이 나오는 증상을 널리 가르키고 있으나, 日本(일본) 의 안과에서는 鼻淚管狹窄(비누관협책)과 같은 뜻의 말로 취급 할 때가 많다. 따라서 한방의 「迎風流淚」(영풍유루)의 편이 廣義(광의)라고 생각하여도 좋다.

背部膀胱經의 臟腑俞穴에서 「走罐」에 의 한 「五更瀉」(오갱사) 37 例의 治療

「五更瀉」(오갱사)란 새벽에 설사 하는 것으로서 장기간에 걸쳐 서 앓는 수가 많으며, 사람에 따라서는 數年(수년)에서 10 수년 에 이르고 있으니, 綿綿(면면) 하게 계속되어 환자에 큰 고통을 주는 것이다. 우리들은 1971년에서, 방광경의 등 부위의 俞穴 (유혈)인 곳을 「走罐」(주관)하는 방법으로 「오갱사」 37 例를 치료하여, 비교적 좋은 치료효과를 거둘 수 있었기 때문에 다음에 보고한다.

臨床資料 (임상자료)

1. 일반상항

이 임상 37例중에, 남자 23例, 여자 14例이다. 나이는 35
～45세가 5例, 46～55例가 14例, 56세 이상이 18例로, 45
세 이상이 극히 많으며, 전체의 86.5%를 점령하고 있다. 질병
의 경과는 3년이내의 것이 10例, 3～5년의 것이 8例, 6～
10年의 것이 12例로 10年 이상의 것은 7例이다.

2. 증상 및 임상소견

새벽의 설사는 모든 사람에 볼 수 있으나 하루 종일 설사를 동
반하는 것은 13例이다. 새벽의 설사는 가장 적은 것으로서 2
例, 가장 많은 것은 5～6回나 된다. 대부분의 환자는 四肢의
脫力感(탈력감)과 추위를 싫어하며, 四肢가 冷(냉)하다. 허리
나 다리가 노곤하여 힘이 나지 않는다. 작은 例로서는 腹部膨
滿(복부팽만), 하복부의 冷感疼痛(냉감동통)을 동반하고 있다.
설사는 언제나 피로나 冷(냉)과의 관련이 뚜렷하다. 설사할 때
복명이 일어나지 마는 일반적으로 裏急後重感(이급후중감)은 없
다. 압도적인 다수는 희박한 물모양의 변이지 마는 적은 例로
서는 粘液(점액)을 동반한다. 몇번이나 한의약이나 ·서양의약에
의한 치료를 行하여 증상이 때로는 가벼워졌다가 무거워졌다가 반
복한 것은 32例이며, 그 중에 四神丸(사신환)을 복용하고 있는
것은 12例가 있었다.

37例 중에서 17例에 對하여, 위장의 ×선 투시검사 파륨注腸
(주장)에 의한 造影(조영)이 S모양의 結腸(결장), 鏡檢査(경

-281-

검사), 대변세균배양 등의 여러가지 검사를 하였으나 대변의 현미경 검사로 일부의 환자에 소화되지 않는 음식물의 찌꺼기나 회충알이 보인 이외는 어느 곳이나 이상을 발견할 수 없었다. 이미 내려진 진단으로는 37例가 아나피라키시—성 대장염, 4例가 腸管의 기능실조, 2例가 만성粘液性大腸炎(점액성대장염), 1例가 만성 비특이성 대장염, 1例가 痙攣性(경련성) 대장염이였다. 37例 중에 신경쇠약을 동반한 것 8例, 性神經症(성신경증)을 동반하는 것 5例, 만성 알레르기성 蕁麻疹(담마진)을 동반하는 것 3例, 과거에 약물 혹은 음식물에 對하여 알레르기를 일으켰던것 4例, 이미 만성 赤痢(적리)나 장염에 걸린 경험이 있는 것 3例이었다.

治療方法 (치료방법)

치료는 흡옥에 의한 「走罐」(주관) 요법을 이용하였다. 「走罐」 요법은 다음과 같이 行한다.

환자에게 伏臥位(복와위)로 취하게 한다. 머리는 어느 쪽이던 한쪽으로 향하게 하여, 좌우의 上肢를 몸체부분의 측장에 힘을 빼고 두게한다. 5～6cm 口經의 유리製 吸玉을 이용하여 閃火法(섬화법)으로 방광경의 등 부위 윗쪽의 兪穴(유혈)에 흡착시키면, 척추의 양측 방광경의 循行(순행) 부위에 沿하여; 위에서 밑으로 吸玉을 미끌어지게 하여 밑에까지 닿으면 이번에는 반대로 吸玉을 위로 향해 미끌어지게 한다. 밑으로 향해 이동시킬 때는 왼손으로 吸玉 윗쪽의 피부를 단단히 눌러서 바른 손으로 吸玉을 잡고 밑으로 미끌어져 가게 한다. 위로 향해 이동시킬 때는 바른 손으로 흡옥의 아랫쪽 피부를 단단히 누르고, 왼손으로 흡옥을 잡고 윗쪽으로 미끌어져 가게 한다.

　반복하면서 흡옥을 아래 위로 이동시키지 마는 그 즈음에 흡옥 입구는 피부와 끝까지 平行(평행) 되도록 한다.　동작은 조금 천천히 하여 힘을 들이는 방법은 고르게하여 흡옥 입구에 흡착 되어 있는 피부가 지나치게 긴장 하든지, 弛緩(이완)이 지나치지 않도록 한다.　그렇게 하지 않으면 하나에는 미끄러지게 되지만 吸玉이　움직이지 않으며, 둘레는 공기가 흡옥속으로 들어가서, 흡옥이 벗겨져 「走罐」의 작용을 이루지 못하게 되어 버린다.　일 반적으로는 1회의 치료로 2~3회 이동을 반복하여 척추 양측 의 피부가 충혈되어 紅潮(홍조) 되면 보통의 吸玉을 벗기는　요 령으로 흡옥을 벗긴다.　매일 1회씩 10회를 1글―로 하여 다 음 글―에 들어가기 전에 5일간 간격을 둔다.　만일 국소에 혈 관 腫(종)이나 癤(절) 등이 있을 때는 이 방법은 적당하지 않 다.

治療結果 (치료결과)

　임상관찰을 통하여, 치료경과와 치료효과는 正比例(정비례) 하 여, 치료경과가 길면 길수록 치료율도 높아진다는 것이 밝혀졌으 나, 질병의 경과의 장단과 치료률과에 대해서는 분명한　관련이 인정되지 않았다.　이 임상例의　37例中, 증상이·소실되고　1 년이상 재발하지 않았던 것을 치유라고 하였으나, 치유는　26例 로, 전체의 70.3%를　차지하였다.　증상은 기본적으로 소실되었 지 마는, 때에 따라서는 새벽에 1회 배변하는 것을　有效하다고 하였으나 유효 8例로 21.6%를 차지 하였다.　치료를　중단하 였거나 증상의 개선이 보였더라도, 매일 새벽에 1~2회　배변하

는 경우를 무효로 간주하였으나, 무효는 3例로서 8.1%를 차지
하였다. 총유효률은 91.1%이다.

典型的症例 (전형적증례)

朴××, 남, 53세, 회사원.

主訴 : 5년전 부터 물모양의 변이 계속되고 또 새벽에 설사를
동반한다. 4년전에 급성위장염을 앓고 부터 복부가 脹(창) 하
여 불쾌감이 있어서 배가 아프면 설사하게 되었다. 특히 冷하든
지, 기름이 짙은 것을 과식하든지 기후가 갑자기 冷하게 되든지
하면 설사는 심하게 된다. 평소부터 動季(동계) 숨이 차고, 다
리와 허리의 나른함이 있으며, 1975년 이래로 날이 갈수록 야위
어 가고, 식욕도 그다지 없으며, 四肢가 따뜻하게 되지를 않았다.
매일 새벽에 4~5회 설사하고 가벼운 裏急後重(이급후중) 感이
있다. 몇번이나 치료하러 갔으나 확실한 효과는 나타나
지 않았다.

1977년에 어떤 의원에게 바륨 注腸造影(주장조영)을 한 결
과, 結腸(결장)의 充滿(충만)은 좋았지 만은, 바깥 모양은 비교
적 가늘고, 結腸膨起(결장팽기)는 얕게 변해 있으니, 우선, 下行
結腸(하행결장), S모양의 結腸(결장)이 현저하였다. 대변의 세
균배양으로는 이상은 보이지 않았다. 또 간기능 등의 검사에서
도 이상은 보이지 않았다. 임상진단은 아니피리키시-性 대장염
이다. 몇번이나 抗 알레르기-劑(제)나 四神丸(사신환)을 복용
하였으나 그다지 효력은 없었다.

내가 한 검사로는 顔面瘡白(안면창백), 영양실조, 맥은 沈細(
침세)로 滑(활), 舌質(설질)은 淡紅(담홍)으로 苔는 薄白(박

백)하며, 심장과 폐는 정상, 복부는 평탄하고 연하고 부드러우며 또한 압통은 없다. 간장과 비장은 觸(촉)하지 않는다. 腸의 蠕動(유동)하는 소리는 亢進(항진)하며, 四肢에는 이상이 보이지 않는다. 대변의 현미경 검사에서는 특수한 소견이 보이지 않는다.

「走罐」(주관) 요법에 의한 치료를 1글—行한 뒤에, 증상은 현저하게 경감되어 2글—을 마쳤을 때의 증상은 소실되었으나, 치료효과를 확실하게 하기 위해, 다시 1글— 치료를 계속하였다.

1981년 10월까지 관찰을 계속하였으나 치유된 이후에 한번도 재발하지 않았다.

角法小論 (각법소론)

角法은 우리나라 古代 의학에 있어서 外治法 (외치법)의 일종이다. 角法의 개념에 대하여, 어떤 사람은 「後世의 火罐療法 (화관요법)〔吸玉療法〕을 포괄하는 것」이라고 생각하고, 또 어떤 사람은 「後世의 火罐療法과 비슷하다」라고 보고 있다. 이것을 보면 角法에의 기본개념이 무엇인가에 대해서는 양자의 인식은 일치되어 있지는 않지만, 어느 쪽도 구체성에는 결함이 있으므로 다시 문헌학적 방면의 고증이 필요하다. 관계 문헌상의 기재에 의하면 古代의 角法에는 적어도 角(각), 針角(침각), 乾角(건각), 濕角(습각), 水角(수각), 水銀角(수은각), 靑竹筒角(청죽통각), 火角(화각) 등 다른 명칭과 방법이 포함되어 있으며, 각 角法의 내용에 대해서도 각각 완전한 일치를 보고 있지 않다. 여기서 그러한 것 들에 대하여 고찰하여 보기로 한다.

1. 角 (각)

최초로 등장하는 것은 현존하는 가장 오래된 醫方書 (의방서) 「五十二病方」의 내용이다. 치질을 치료하는 中에 「小角으로서 이를 角함. 두말의 쌀을 익힐 수 있는 정도로 잠시 동안 角을 편다. 작은 줄로 이어서, 칼로 가른다」라고 하는 줄거리가 있다. 이것은 당시의 角法이 질병을 치료하는 총합적 치료처치의 하나였다고 나타내고 있다. 문면 가운데는 角法 자체의 상세한 기술은 보이지 않지마는 「이것을 角함」이나 「角을 베품」이라고 하는 점에서 분석하면, 당시의 각법은 후세의 拔罐(발관)〔吸玉〕의 원리와 부합되어 있다. 따라서 일찍이도(奏나라 이전에는) 陰壓(음압)의 원리를 응용한 각법에 의해, 질병을 치료하고 있었다는 것을 알 수 있다. 옛 사람이 이 치료법을 「角」이라고 부르고 있는 것은, 최초는 동물의 角을 吸玉치료의 도구로 하고 있었던 가능성을 보이고 있으니, 角法의 명칭만이 남아서 그대로 오래동안 이용되어 왔던 것이다.

2. 針角 (침각)

일찍이 南北朝(남북조)시대의 「姚氏方」중에 「만일 腫이 생겨서 단단하게 되어 뿌리가 있을 경우에는 石癰(석옹)이라 부르며, 灸를 그 위에 100壯을 뜬다. …… 癰疽(옹저), 瘤石(유석), 結筋(결근), 瘰癧(라력)은 어느 것이나 針角을 해서는 안된다」이라고 하는 기재가 보이며 「千金要方」 에도 같은 주장이 거듭 설명되고 있다. 이 段의 記載(기재)는 분명히 針角요법의 禁忌症(금기증)을 제기한 것이지 마는 針角요법의 방식이나 방법상 으로는 딱 들어 맞지 않다. 「醫心方」 은 「隨唐」醫學을 더듬어 보는 絶世의 寶書」로 알려져 있으나, 이 책은 足腫病 의 치료를 기재한 가운데, 「만일 남은 곳이 있으면 이것도 또 破하여 角嗽(각소)로 惡血(오혈)을 제거 함」이라고 記載(기재)되어 있다.

옛날에는 「破」는 「砭」(편)과 같은 뜻의 문자이다. 즉 소위 針角이란, 먼저 病變部(병변부)에 자침하여, 그 뒤에 다시 吸玉을 붙이는 일종의 총합적인 排膿(배농) 조치라는 것을 이해할 수 있다. 그리고 보면, 針角의 臨床에 적응증과는 원래 軟部(연부)

조직의 화농성 질환이며, 연부조직의 비화농성 질환, 예를 들면, 腫瘤(종류), 淋巴節結核(임파절결핵), 혈관계질환 등도 어느 것이나 針角法의 금기증을 열거하여 합쳐서, 이러한 질환에 무차별하게 針角法을 亂用(난용)하면, 단순하게 예기할 만한 치료효과를 거둘 수 없을 뿐 아니라 오히려 壤病(양병)의 발생을 초래할 가능성이 있다는 것을 알 수 있다. 따라서 「姚氏方」의 「針角은 禍(화)가 미치지 못하는 것이 적다」라고 하는 論述(논술)은, 임상실천에서 얻어진 바른 결론이다. 덧붙여서 말한다면 古代 일본의 의학으로는 먼저 刺針하고 그 뒤에 吸角을 붙이는 방법을 濕角(습각), 직접 吸角을 붙이는 것을 乾角(건각)이라고 부르고 있다.

3. 水角(수각)과 水銀角(수은각)

「劉涓子治癰疽神仙遺論」 및 「太平聖惠方」에 있다. 이 두가지 角法의 기본적 방법은 어느 것이나 미리 穴을 짚어 물 혹은 水銀을 부어 두었다가 그 위에 환자의 病巢(병소)를 두고, 일정한 시간이 지나면 吸角을 加하는 것이다. 이렇게 하면 膿血(농혈)을 빨아 내어 角器(각기)에 流入(유입)시킬 수 있다고 한다. 이러한 점에서 보면, 水角과 水銀角도 軟部(연부) 조직의 화농성 질환의 치료에 이용하는 것이다. 따라서 「太平聖惠方」에서는 「무릇 癰疽發背(옹저발배)로 높이 올라 단단하여 膿이 粘稠(점주)로 열감이 강하고 색이 붉을 경우는 水角이 마땅하다. 陷沒(함몰)하여 피부의 색이 변하지 않고, 부드럽고 천천히 진행하여 膿(농)이 희박할 경우는 水角은 마땅하지 않다」라고 기술하고 있다. 또 「疽(저)의 싹이 틀 때에 水角을 시행하면 內熱(내열)의 독이 찬 것을 싫어하여 腠理(수리) 속으로 물러서 버린다. 정말로 슬퍼해야 할 일이다」라고 기록하였으니 水角과 水銀角의 적응증과 금기증에 명확한 규정을 설정하고 있다. 要컨대, 발적과 종창이 심한 陽症(양증)과 실증은 이런 것의 치료법의 적응증이지 마는 그것에 대해서 癰疽(옹저)의 시초나 음증 혹은 반음증 등은 어느 것이나 이 종류의 角法의 금기증에 열거되어 있다. 치료의 작용 機序(기서)의 면에서는, 水角이나 水銀角은 몸속의 熱邪(열사)를 「地中(지중)에 스며 들게 한다」 라고 지적하고 있다. 사실 이러한 角法은 전過程(과정)을 시행하면, 국소에 대하여서도 冷敷(냉부)의 작용을 일으키는 것도 가능하며, 적어도 국소증상의 개선에 대해서는 유익하게 된다.

4. 靑竹筒角 (청죽통각)

「證類本草」(증류본초) 竹條의 밑을 보라, 「發背를 治함에 頭가 아직 瘡이 되지 않고 諸熱腫痛(제열종통)이 없을 경우는, 竹筒을 물로 煮하여 이것을 角함……」이라고 記述(기술)하고 있다.

이것이 잘 煮(자)하여진 竹筒을 치료기구로 한 것은 분명한 일이며, 또 죽관에 의한 吸玉法의 가장 오래된 記載(기재)이기도 하다. 이 記錄(기록)에서 보면, 이 방법도 軟部(연부) 조직의 화농성질환을 치료하기 위해서의 것임을 알 수 있다.

陳實功(진실공)의 「外科正宗」속에 기재되어 있는 煮拔筒法(자발통법)은 이 角法을 기초로 하여 변화하고 발전하여 온 것이라고 생각된다. 또 膿腫(농종)을 치료하는 알맞는 방법이라고 생각된다. 陳實功도, 「이 치료방법은 상항을 一變(일변)할 만한 효과가 있으므로 醫家(의가)는 함부로 허술하게 할 수 없는 것이기도 하다」라고 비교적 높은 평가를 주고 있다. 靑竹筒角 (청죽통각)은 단지 외과영역의 배농에 쓰이는 것 뿐만 아니고, 止 痛(지통)의 면에도 우월성을 보여주고 있다는 것을 임상실험에서 증명 하고 있다. 近年(근년)에 와서도 靑竹筒 (청죽통)의 吸玉法으로 관절 류마치스를 치료하여 止痛과 관절기능의 개선 혹은 회복이라는 치료효 과를 거두었다고 보고되어 있다. 또 어떤 사람은, 단순한 竹管과 약 물의 죽관과의 치료관계를 대비시켜서 관찰하여, 그 속에서 그 작용 機序(기서)는 加熱後(가열후) 죽관속에 陰壓 (음압)이 형성되어 국 소의 모세혈관이 파열하여, 瘀血(어혈)이나 적혈구가 파피되어 비타민 모양의 물질이 생겨 그에 의한 器官 (기관)의 기능이 증강되어 생체의 저항력이 높아져, 국소의 순환기능을 개선시켜서 신진대사가 조절되는 것이며, 그러한 것들이 질병의 호전과 治癒 (치유)를 촉진하고 있 는 것이라고 지적하고, 아울러 竹管 (죽관) 요법은 腰部筋群 (요부 근군)의 피로소상, 變形性脊柱炎(변형성척주염), 肩關節周圍炎 (견관절 주위염) 등의 질환에 대해서도 일정한 치료효과를 가지고 있다고 생각을 하고 있다.

5. 火角法 (화각법)

日本(일본)의 鎌倉時 (가마구라 시대)의 「萬安」 (만안)에서 보면, 이 방법은 명창상으로는 「角」의 글자가 쓰이고 있으 나, 사실상의 의미는 角法의 범주에 속하는 것은 아니며, 옛날 일 본의 薰法 (훈법)의 다른 이름이다. 일본 사람이 그것도 「角」 이라고 부른 것은 薰法 (훈법)을 이용한 과정으로 薰(훈)한 연기 를 다시 유효하게 환부에 집중시키기 위한 방법상으로, 角製(각제)의 用具 (용구)와 닮은 형식의 것을 이용하였기 때문이다.

「五十二病法」이나 「劉涓子鬼遺方」 등의 薰法(훈법)은 어느 것이나 바닥과 꼭지를 끊은 표주박을 이용하고 있으므로, 형식상에서 옛날의 角法과 일정한 정도는 닮은 곳이 있지마는 앞에서 설명한 여러가지 角法과는 거리가 먼 차이가 있는 것이다. 薰法은 비교적 양호한 疎風止痒作用(소풍지양작용)이 있으므로 오늘날에 이르러서도 일부 사람은 더욱 疏痒性皮膚疾患(소양성피부질환)에 이용되고 있어 일정한 치료효과를 거둘 수 있다.

清(청) 나라 시대에 外治法(외치법)은 비교적 큰 발전을 이루었다. 吳師機의 「理論聯文」은 이 영역의 대표적 저작이다. 이 책 속에는 발관법을 써서 風邪頭痛(풍사두통), 破傷風病(파상풍병)을 치료한다는 기재가 보일 뿐 아니라, 角法에 닮은 방법으로 黃疸病(황달병)을 치료한다는 것이 기록되어 있다. 鄒存淦의 「外治壽世方初編」은 다시 그것을 발전시켜 왔다. 例컨데 黃疸(황달)의 치료항에서는 「엷은 草紙(초지)를 毛筆하고 爆竹(폭죽) 모양으로 감아, 한쪽 끝을 종이로 단단히 막고, 누런 밀로 주위를 틈없이 칠하지마는, 밀이 통속에 들어가지 않게 한다. 병자를 바르게 눕혀서 밀 통을 배꼽 위에 두고 횟가루로 둘레를 싸서 통의 바닥 부분을 받혀서 통이 넘어지지 않도록 하고 또 氣가 새어 나가지 않도록 한다. 통의 머리에 불을 붙여서 통의 바닥을 둘러싸고 있는 灰(회)인 곳 까지 태운다. ……黃水(황수)가 모두 빠지는 것을 눈 대중으로 한다」라고 지적하고 있다. 전부의 치료경과에서 말하면, 이 방법은 「火」와 「角」의 두 가지의 치료작용을 구체적으로 나타낸 것이다. 그것은 薰法(훈법)과는 같지 않고 보통 灸法과도 다름으로 일단은 角法의 범주에 의하여 이것을 火角法(화각법)이라고 불러서 文憲活動(문헌

활동)의 참고로 제공하고 싶다.

　이상 기술한 것을 정리하면 옛날 角法의 개념과 그　임상상의
의의에 대해서는 완전한 일치를 보지 못하고 있지 마는,　그것은
우리 나라의 古代醫學의 하나이며, 軟部 (연부) 조직의 화농성질환
의 치료에 상용하고 있었던 치료법으로 奏 (진)나라 이전 부터 明
(명)나라 시대 까지 모두 記載 (기재) 되어 있다는 것은　모든
사람들이 인정하고 있는 바이다.　이 일은 角法의 외과적 영역에
의 응용이 일시적으로 유행했던 것 뿐이 아니고 매우 장기간에 걸
쳐서 계속되어 왔다는 것을 보여주고 있다.　뒤에 치료수준이 끊
임없이 발전하므로 因해 일시적으로 유행했던 腓膿措置 (배농조치)
로서의 角法은 점차 수술에 의한 切開 (절개)나 약물에 의한　방
법으로 변하였으나, 동시에 歷代 (역대)의 醫家 (의가)는 角法을
應用面 (응용면)에도 발전시켜, 단순하게 하는 방법이나, 吸角器具
(흡각기구)를 개량하였을 뿐 아니라, 임상상의 적응증에도, 외과
영역에서 점차로 疎風 (소풍), 解熱 (해열), 鎭痛 (진통) 등의　방
면으로 응용하게 되어 오늘에 이르러서도 역시 사람들이 즐겨 이
용하는 치료법의 하나로 되어 있다.　角法의 치료작용의　기서도
현재의 理學 (이학)　療法에 채택되고 있다.

　현대의 理學 (이학) 요법에 있어서 局訴陰壓療法 (국소음압요법)
이나 氣壓療法 (기압요법)은 옛날 角法이 발전하여 變遷 (변천)을
하였던 것이라고 하겠다.

刺針瀉血法 (자침사혈법)의 源流 (원류)

전통적인 刺針瀉血法을 옛 시대에는 「刺絡」(자락)이라고 불렀다. 이것은 중국의학에 있어서 일종의 특수한 刺針外治法(자침외치법)이라, 사열, 구급, 止痛, 消腫, 鎭靜 등의 작용을 가졌기 때문에 민간에 널리 유전하여 왔던 것이다. 그 방법은 환자의 여러가지 질병에 바탕을 두고, 날카로운 三稜針을 「絡脈」(낙맥)에 刺入(자입)하여, 소량의 출혈을 보고 질병치료의 효과 목적을 이루는 것이다.

인류의 의료중에 刺針瀉血療法은 아마도 가장 오래된 치료방법의 하나로서, 그 기원은 역사가 있기 이전에 까지 거슬러 올라갈 수 있을 것이다. 아득하게 먼 石器(석기) 시대에 우리들의 선조들께서는, 생활과 생산노동을 통하여 신체의 일부를 옥연하게도, 날카로운 돌이나 가시로 刺傷(자상)하여 출혈시켜서, 그 부위는 痛이 일어났으나, 다른 부위의 질병이나 동통은 뜻밖에도, 경감 또는 소실되어 버렸다는 경험을 가졌을 것이다. 이러한 현상이 우연 또는 의식적으로 여러차례 쌓고 쌓은 나머지, 사람들은 신체의 어떤 부위를 찌르든지, 부딪치든지 하여 출혈시키면, 다른 한쪽의 부위의 질병이나 동통이 경감 또는 제거된다는 인식을 가지기에 이르렀다.

例컨대, 오늘날 內蒙古(내몽고) 지구에 傳해져 있는 사냥군과 瀉血(사혈) 치료의 신기스러운 전설은, 刺針瀉血療法의 기원을 소박하게 表現(표현)한 것이라 하겠다. 자침사혈이 일부의 질병을 치료할 수 있는 것을 실제로 증명하였으므로, 그 때문에 專用(전용)의 石製工具(석제공구) — 砭石(돌침)이 등장하게 되었다.

근대 考古學(고고학)의 연구에 의하면, 돌침(편석)을 이용한 것은 일찌기 12만년 전의 석기시대라고 한다. 例컨대 內蒙古(내몽고) 지방의 어떤 유적지에서 발굴된 신석기 시대의 돌침이나, 河北省(화북성) 일대의 殷(은)나라 때의 옛 무덤에서 발굴된 1점의 石鎌은 당시의 의료기구 — 砭石(편석)의 일종이다. 당시에 이 종류의 원시적인 침은 곪은 곳의 절개나, 몸 곁에 있는 정맥에서의 瀉血 등의 용도에 사용되었다.

생산력의 발전에 따라서 구리나 쇠가 출현되어 그와 동반하여 의학도 발전되어 왔다. 秦漢(진한) 시대에는 금속제의 針이 등장되었다. 이것이 「黃帝·內經」(황제내경)에 기록되어 있는 「九針」이다. 옛 시대의 九針이란 九종류의 모양이나 용도가 다른 치료기구를 뜻한다. 그 중에는 피부의 表在靜脈(표재정맥)을 刺破(자파)하여 출혈시켜, 그에 따라서, 癧腫(절종), 열성질환, 설사 등의 질병을 치료한 「鋒針(봉침)」이 포함되어 있으나, 이것이 즉 현재 자침사혈에 이용되고 있는 삼능침이다.

「靈樞(영추)·九針十二原(구침십이원)」에서는 九針은 모양과 이름이 각각 다르다. ………제 4는 鋒針(봉침)이라 부른다. 길이는 1寸 6分……鋒針은 針鋒이 날카로워 三面으로 鋒稜(봉능)이 있어서 痼疾(고질)에 적합하다.

「靈樞(영추)·九針論(구침론)」에서

제 4는 봉침이라 부른다. 絮針(서침)에 닮은 모양으로 針體(침체)는 원기둥 모양, 침끝은 絳形(봉형)이다. 길이는 1寸6分. 癰瘍熱毒(옹양열독)의 症을 주관한다. 刺絡하여 사혈하는데 쓰이기에 알맞다.

요즈음 2년 사이에 內蒙古(내몽고)에서도, 秦漢(진한)시대 이전에 전국시대의 靑銅(청동)의 砭針(편침)이 발견되어 왔으며, 우리나라의 금속침의 유구한 역사를 보여주고 있다.

砭石(편석)은 질병치료에 대해서 이미 春秋(춘추)시대에 문자에 의한 기록이 있다. 馬王堆三號墓에서 出土(출토)된 중국 의학서적 「五十二病方」과 「脈法(맥법)」에 바탕을 두면 당시의 砭法(편법)에는 두 종류가 있었다는 것을 더듬을 수 있다. 하나는 砭石(편석)으로 직접 피부를 傷하게 하여 (歷瘖), 癩〔陰囊헤르니아・下腹部의 腫大 등의 종류〕를 치료하는것, 하나는 砭石〔「小楢石」 혹은 「小楢石」으로 熱熨(열위)「열한 것으로 피부를 문지른 것〕하여 痔(치)를 치료하는 것이다. 이것은 현재까지에 考古學的으로 발견된 砭石(편석)치료 관계의 문자에 의한 기록속에 가장 오래된 것이다.

많은 의료실천을 기초로 하여, 옛날 醫家(의가)는 끊임없이 경험을 총괄하여, 자침사혈요법의 이론을 만들어 모았다. 2천여년 전의 한방의학의 典籍(전적) 「黃帝內經(황제내경)」속에는 刺針치료에 관한 부분 속에 거의 반 이상이 자침사혈을 기록하여 놓았으니, 162편 중에, 40수 편이 자침사혈요법의 명칭, 針具(침구), 침법, 취혈, 주치범위, 금기증, 치료작용의 기서 등의 내용에 대하여 매우 상세하게 논술하고 있으며, '경락, 기혈학설의 이론체계에 있어서 핵심적인 구성부분이 되어 있다.

刺針瀉血(자침사혈) 요법은 「內經(내경)」에서 시작하여, 역대의 醫書(의서)에는 어느 것이나 그것에 관한 기록이 보인다. 또 대부분의 醫家(의가)가 자침사혈의 전문 기술을 익히고 있었다. 「史記」의 기록에 의하면 춘추시대의 명의였던 篇鵲(편작)은 이미 자침사혈법을 쓰고 있었으며, 예컨대, 太子의 屍蹶應(시궐증)을 치료하였던 즈음에는 「厲針(여침)·砥針(저침)으로 밖의 三陽五會를 취하였다」〔금속침이나 石針으로 몸 겉의 三陽穴, 五會穴에 자침한다〕, 齊(제) 나라의 桓侯(환후)의 병을 보았을 때는 「병이 혈맥에 있을 때는 침이나 돌로 치료할 수 있다」고 기록되어 있다. 古代(고대)의 명의인 華陀(화타)도 자침사혈의 기술이 뛰어나 있었다. 그는 紅系疗(임파管炎의 종류)을 刺絡(자락)으로 치료하고 또 曹操(조조)가 「頭風症(두풍증)」을 앓았을 때에는 頭部(태양혈)에 자침사혈 하였더니 그 자리에서 痛이 멈추어 재빠른 효과를 거둘 수 있었다고 전해지고 있다. 西晋(서진)의 皇甫謐이 편찬한 「침구갑을경」의 「奇邪血絡(기사혈락)」편 속에는 奇邪(기사)가 絡脈(낙맥)에 체류한 병변, 血絡(혈락)을 찌르는 것을 위주로 한 치료법, 刺血絡(자혈락)의 진단기준, 刺血絡할 때 끌어 일으키게 되는 부적합 반응 등의 내용을 전적으로 논술하고 있다. 唐나라 시대의 侍醫(시의) 張文仲, 秦鳴鶴은 백회와 뇌호혈에 자침하여 출혈시켜, 唐나라 高宗, 李治의 頭目眩暈(두목현운)의 급증(메니엘 ― 증후군의 가능성이 강함)을 치료하고 있다. 「新唐書·則天武皇后傳」은 그 치료 경과를 상세하게 기록하고 있다.

「新唐書·則天武皇后傳」에서

王은 頭眩(두현)으로 물건을 볼 수 없게 되어 버렸다. 侍醫(시의)인 張文仲과 秦鳴鶴은 아뢰었다. 「王의 병은 바람에 上逆입니다. 머리에 자침하여 출혈시키면 치유하게 됩니다.」 寵姬(총희 즉 측천무후)는 제 마음대로 화를 내면서 말을 하였다. 「목을 쳐야 합니다. 어떻게 王의 몸에 침을 찔러 출혈한다는 것을 말

할 수 있겠읍니까. 」 의사는 머리를 땅바닥에 조아리면서 명령해 주기를 청하였다. 王은 말씀 하셨다. 「醫者가 질병에 관한 것을 論(논)하는 것이 어떻게 죄가 될 수 있겠소, 하면서 余(王 자신)는 眩(현)하여 견디기 어려우므로, 이 이야기에 귀를 기울이고 싶소」. 하여 의사는 몇번의 刺針(자침)을 하였다. 王은「余는 눈이 똑똑하게 볼 수 있게 되었다」고 말씀 하셨다.

宋(송)나라 시대의 유명한 醫家(의가)인 陳自明은 癰疽瘡瘍(옹저창양)의 치료로 큰 효과를 거둔 醫案(의안)을 기록하고 있다.

「外科精要(외과정요)」에서는

50세 넘은 어떤 남자가 背疽(배저)를 앓고 5일이 지났다. 부어 올라서 매우 痛하여 發赤(발적)은 1尺이 넘는다. 돌을 짊어진 것 처럼 무겁다. 峻攻法(준공법)을 써야만 하겠으나, 그 맥을 하였더니 峻攻法(준공법)은 적당하지 않아서, 먼저 發赤(발적)하여 있는 곳에 刺針(자침)하여 한 공기 정도를 출혈시켰다. 腫痛(종통)이 갑자기 삭아 버리고 등의 무거움도 바로 없어졌다.

金나라 元나라 시대가 되어 醫學論爭(의학논쟁)의 氣運(기운)이 높아지게 된 것은, 자침사혈요법의 발전에 대하여 적극적인 역활을 다 하였다. 그 시기의 임상에 있어서 자침사혈을 이용해 邪(사)를 제거하여 병을 치유하게 한 醫家(의가) 중에서, 가장 성과를 거두어 새로운 境地(경지)에 達한 제1인자로서 張子和를 들 수 있는 것이다. 그는 刺針瀉血이 邪를 공격하여 병을 낫게 하는 가장 빠른 효과를 거둔다고 생각하고 刺針瀉血術을 매우 추천하고 있다. 그의 대표적인 저작물인 「儒門事親(유문사친)」속에는 스스로의 체험을 기술하고 있다.

「儒門事親(유문사친)」

나는 일찌기 눈병에 걸린 일이 있어서, 눈이 충혈되어 끊임없이 붓거나 翳膜(예막)이 걸리거나 하였다. …… 百일이 넘도록 눈병이 계속되어 밝은 빛을 보기 싫고, 눈이 가물가물하여 腫(종)과 痛이 낫지를 않았다. 어느날 안과 의사인 姜仲安(강중안)이 「상성혈에서 백회혈 까지를 鈚針(비침)을 이용하여 40～50회를 速刺(속자)하고, 찬죽혈에서 사죽혈 까지의 눈썹 짬에 11회를 刺하고, 양쪽 콧구멍 속인 草莖(초경)에 탄탄히 하여서 이상의 3개소에서 출혈 시키면 마땅 합니다.」라고 말하였다. 그가 가르키는 대로 치료하였더니 샘 처럼 피가 나와 그 量(양)이 2되 가량이나 되었다. 다음 날에는 대충 좋아지더니 3일 째는 말끔하게 나아져서 원래대로 되었다. 나는 경탄하면서 말하였다. 「百일 동안 고통도 하루 아침에 풀려 버렸다. 의학을 배우고 반평생이 되었는데 이 방법을 모르고 있었다는 것을, 어떻게 이 방법을 배우지 않을 수 있을 소냐」라고.

張氏는 「內經(내경)」의 이론에 바탕을 두고, 자기의 의료경험과 結付(결부) 시켜서, 자침사혈요법의 적응증과 금기증을 분명하게 提起(제기)하여 攻邪治病(공사치병)의 면에서의 자침사혈요법에 대하여, 점차로 독자적인 境地(경지)를 형성하여 왔다. 그의 학술적 특징은 「세가지 많다는 것」이다. 첫째는 鈚針(비침)〔보통은 일반적인 침을 가르킴 여기서는 아마도 三陵針의 뜻으로 이용하였을 것임〕의 운용이 많다는 것이다. 鈚針(비침)은 날카로우며 피부표면에 비교적 큰 創傷(창상)을 만들 수 있어, 邪(사)를 쫓는데 보다 빠르다고 생각하였기 때문일 것이다. 둘째는 刺針穴이 많다는 것이다. 예를 들면 盤(반) 처럼 背疽(배저)

-299-

를 치료하는데, 「疽의 염증 부분의 주위에 三百針(삼백침)이라 든지, 濕癬(습선)을 치료하는데 「癬(선) 위에 각각 百針余를 刺하여 그 血을 모두 내어 버린다」 등이다. 셋째는 출혈량이 많다는 것이다. 대개의 환자는 1말이나 한되가 넘는 출혈을 시키므로, 매우 사람을 놀라게 하는 것이였다. 張氏의 자침사혈에 의한 攻邪治病面(공사치병면)으로의 성과는 「內經(내경)」을 크게 발전시키는 것이었다. 그는 「儒門事親(유문사친)」의 속에서 침구의 醫案(의안)을 약 30余 가지의 예를 들고 있으나, 그의 대부분은 자침사혈로 효력을 봤던 것이다. 例컨대, 그 중의 하나는 다음과 같은 腫瘤(종류)에 대한 刺針瀉血의 醫案(의안)이다.

「儒門事親(유문사친)」

어느 날 衛壽之(위수지)와 張子和(장자화)가 요리집에 들렸더니, 瘤(유)를 앓는 사람이 눈에 띄었다. 그것은 마치 윗 눈시울인 곳으로서, 색은 회색 오얏 처럼 아래로 대려져 눈을 감고, 물건을 볼 수 없었다. 張子和는 衛壽之에게 「나는 요리가 될 때까지 이 瘤(유)를 떼어 버릴 수 있다」라고 하였다. 衛는 그 말을 믿지 않았다. 張子和가 그 사람에게 「내가 그 혹(瘤)을 떼어 보일테니 어떤가」고 물었더니, 그 사람은 「이 혹은 아무도 切開(절개)하려 하지 않는다」라고 대답하였다. 張子和가 「나는 칼로 切開(절개)하지는 않는다. 달리 방법이 있다」라고 말하니, 그 사람은 승락을 하였다. 작은 방으로 들어가서 침대 위에 반듯하게 눕히고 그의 팔을 줄로 묶고 침을 찔러 피를 많이 나게 하였다. 그 전에 손으로 눈의 혹을 비비고 또 혹을 찔러 새똥만큼의 血을 내었다. 바로 삭아서 원래의 방으로 되돌아 왔다. 衛壽之는 이것을 보고 매우 놀랐다. 거기서 張子和는 「사람의 기술이란 더듬어서 물어 봐야만 마땅한 일이다」라고 하였다.

金나라 元나라의 四大家(사대가)라고 떠들썩하게 칭찬을 하는 李東垣(이동원)은 「補土脈(보토맥)」의 창시자이지 마는 그도 또한 자침사혈술을 중시하고, 그것을 이용하여 營衛氣血(영위기혈)의 平衝(평충)을 조정하였다. 그의 대표적인 저작인 「脾胃論(비위론)」에는, 「三里와 氣街(기가)를 취하여 三陵針으로 출혈시킴」이라든지, 「三里穴의 아래 3寸의 上廉穴(상염혈)에서 출혈시킨다」라고 한 방법으로, 痿躄症(위벽증 : 앉은뱅이)을 고친 기록이 실려 있다. 李氏의 培土補虛(배토보허)·刺血攻邪(자혈공사)의 학술적 관점은 그의 제자였던 羅天益(나천익)에 중시되어 받아 익혔다. 羅天益의 대표적 저작 「衛生寶鑑(위생보감)」의 의료경험을 기술한 부분에는 자침사혈에 의한 양호한 치료경험이 많이 수록되어 있다.

明나라 시대의 유명한 침구의 大家(대가)인 楊繼州(양계주)는 先人(선인)들의 경험과 家傳(가전)의 침술을 거의 수집하여 침구의 전문서적 「針灸大成(침구대성」을 집필 편찬 하였다. 그 내용은 풍부하고 계통이 서 있으며, 明나라 이전의 침구의 경험을 총괄한 것으로서 침구를 배우는 사람에게 매우 중시되고 있는 책이지 마는, 그 책 속에는 穴位瀉血法(혈위사혈법)이나 구급자침사혈로 「大風(癩)에 의한 머리털이나 눈썹의 탈락」; 「小兒湖孫勞(소아호손노 : 선천매독)」,「중풍으로 졸도하여, 의식장해를 초래하여 痰涎(담연)이 막혀 牙關緊急(아관긴급)을 일으키고 있다. 」등의 병증을 치료한 것이 記錄(기록)되어 있다.

이 책에는 唐나라 시대의 甄權이 사혈요법으로 「唐의 刺史(자사) 成君綽(성군작)이 갑자기 턱이 부어 올라 한되의 크기만큼

되어 목구멍이 막혀 음식은 물른. 물 조차도 3일 째 삼키지 못한 다」病症을 치료한 것이 기록되어 있다. 楊氏는 「병에는 세가 지의 원인이 있으나, 어느 것이나 氣血(기혈)의 변동이다」라고 기록하여 있다. 「아마도 돌침은 경맥을 통해 기혈을 고르게 하 여 邪를 쫓아 正을 돕는 일이 될 수 있기 때문에 捷法(첩법)에서 가장 不可思議(불가사의)하다고 생각할 것이다」라고 記述되어 있 으나, 이것은 자침사혈요법의 도리를 그가 중시하고 있다는 것을 나타내고 있다. 같은 시대의 名醫(명의) 薛立齊(설입제)도 자 침사혈을 丹毒(단독)의 치료에 잘 이용하였다. 외과의인 申斗 垣(신두원)은 瘡癤丹瘤(창절단류)의 모든 질병에 대하여 돌침에 대한 사혈로 치료한 풍부한 경험을 가지고 있으며, 「砭石(편석), 鑱鍼(참침), 刀鎌(도겸)은 瘡毒(창독)을 찢는 기계이다. 창독 을 출혈시키는 것이 마땅하다는 것은, 서둘러 제거한다는 뜻이다. 늦어지면 독렬이 움직일 염려가 있다. …… 瀉血의 묘미는 時機 (시기)가 맞는데 있으니, 시기가 지나면 소용이 없다.」라고 기술하 고 있다.

세계 각국에서도, 자침사혈요법의 기록이 수없이 많이 남아 있 다. 기록에 의하면 일본에서는 이미 AD 412년에 刺絡(자락) 과 비슷한 치료가 이루어 졌다고 한다. 平安朝(평안조)시대 (AD 794 ～ 1192)년에 세상에 나타난 出雲廣貞의 「大同類聚方 (대동유취방)」, 丹疲康賴의 「醫心方」을 보면 刺針瀉血(자침사혈) 요법이 당시 매우 유행하고 있었다는 것을 알 수 있다. 이 일 로 부터 우리나라의 옛 시대의 사혈요법은 일본의 옛 시대의 의 학에 대해서도 일정한 영향을 가지고 있었다고 할 수 있다.

「醫膱 (의익)」

崇禎 (숭정 16 년 〔AD 1643〕의 8 월에서 10 월에 걸쳐서 北京(북경)의 내외에서 痼瘡 (갈창)이라고 하는 병이 유행하였다. 귀천이나 늙고 젊음을 불문하고 병에 걸리면 반 시간도 못되어 바로 죽어 갔다. …… 북경에서의 합계된 수는 20 만명이 넘었다. 10월 초순에 福建 (복건)의 副知事 (부지사)를 선출하는 임무를 맡은 사람이, 그 병에 통달 하였다 하니, 膝窩 (슬와)를 보고 筋이 부어서 紫色 (자색)으로 나타나 있으면 救할 수 없으나, 紅色인 경우는 速刺 (속자)하여 출혈시키면 병에 걸리지 않았다는 것을 가르쳐 주었다. 치료 받으러 오는 사람이 하루에 1 만을 達 (달)했다 한다.

소위 痼瘡 (갈창)이라 痧病 (사병〔호렬자〕)이다. 「王庭痧脹玉衡序 (왕정사창옥형서)」에 「옛 일을 다시 생각하면, 癸未 (계미)년의 가을에 나는 북경에 있었지만 그 시기에 疫病 (역병)이 크게 유행하였다. 환자는 가슴과 복부가 조금 팽만하여, 염소처럼 白毛(백모)가 나고, 죽는 사람이 하루에 수천명을 헤아렸으나 누구도 그 병명을 몰랐다. 海昌 (해창)이란 지방의 明經 (과거의 일차시험에 합격한 사람에 주는 칭호)이었던 李君이 이것을 보고 말 하였다. 「이것은 痧病 (사병)이다. 針으로 찔러 출혈시키면 바로 낫는다. 」 그기서 성안에 醫者(의자)에게로 들어가는 사람이 하루에 만명을 헤아릴 정도였으나, 어느 누구도 모두 병이 나아서 돌아 갔다」라고 기록되어 있다.

일본의 근대 침구의 권위자인 玉森貞助은 派라는 한 派 (파)를 創立 (창립) 하였으나, 그 침술이 독특하여 造詣 (조애)가 매우 깊어서, 스스로 「王森天心」는 자침사혈요법도 중시하였다.

특히 變形性(변형성) 관절염의 치료에서는 언제나 散針術(산침술)로 조금 출혈 시킨다는 독특한 요법을 시행하여 재빨리 치료를 하고 있었다.

우리 나라의 古代의학이나, 藥學(약학), 朝鮮(조선)시대에도 전해져 일정한 영향을 주었다. 예를 들면 許浚(허준)이 執筆(집필) 편찬한 「東醫寶鑑(동의보감)」은 內經(내경)을 근본 바탕으로 한 것이지 마는, 이 의학전서 속에도 자침사혈요법이 소개되어 있다.

17세기 말에는 刺針術(자침술)이 유럽에 전해졌다. 처음에는 자침사혈술의 임상응용에 성공한 프랑스 사람인 의사는 1812년 파리 의학회에 「瀉血術을 論함」이라는 논문을 제출하였고, 또 1916년에는 「만성질병에 대한 瀉血術 및 침술을 論함」 이라는 저작을 발표하여 자침사혈술의 추진에 先驅的(선구적)인 역할을 다 하였다.

사회의 變革(변혁)은 의학의 발전에 직접영향한다. 봉건사회에서는 「身體髮膚」 이이것을 부모로 부터 받았으니 毁傷(훼상) 하지 아니함은 考(효)의 첫 거름이니라」 (「考經」 효경) 이라는 잘못된 倫理感(윤리감)이 널리 퍼져서 동시에 자침사혈술에도 일정한 여러 어려움을 동반했던 것이 자침사혈요법의 발전을 阻害(조해) 하였다. 元나라, 明나라 시대 이후는 針灸醫家(침구의가)의 자침사혈술을 대담하게 이용하지 않게 되어 대부분의 醫家들이 간혹 사용만 하게 되었다. 淸나라 시대가 되더니 한방의학은 날이 갈수록 쇠퇴하게 되어 淸나라 朝廷(조정)에서는 針灸科의 閉鎖(폐쇄)를 공포하였다. 그러나 일부 醫家(의가) 에서는 이러한 動向(동향)에 반대의 입장을 관철하여, 자침사혈술을 적극적으로 추진하였다. 예를 들면, 淸나라 시대의 부인과의 名醫(명의)인 傅山(전산)은 眉心(미심)에 刺針하여 출혈시켜서 産後血暈(산후의 급성 빈혈 종류)을 치료한 경험을 분명하게 하고 있다. 그리고 溫病(온병)의 大家인 葉天士(엽천사)는 委中(위중)에 출혈시켜 咽喉部(인후부)의 동통을 치료하고 있다. 어찌 되었던 칭찬할 만한 것은 淸나라 시대초기의 醫家(의가) 郭志邃(곽지요)가 자침사혈에 의한 「痧症」急救(급구)의 경험을 총괄하여 하나의 책「 胈王衝(사창옥충)」을 지은 것으로 이것은 救急診療(구급진료)의 면에서의 자침사혈술의 발전이다.

정부가 수립된 뒤에 정부의 配慮(배려) 아래 의학 정책이 철저하게 추진되어 오랜 전통을 지닌 한방 의학의 귀중한 경험이 매우 重視(중시)를 받게 되었다. 따라서 자침사혈요법도 새로운 생명선을 획득하게 되었다. 기관지 천식, 학질, 毛囊炎(모낭염), 乾癬(건선), 結膜炎(결막염) 등에 대하여 자침사혈술을 써서 치료하여 좋은 경험을 거두었다는 보고가 나라 안 여러 곳에서 계속 줄을 잇고 있다. 한 병원의 刺血科(자혈과)의 老中醫(노중의)도 자침사혈술을 이용하여, 地震(지진)으로 인한 創傷(창상), 閉塞性血栓血管炎(폐새성혈전혈관염), 急性虫垂炎(급성충수염), 관절류마치스, 肩關節周圍炎(견관절주위염), 좌골신경통, 정신병, 중풍에 의한 片麻痺(편마비), 腦炎後遺症(뇌염후유증) 등의 질병에 대하여 비교적 양호한 치료효과를 거두고 있다. 또 그들은 「刺血療法」의 著書(저서)를 집필 하였다. 자침사혈요법이 점차로 광범위하게 사용되어짐에 따라 제법 많은 사람들이 이를 알 수 있게 된다면 앞으로 국가 건설에 크게 공헌할 수 있는 人間療法이 될 것으로 확신하기에 반드시 훌륭한 의료 보건의 역할을 발휘할 수 있게 되리라 믿는 바이다.

부항시술은 이렇게 ──

全体시술점

○표한곳이 시술점

⊙ 其他 要所시술은 病名別 經絡別에 참고하시오.

알아두어야 할 사항

부항사용의 근본 목적은 체내를 정혈 (淨血) 하여 청혈하는데 있다. 건강한 성인의 혈액의 양은 체중의 약 1/13 ∼ 1/14 (5∼7ℓ)의 혈액의 양이 불과 23초 전후의 짧은 시간에 우리몸의 전신을 일주하고 있다. 그러므로 혈관내의 혈액이 흐르는 상태를 항상 양호하게 유지하므로써 건강한 체력을 지킬 수 있다.

이 정혈의 목적으로 부항을 시술하는데 있어서 먼저 전체적인 시술을 하고, 다음에 질병에 관련되는 요소시술(要所施術)을 하도록 한다. 그리고 체질을 구분하여 실증체질 (비만 체질)이냐 허증체질 (여윈체질)이냐를 구별하여 시술하는 것이 좋다. 실증체질(實證體質)일 때는 흡착력을 50 ∼ 60 으로 약간 강하게 하고, 시술시간도 일분에서 삼분까지로 하지만, 허증체질 (虛證體質) 인 경우에는 흡착력을 10 정도 낮추어 40 정도로 하고, 시술시간도 20초 내지 30초정도로 단축해야 한다. 그러나 색소반응을 봐서 적절히 시술자의 판단으로 조정해야 하는것이 좋다.

기타 상세한 것은 전체요법의 도면을 참고하시고 자기가 원하는 요소치료에 임하도록 하시오

전체요법 A

표준보법(1)

〔腹部正〕

1. ○표내의 숫자는 붙이는 순을 가리킨다. 허증 (虛證)인 사람은 흡착력을 약하게 한다. 부항를 뗄때는 복부의 正인 경우는 숫자가 많은것부터 거꾸로 떼어 간다. 다만 설사할 때는 ②⑤④①③의 순으로 뗀다는 것이나 붙이는 순서대로 떼도 관계없다.

2. ○표는 위(胃)가 나쁠 때에만 마지막에 붙인다. 부항붙이는 시간은 30초이내.

3. ●표는 실증체질(實 證體質)인 사법(瀉法)의 경우, 흡착구를 뗄 때는 ●표부터 먼저 뗀다.

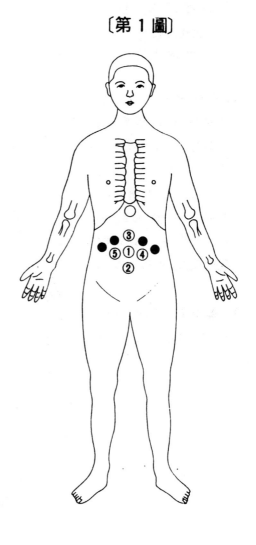

〔第 1 圖〕

전체요법 A
표준보법(2)
〔腹部反〕

1. 부항 붙이는 시간은 보법인 경우는 최고 일불까지 사법 (瀉法) 인 경우에는 삼분 까지

2. 부항을 뗄 때는 이 번에는 흡착순으로 뗀 다. 설사때는 ⑥⑤⑧⑦ ④③②①의 순으로 뗀 다.

3. ●표는 실증체질인 사람(사법)의 경우에붙 인다.

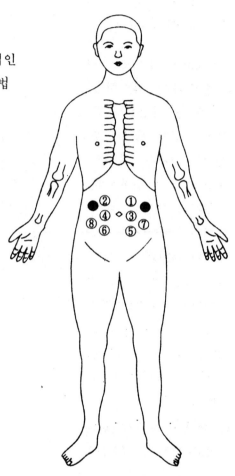

전체요법 A

표준보법(3)

〔 背 部 正 〕

1. 허증체질인 사람은
   부항붙이는 시간을 일분이
   내로 할 것이며.

2. 부항을 뗄때는 붙이는
   순으로 한다.

3. 一부를 시술한 뒤에
   二부를 시술한다.

4. ●표는 실증체질(實
   證體質)인 사람에게만
   붙인다.

〔 第 3 図 〕

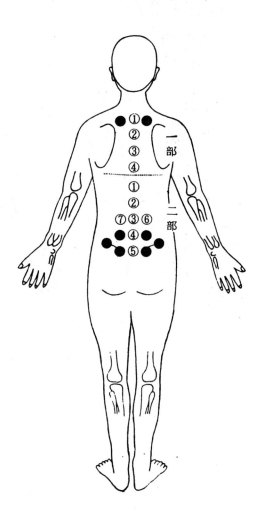

전체요법 A

표준보법(4)

〔背部反〕

1. 허증체질인 사람은 부항 붙이는 시간을 1분이내 할 것. ●표는 실증체질 의 경우에 3분이내.

2. 부항을 멜때는 흡 착순으로 멘다.

3. 시술의 순서는 1부, 2부, 3부의 순으로 한다.

〔第 4 圖〕

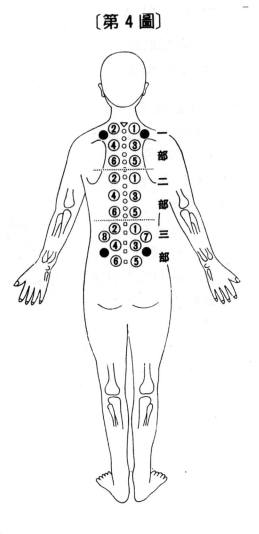

-312-

全體施術法 B

低度補法 (1)
〔 腹 部 正 〕

1. 일반적으로 여윈자 및
   6～7세까지의 소아 (小
   兒)의 경우의 시술법이
   다.

2. 부항붙이는 시간은 5
   ～10초 정도가 표준이다.

3. 부항을 떼어 낼때는
   ④③②①의 순으로 떼
   어 낸다. 단 설사를
   할 경우는 ①②③④
   의 순으로 떼어낸다.

〔 第 5 図 〕

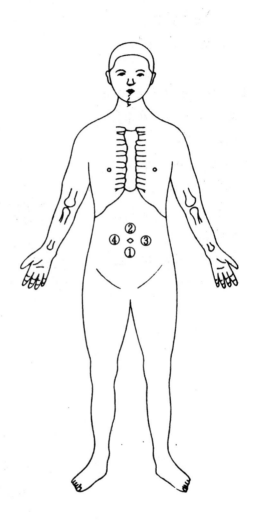

全體施術法 B

低 度 補 法 (2)

〔 腹 部 反 〕

1. ⑤⑥의 위치는 第5
   圖의 ③④의 외측(外
   側)이 된다.
2. 부항 붙이는 시간은 5〜
   10초 정도가 표준이다.
3. 부항은 붙인순으로
   떼어낸다.
4. 시술순서는 第5圖를
   참고 한다.

〔 第 6 図 〕

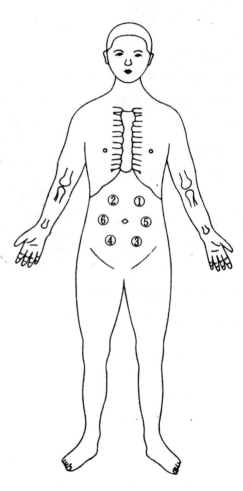

全體施術法 B

低 度 補 法 (3)

〔 背 部 正 〕

1. 부항은 붙인순으로
   떼어낸다.

2. 시술은 1 部, 2 部의
   순으로 한다.

3. 2 일에는 ①과 ②의
   사이, ②와 ③의 사이,
   ③과 2 部의 ① 사이,
   2 部의 ①과 ②의 사
   이, ②의 아래 ③④
   는 같은 위치에, 그림과
   같이 ③④를 없애고
   중복되지 않도록 매일
   시술한다.

〔 第 7 図 〕

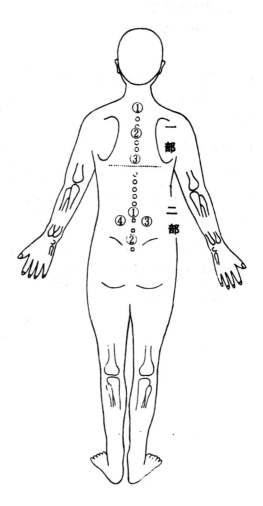

全體施術法 B

低度補法(4)
〔背 部 反〕

1. 부항을 떼어 낼때에
   는 붙인·순으로 떼어낸
   다.
2. 시술순서는 1部, 2
   部의 순으로 한다.
3. 2일부터는 ① 과 ③
   의 사이, ②와 ④의 사
   이의 위치로 시술하고
   ⑤⑥을 없애고 중복되
   지 않도록 한다.

〔第 8 図〕

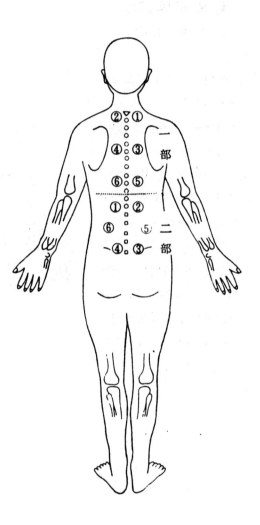

全體施術法 C

最低度補法(1)
〔 腹　　部 〕

1. 이 시술은 몸이
   ·허약한사람과 3～4세
   까지의 소아에 시술되
   ·는 법이다.
2. 「正, 反」의 구별이 없
   다. 처음에는 1개씩 붙
   이고 ①을 3초 정도
   로서 떼어내고, 다음②
   도 붙여 3초로 떼어
   내고, ③도 같은 방법
   ·으로 4～7일간 계속하면
   좋다.
3. 환자가 참을 수 있는
   한 1개씩⑤～⑧에 붙이
   고, 10일후부터는 매일
   1초씩 흡착시간을 연
   장하여 10초 이내로
   그친다.
※ 1개월정도 계속하여
저도(低度)의 補法이 될
때까지 계속한다.

〔第9図〕

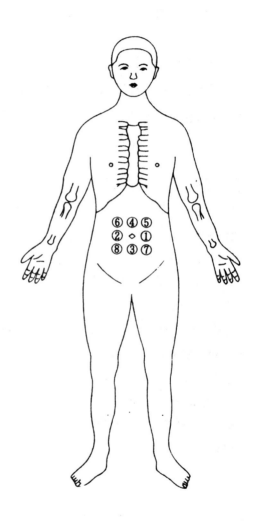

全體施術法 C

最低度補法(2)
〔 背　　部 〕

1. 혼자 돌아 누워
   시술한다. 그 때까지는
   전도(前圖)의 복부(腹
   部)에만 시술 한다.

2. 부항을 붙이는 방법은
   앞 그림과 같다.
   한 개씩 붙이고　떼
   어낸다. 최초의 4~5
   일은 ①과 ②만, 환자
   가 참을 수 있으면 ③
   ④를 붙인다.

3. 앞그림과 같은
   방법으로 될 수 있는
   한 장기간을 두고 조
   금씩 흡착시간을 연장
   한다.

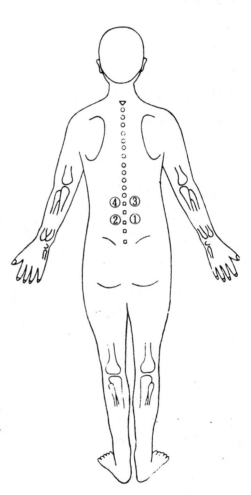

全體施術簡略法 D

〔背部正〕

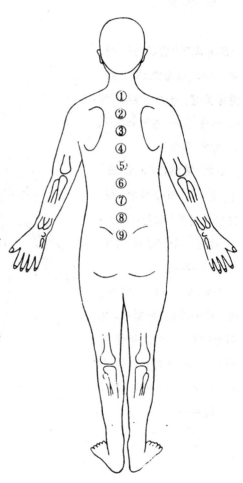

1. 복부(腹部)는 第1圖
   나 第2圖의 어느 쪽이
   든 행한다.

2. 第3圖의 ⑥⑦을 빼
   놓은 방법으로 ①②③
   으로 시술하고, 1～2
   분후 위에서부터 순서
   로 떼어가고, ④⑤⑥을
   붙이고 다음 ⑦⑧⑨를
   붙인다.

3. 實證體質인 자 또는
   부항에 숙련된 자는 ①
   ～⑨까지 한번에 붙여도
   관계없다. 흡착시는
   참을 수 있는 정도로
   3분이내로 한다.

全體施術簡略法 D

〔背部反〕

1. 第4圖의 ⑦⑧을 빼고 하는 방법으로 **虛證體質**인 자는 부항알맹이 수를 줄여 붙이는 시간을 짧게 한다.

2. 背部 簡略法의 背部「正, 反」은 척추신경 및 교감신경의 양쪽 시술로 부항 시술법의 기본 원칙이 된다.

3. 上에서 下까지 한번에 시술하는 방법이 간략법이다. 단, 척추의 양측을 시술하는 「反」의 시술은 단번에 붙이지 않는다.

〔第12図〕

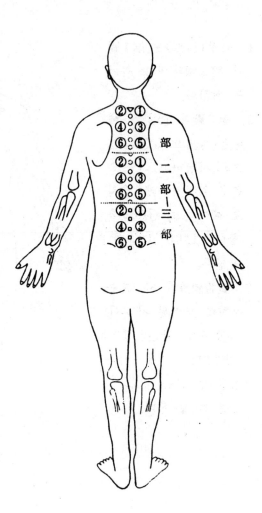

全體施術簡略法 E

〔 腹　部 〕

1. ④는 하복(下腹)의
   단전(丹田)부위 관원
   혈(開元穴), ⑦은 가
   슴명치부위 구미혈(鳩
   尾穴)로 참을 수 있는
   한도 내에서 붙이는 시간을
   을 조절한다. 「反」의
   시술은 생략한다.

2. 간략법 E의 경우 배
   부(背部)의 시술은 第
   11圖와 같다.

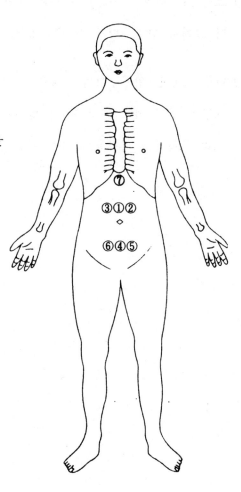

전 체 시 술 의 이 모 저 모

1) 그림 13도까지는 펌프式 부항기 사용에 이용하시는 것이 좋
   다 그러나 알콜부항기 사용도 가능합니다.

2) 다음 그림은 알콜부항기 사용의 전체 시술점입니다. 그러나
   그림과 같이 아주 단단하기에 일반적으로 이용도가 많으며 펌
   프式 부항기 소지자들도 더욱 이용 효과가 많읍니다.

(標準〔全体〕施術

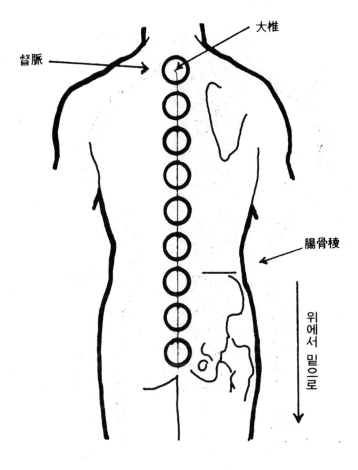

督脈 ──→

大椎

腸骨稜

위에서 밑으로

背　部

標準(全体) 施術

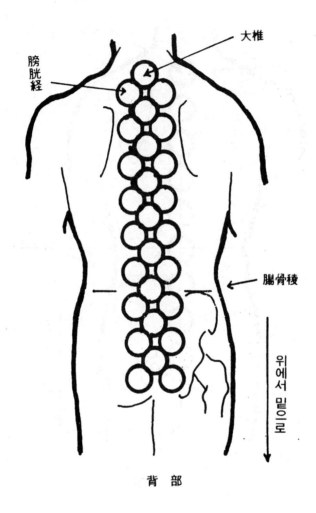

背 部

標準(全体) 施術

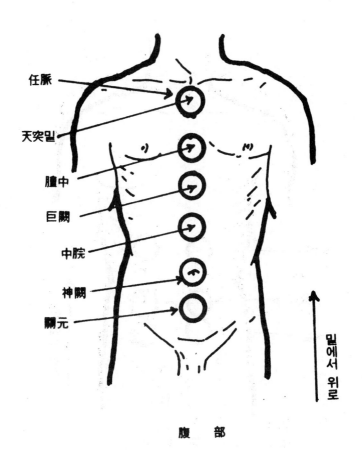

任脈

天突밑

膻中

巨闕

中脘

神闕

關元

밑에서 위로

腹　部

標準（全体）施術

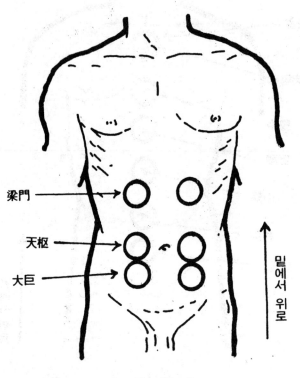

梁門 →

天枢 →

大巨 →

밑에서 위로

圖 11-1.　腹　部 . 2

標準(全体) 施術

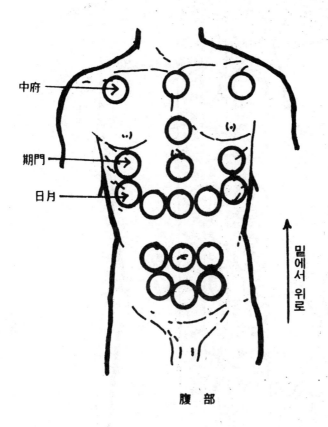

中府

期門

日月

밑에서 위로

腹 部

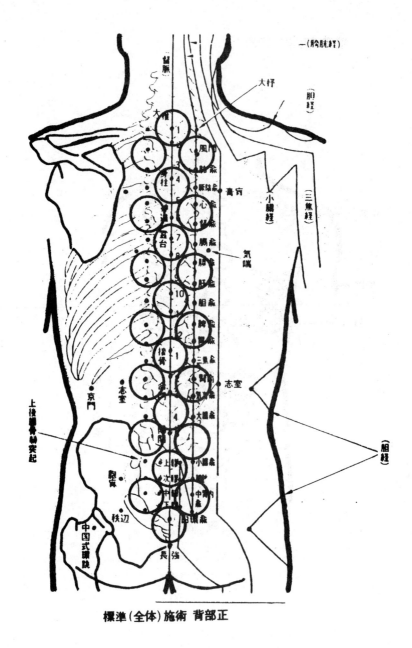

標準(全体)施術 背部正

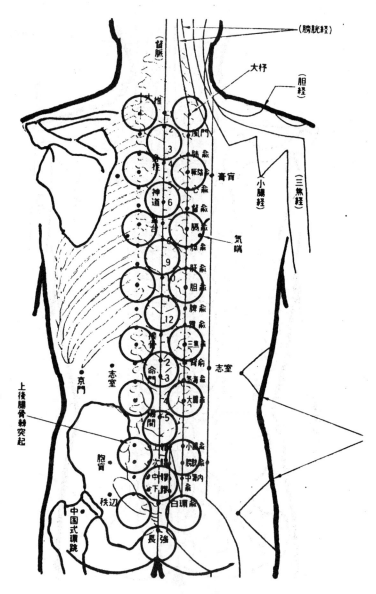

標準(全体)施術　背部反

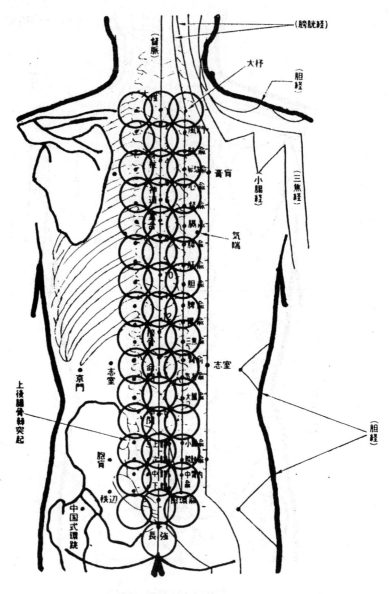

標準(全体)施術 背部正反

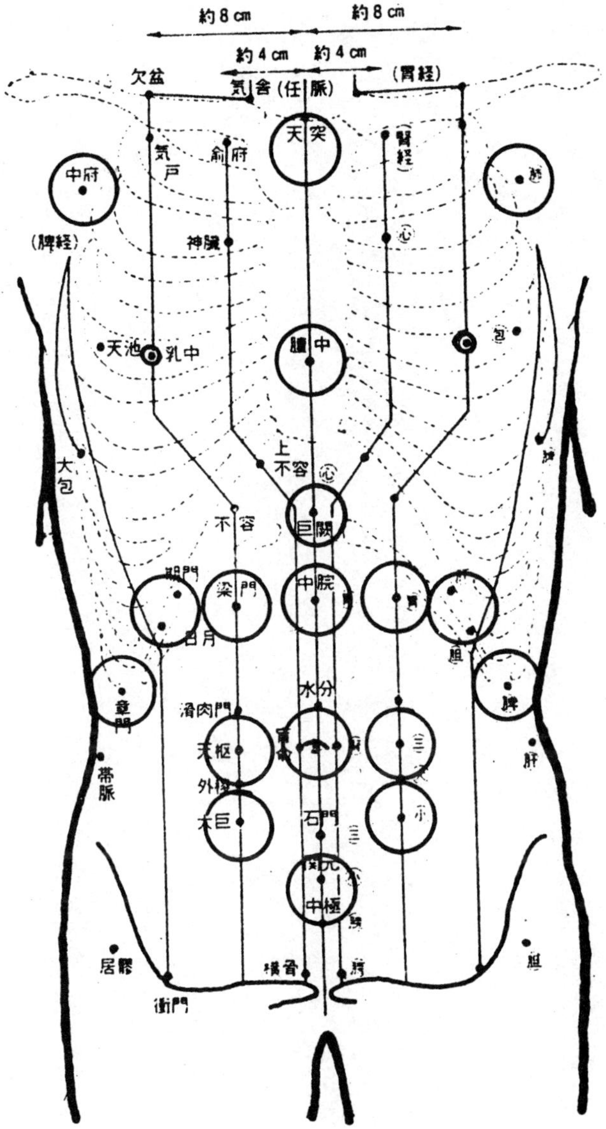

約8cm　　　約8cm

約4cm　約4cm

欠盆

気舎(任脈)　　　　(胃経)

天突

中府

気戸　前府

(脾経)

神臓

天池　乳中　　膻中

大包

上
不容

不容　巨闕

期門　梁門　中脘

日月

章門

滑肉門

帯脈

天枢

外稜

水分

石門

大巨

居髎

衝門

標準(全体)施術　　　腹部

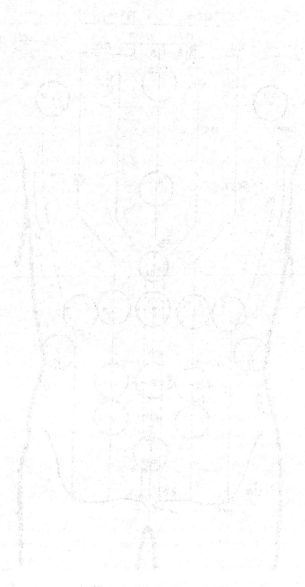

— 부항시술은 이렇게 —
14경락별 시술점

※ 초보자를 위하여 참고로 꼭 알아두어야 할 사항은 14
경락은 침구학에 있어 기본이 되는 경락으로 다음의 그
그림에서 적선이 "경락"이고 ○표한곳은 침이나 뜸을
놓는 경혈 (經穴)인데 부항사용도 이자리를 이용하는
경우가 많으며 이경혈의 총수는 364穴이나 되며 새로
신혈 (神穴)을 합하면 375穴이나 된다. ──참고사항

제 1 도   수태음폐경 (太經)

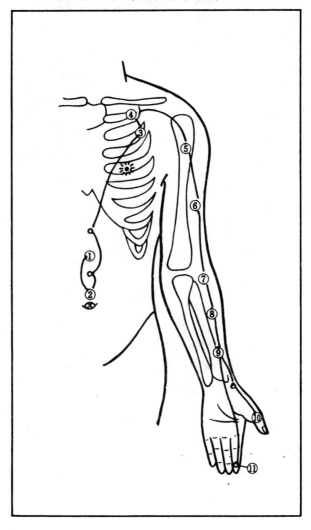

一図. 肺　經(太陰)

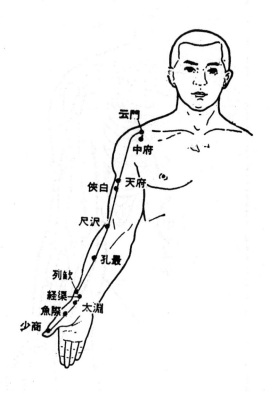

제 2 도　수양명대장경 (陽明)

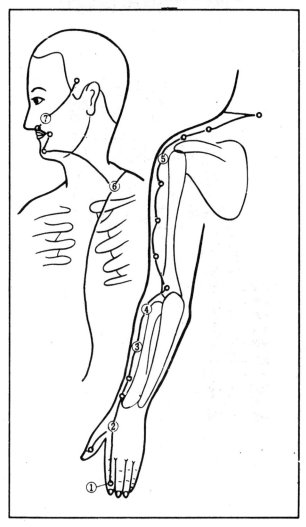

二図. 大腸經(陽明)

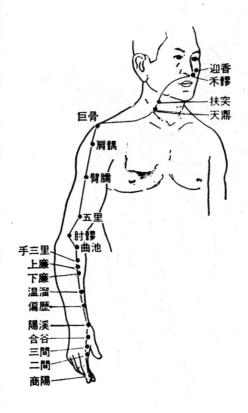

迎香
禾髎
扶突
天鼎
巨骨
肩髃
臂臑
五里
肘髎
曲池
手三里
上廉
下廉
温溜
偏歴
陽溪
合谷
三間
二間
商陽

제 3 도   족양명위경 (陽明)

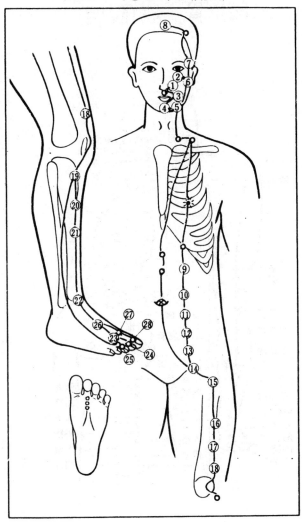

三図. 胃 經(陽明)

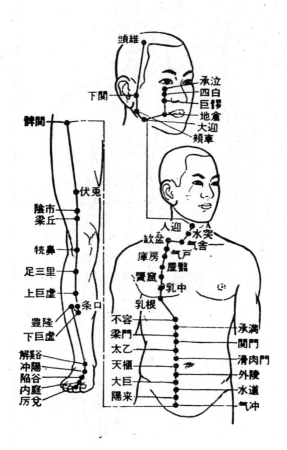

頭維

承泣
四白
巨髎
地倉
大迎
頰車

下関

髀関

伏兎

隆市
梁丘

犢鼻

足三里

上巨虚

条口

豊隆

下巨虚

解谿
冲陽
陥谷
内庭
厲兌

人迎
欠盆
庫房
屋翳
膺窓
乳中
乳根

水突
气舍
气戸
乳中

不容
梁門
太乙
天樞
大巨
陽来

承満
関門
滑肉門
外陵
水道
气冲

제 4 도　족태음폐경 (太陰)

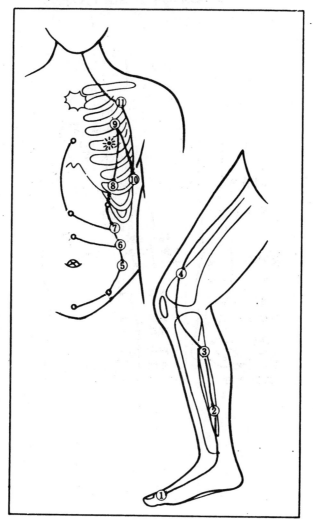

四図 脾 經(太陰)

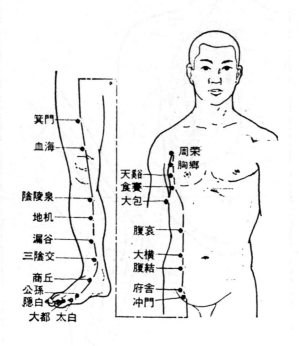

箕門
血海
周荣
胸郷
天谿
食竇
大包
陰陵泉
地机
漏谷
三陰交
商丘
公孫
隠白
大都 太白
腹哀
大横
腹結
府舎
冲門

제 5 도   수소음심경 (少陰)

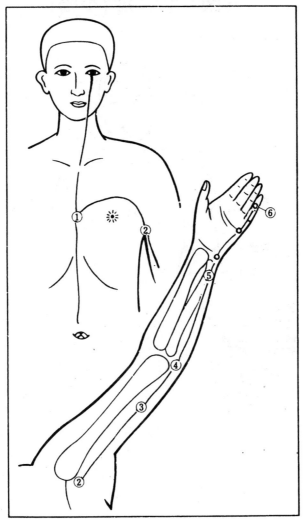

五図. 心　經(少陰)

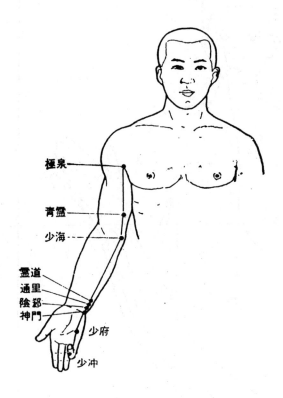

極泉

青霊

少海

霊道
通里
陰郄
神門

少府

少冲

제 6 도　수태양소장경 (太陽)

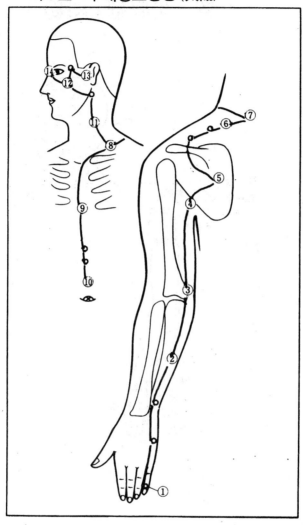

六図. 小腸經(太陽)

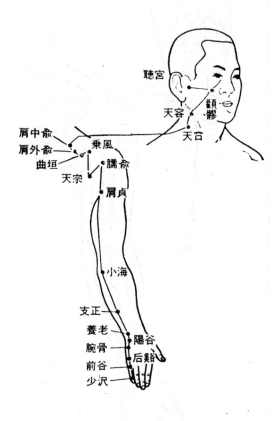

聴宮
天容
顴髎
天宭
肩中兪
肩外兪
乘風
曲垣
臑兪
天宗
肩貞
小海
支正
養老
陽谷
腕骨
后谿
前谷
少沢

제 7 도 족태양방광경 (太陽)

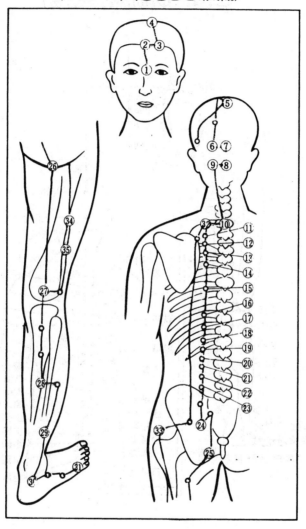

七図. 膀胱經(太陽)

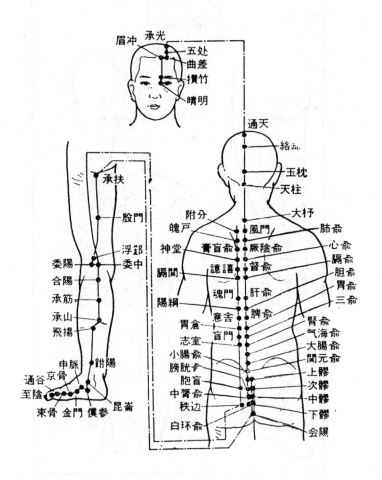

제 8 도 　족소음신경(少陰)

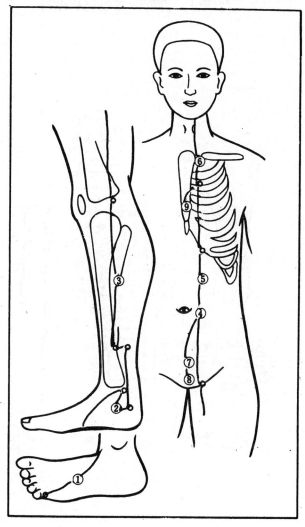

八図. 腎　經(少陰)

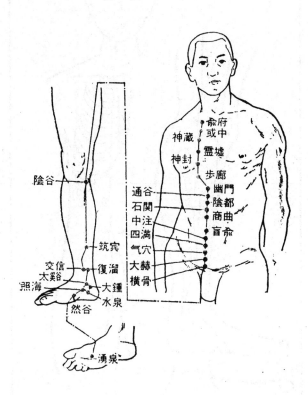

俞府
或中
神蔵
霊墟
神封
歩廊
通谷
幽門
石関
陰都
中注
商曲
四満
盲俞
気穴
大赫
横骨

陰谷
筑宾
交信
復溜
太谿
大鍾
照海
水泉
然谷
湧泉

제 9 도   수음심포경 (厥陰)

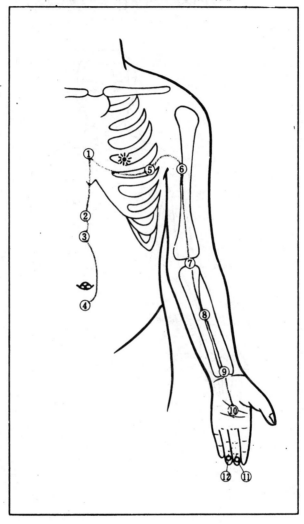

九図. 心包經(厥陰)

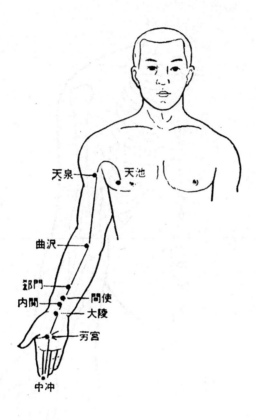

제10도 수소양삼초경(少陽)

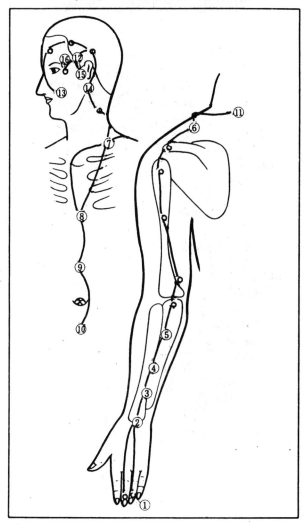

十図. 三焦經(少陽)

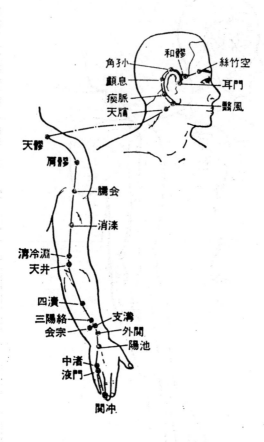

角孫小
和髎
絲竹空
顱息
耳門
瘈脈
翳風
天牖
天髎
肩髎
臑会
消濼
清冷淵
天井
四瀆
三陽絡
支溝
会宗
外関
陽池
中渚
液門
関冲

제11도   족양면담경 (少陽)

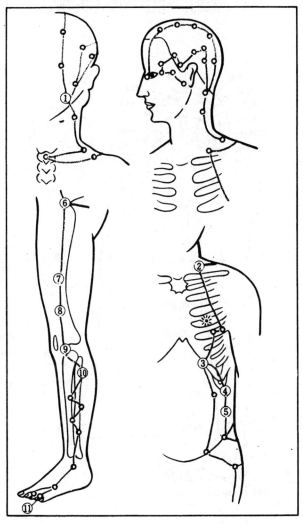

十一図. 胆 經(少陽)

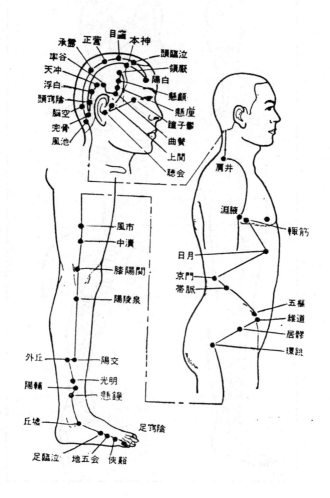

承靈　正營　目窓　本神
率谷　　　　　頭臨泣
天冲　　　　　頷厭
浮白　　　　　陽白
頭竅陰　　　　懸顱
腦空　　　　　懸釐
完骨　　　　　瞳子髎
風池　　　　　曲鬢
　　　　　　　上関
　　　　　　　聴会

風市
中瀆
膝陽関
陽陵泉

外丘　陽交
陽輔　光明
　　　懸鐘
丘墟　　　　足竅陰
足臨泣　地五会　俠谿

肩井
淵腋
輒筋
日月
京門
帯脈
五樞
維道
居髎
環跳

제12도 족결음간경

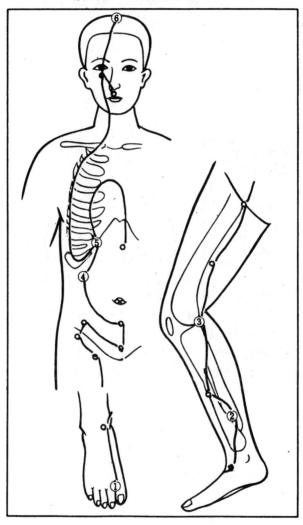

十二図. 肝　經(厥陰)

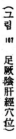

（그림 107 足厥陰肝經穴位）

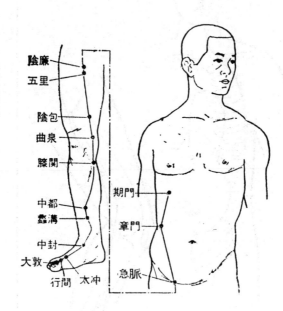

陰廉
五里
陰包
曲泉
膝関
中都
蠡溝
中封
大敦
行間　太冲
期門
章門
急脈

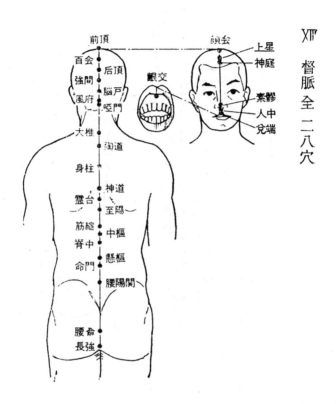

XⅦ 督脈 全 二八穴

前頂　　顖会　上星　神庭

百会　後頂
強間　脳戸　眼交　素髎
風府　啞門　　　人中　兌端

大椎
陶道

身柱
靈台　神道
筋縮　至陽
脊中　中樞
命門　懸樞

　　　腰陽関

腰俞
長強

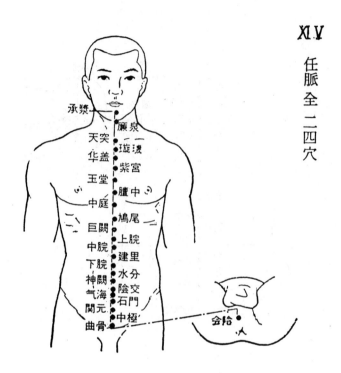

XI.V

任脈全二四穴

承漿

廉泉

天突
華蓋
玉堂
中庭
巨闕
中脘
下脘
神闕
気海
関元
曲骨

璇璣
紫宮
膻中
鳩尾
上脘
建里
水分
陰交
石門
中極

会陰

부항시술은 이렇게──

〔병명별, 경락별〕
要所시술점도
○표는 시술점

要所施術에 있어 참고할사항

부항을 환부에 흡착시켜 각종 질병에 사용하여온 역사는 오랜 옛적부터 전하여져 왔으며, 옛날의 부항은 주로 화관(火罐)종재기로 흡옥(吸玉)하여 왔으나, 지금에 와서는 많은 발전을 하여 크고 작은 환부에 알맞은 알맹이와 펌푸식으로 변천이 되어 일반의 이용도가 급증하여 각 가정 필수품으로 되어가고 있는 실정이다.

이에 따라 우리가 먼저 알아두어야 함은 침구학의 기본이 되는 "경혈학"을 공부하면 더욱 좋으나 그렇치 못하여도 이책의 요소 요소의 설명에 유의하여 사용하시면 충분한 시술이 가능하리라 믿는다.

주의의 일면에서 : 더울때 강이나 냇가에 멱을 감으로 가서 먼저 손과 발에 찬물을 추기고 얼굴과 머리에 찬물로 식히고 물속으로 들어가야 하며, 침(針)을 놓을때 안전수칙을 지키기 위하여 어떤 침사는 먼저 백회(百會)나 그밖의 필요에 따라 반드시 유침하고 난후에 해당하는 처방혈에 시침을 한다. 이와같은 이치로 ① 반드시 "전체시술법"중 해당하는 곳에 먼저 시술하고 그다음 요소시술을 하시면 더욱 좋은 효과를 가질수 있다. ② 부항으로 시술을 할때 처음에는 진공도(眞空度)를 약하게 하여 점차 강하게 하는것이 좋다. ③ 우리몸의 경락은 "좌우" 똑같이 분포되어 있음을 주지하시고 이책에서 어느 한쪽만 시술방법을 설명하여도 시술자 여러분께서는 반드시 양쪽 다 시술하시는 것이 더욱 효과적임을 알려 둡니다.

1. 消化器疾患 (소화기질환)

1. 慢性胃腸카다르, 胃拡張, 胃下垂, 胃酸過多, 胃아토니, 胃潰瘍等
2. 急性胃카다르, 胃경련
3. 便 秘
4. 下 痢
5. 慢性盲腸炎

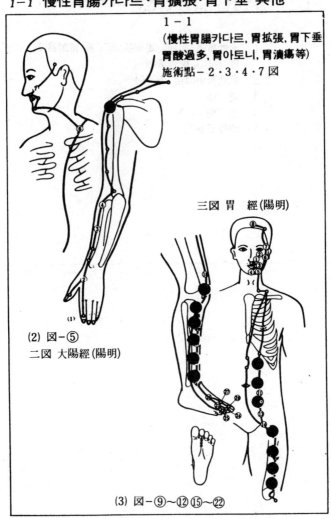

1−1
(慢性胃腸카다르, 胃拡張, 胃下垂
胃酸過多, 胃아토니, 胃潰瘍等)
施術點 − 2·3·4·7図

三図 胃　經(陽明)

(2) 図−⑤
二図　大陽經(陽明)

(3) 図−⑨～⑫⑮～㉒

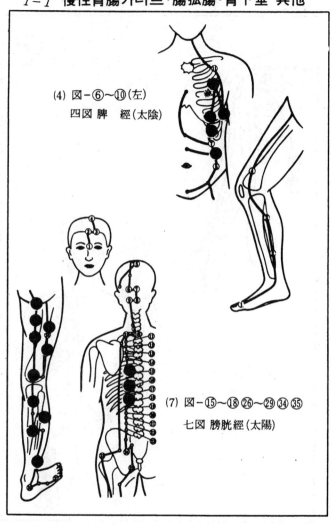

(4) 図－⑥～⑩（左）
　　四図 脾　經（太陰）

(7) 図－⑮～⑱ ㉖～㉙ ㉞ ㉟
　　七図 膀胱經（太陽）

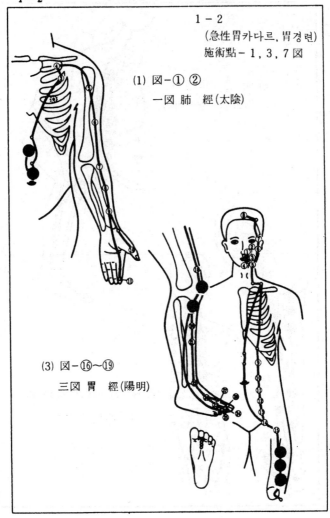

1－2
(急性胃카다르, 胃경련)
施術點－1, 3, 7図

(1) 図－① ②

一図 肺 經(太陰)

(3) 図－⑯～⑲

三図 胃 經(陽明)

(7) 図 — ⑮〜⑱

　　七図 膀胱經(太陽)

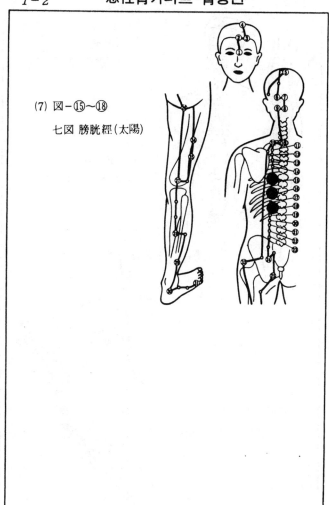

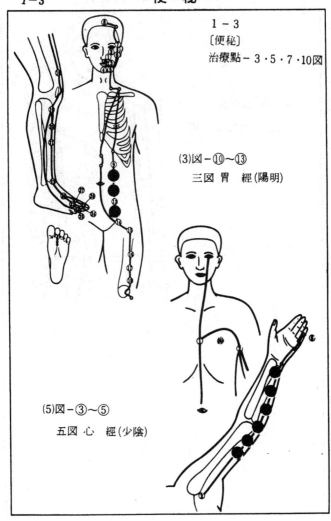

1 - 3
〔便秘〕
治療點 − 3・5・7・10図

(3)図 − ⑩～⑬
　　三図 胃　經(陽明)

(5)図 − ③～⑤
　　五図 心　經(少陰)

便 秘

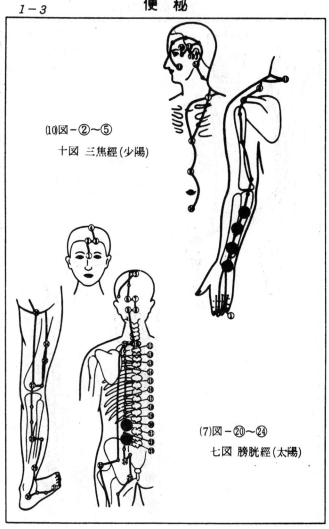

⑽図－②～⑤

十図 三焦經(少陽)

(7)図－⑳～㉔

七図 膀胱經(太陽)

下 痢(설사)

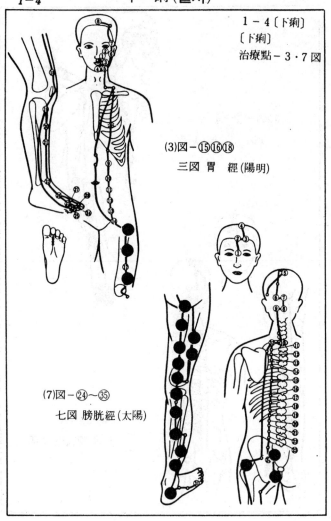

1 － 4 〔下痢〕

〔下痢〕

治療點－ 3・7 図

(3)図 － ⑮⑯⑱

三図 胃 經(陽明)

(7)図 － ㉔～㉟

七図 膀胱經(太陽)

1-5

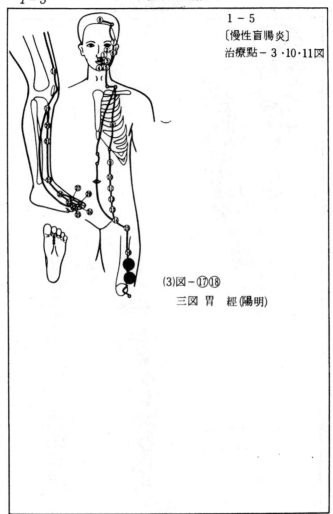

1－5

〔慢性盲腸炎〕

治療點－3・10・11図

(3)図－⑰⑱

三図　胃　經(陽明)

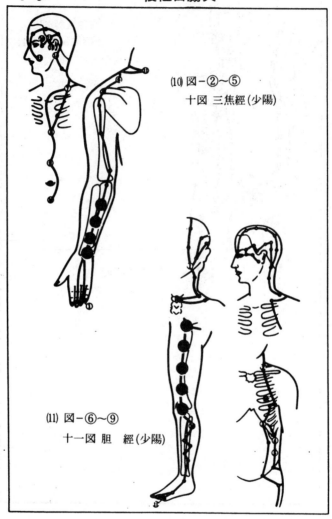

(10) 図－②〜⑤

十図　三焦經(少陽)

(11) 図－⑥〜⑨

十一図 胆　經(少陽)

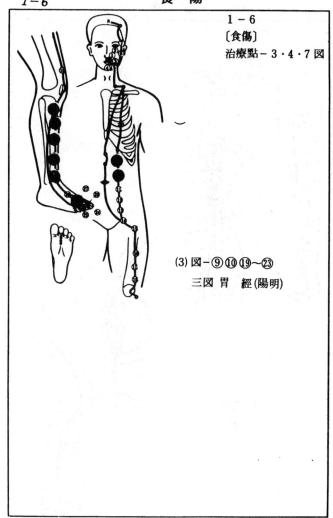

1 - 6

〔食傷〕

治療點－3・4・7図

(3) 図－⑨⑩⑲～㉓

三図　胃　經(陽明)

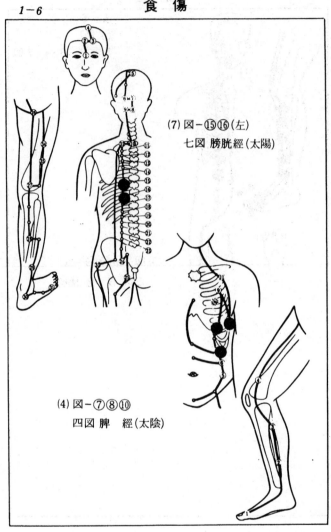

(7) 図-⑮⑯(左)

七図 膀胱經(太陽)

(4) 図-⑦⑧⑩

四図 脾 經(太陰)

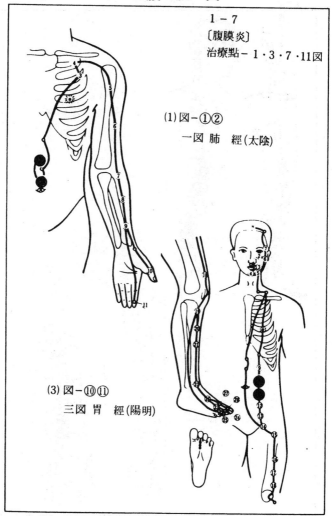

1 － 7

〔腹膜炎〕

治療點－ 1・3・7・11図

(1) 図－①②

　一図 肺　經(太陰)

(3) 図－⑩⑪

　三図 胃　經(陽明)

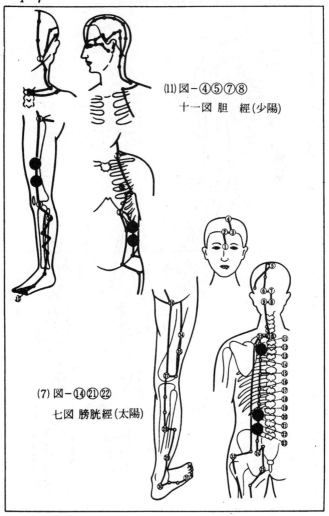

(11) 図－④⑤⑦⑧

十一図 胆　經(少陽)

(7) 図－⑭㉑㉒

七図　膀胱經(太陽)

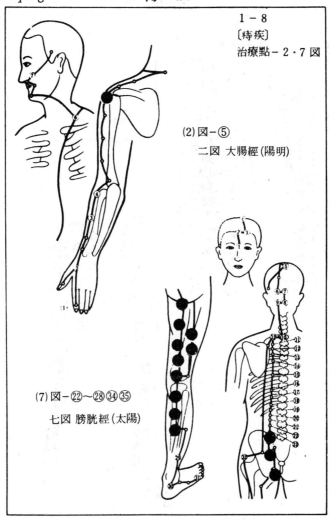

1 - 8
〔痔疾〕
治療點－2・7図

(2)図－⑤
二図　大腸經(陽明)

(7)図－㉒～㉘㉞㉟
七図　膀胱經(太陽)

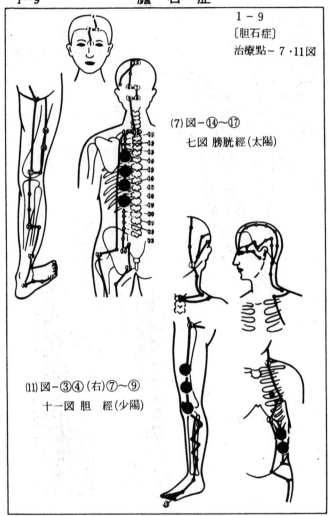

1 - 9
〔胆石症〕
治療點 – 7・11図

(7)図 – ⑭〜⑰
七図 膀胱經(太陽)

(11)図 – ③④ (右)⑦〜⑨
十一図 胆 經(少陽)

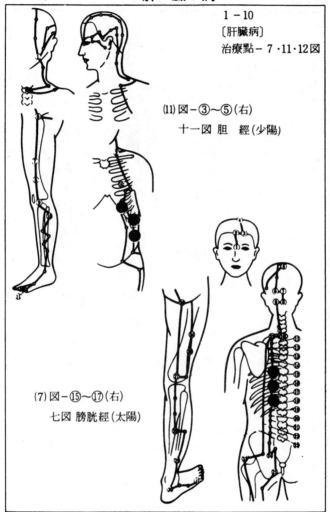

1 － 10
〔肝臓病〕
治療點－ 7 ・11・12図

(11) 図－③～⑤(右)

十一図 胆　經(少陽)

(7) 図－⑮～⑰(右)

七図 膀胱經(太陽)

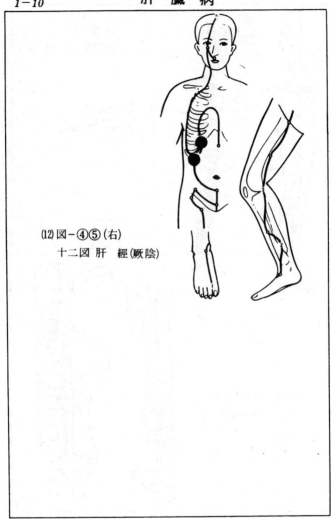

⑿図－④⑤（右）

十二図　肝　經(厥陰)

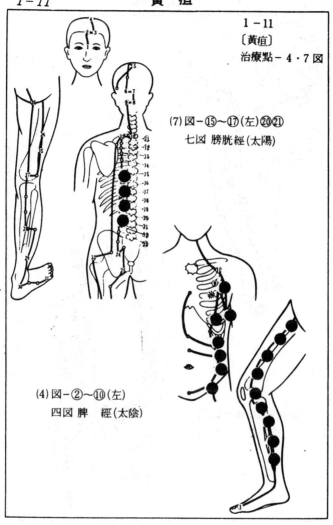

1 －11
〔黄疸〕
治療點－4・7図

(7)図－⑮～⑰(左)⑳㉑

七図　膀胱經(太陽)

(4)図－②～⑩(左)

四図脾　經(太陰)

歯 痛

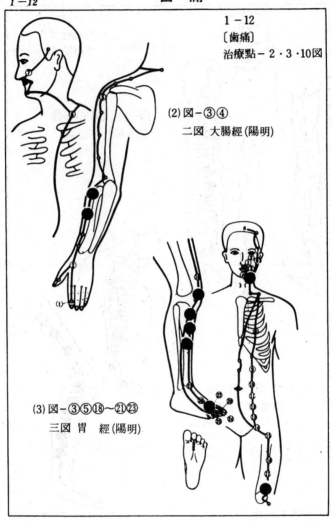

1 － 12
〔歯痛〕
治療點－２・３・10図

(2) 図－③④
　二図　大腸經 (陽明)

(3) 図－③⑤⑱〜㉑㉓
　三図　胃　經 (陽明)

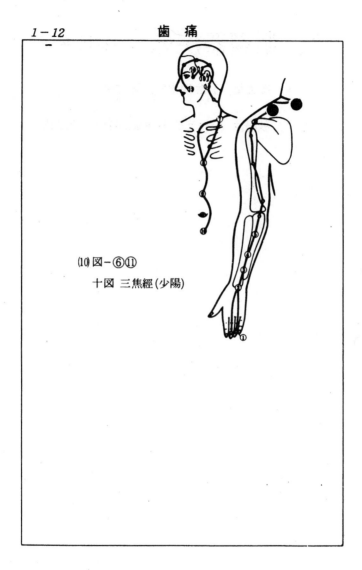

⑽図-⑥⑪

十図　三焦經(少陽)

2. 循環器疾患 (순환기질환)

1. 高血壓, 動脈硬化症, 腦溢血

2. 狹心症, 心悸亢進症, 心臟弁膜症, 不整脈

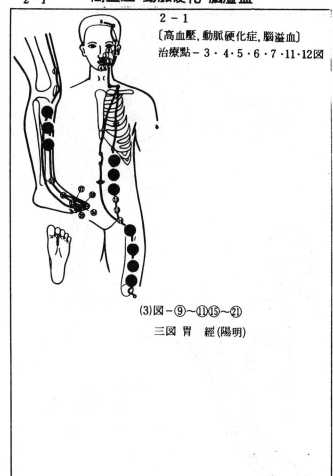

2 − 1

〔高血壓, 動脈硬化症, 腦溢血〕

治療點 − 3・4・5・6・7・11・12図

(3)図 − ⑨〜⑪⑮〜㉑

三図　胃　經(陽明)

高血圧 動脈硬化, 脳溢血

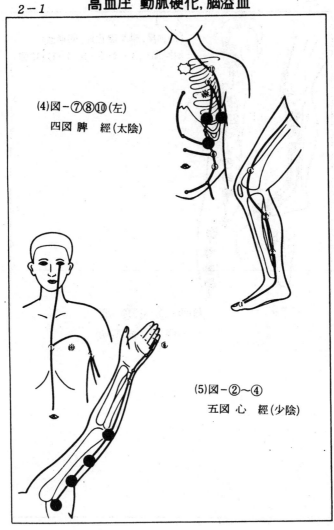

(4)図－⑦⑧⑩(左)

四図 脾　經(太陰)

(5)図－②～④

五図 心　經(少陰)

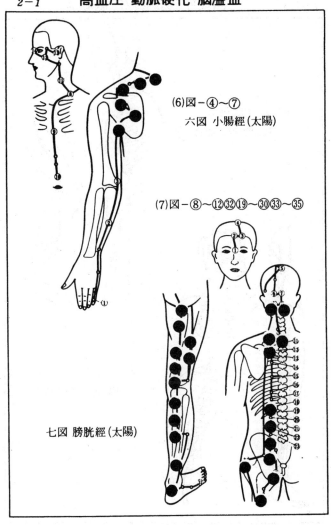

(6)図－④〜⑦

六図　小腸經(太陽)

(7)図－⑧〜⑫⑫32⑲〜⑳⑬〜㉟

七図　膀胱經(太陽)

高血圧 動脈硬化 脳溢血

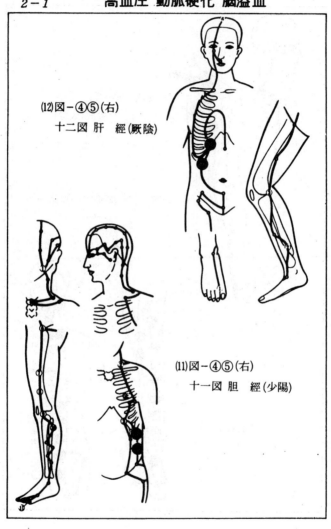

⑿図－④⑤(右)

十二図 肝 經(厥陰)

⑾図－④⑤(右)

十一図 胆 經(少陽)

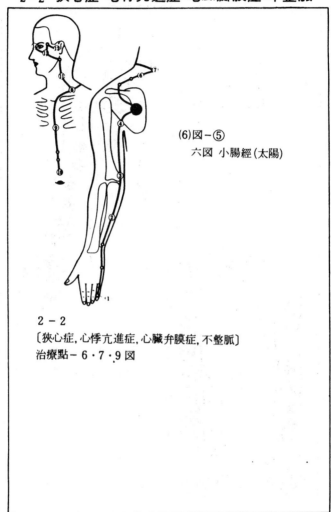

(6)図-⑤

六図 小腸經(太陽)

2 - 2

〔狭心症, 心悸亢進症, 心臓弁膜症, 不整脈〕

治療點 - 6・7・9図

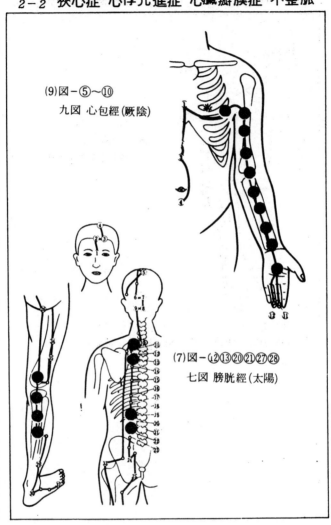

(9)図-⑤〜⑩

九図 心包經 (厥陰)

(7)図-⑫⑬⑳㉑㉗㉘

七図 膀胱經 (太陽)

3. 婦人科疾患 (부인과질환)

1. 子宮位値異常, 子宮筋腫, 卵巢膿腫

2. 子宮內膜炎, 대하증, 冷症

3. 月經不調, 月經困難, 更年期障碍

4. 입 덧

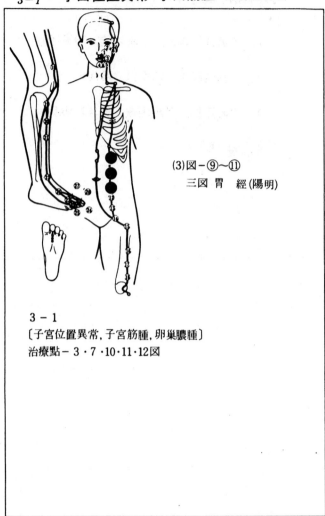

(3)図－⑨～⑪

三図　胃　經(陽明)

3－1
〔子宮位置異常, 子宮筋腫, 卵巢膿腫〕
治療點－3・7・10・11・12図

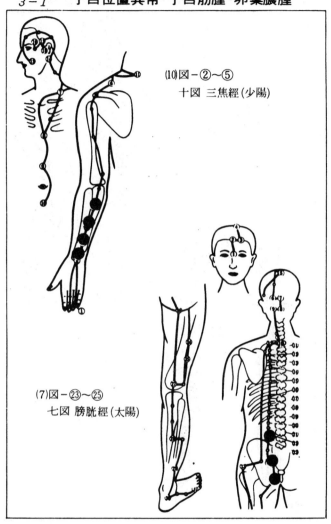

(10)図－②～⑤

十図　三焦經(少陽)

(7)図－㉓～㉕

七図　膀胱經(太陽)

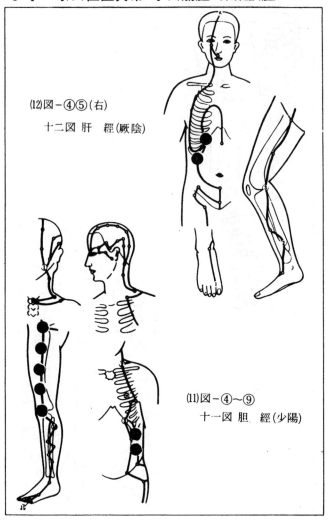

⑿図—④⑤(右)

十二図 肝　經(厥陰)

⑾図—④〜⑨

十一図 胆　經(少陽)

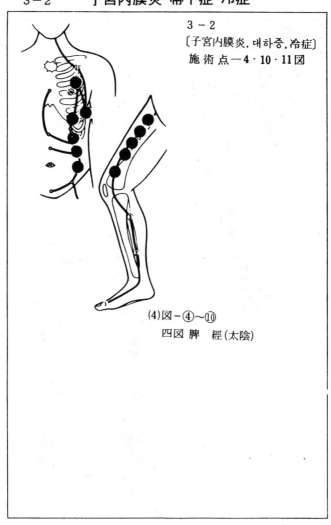

3 - 2

〔子宮内膜炎, 대하증, 冷症〕

施 術 点―4・10・11図

(4)図―④～⑩

四図 脾　經（太陰）

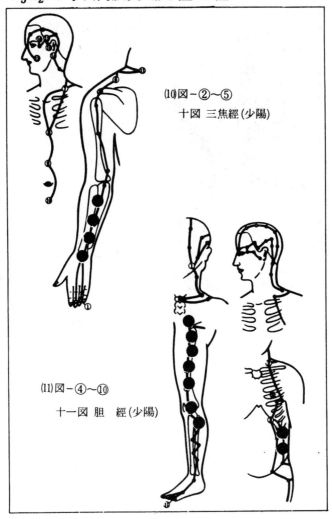

(10)図－②～⑤

十図　三焦經(少陽)

(11)図－④～⑩

十一図　胆　經(少陽)

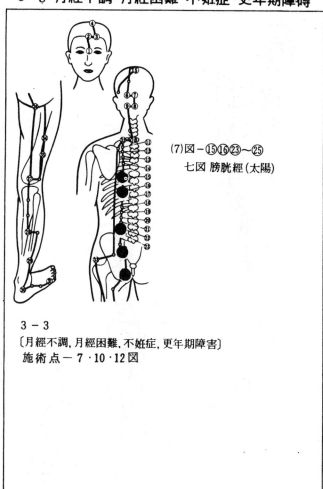

(7)図 — ⑮⑯㉓〜㉕

七図 膀胱經(太陽)

3 - 3

〔月經不調, 月經困難, 不姙症, 更年期障害〕

施術点 — 7 ・10 ・12図

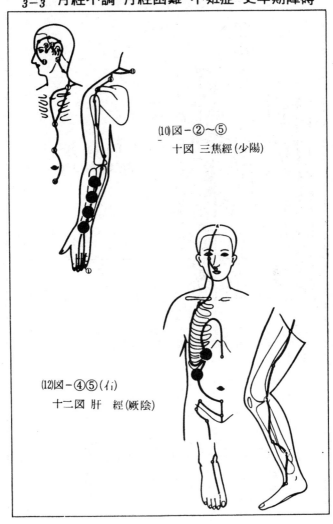

(10)図-②～⑤

十図 三焦經(少陽)

(12)図-④⑤(イi)

十二図 肝 經(厥陰)

3 - 4
〔입 덧〕
治療點 - 3·4·5図

(3)図 - ⑨⑩

三図 胃 經(陽明)

입 덧

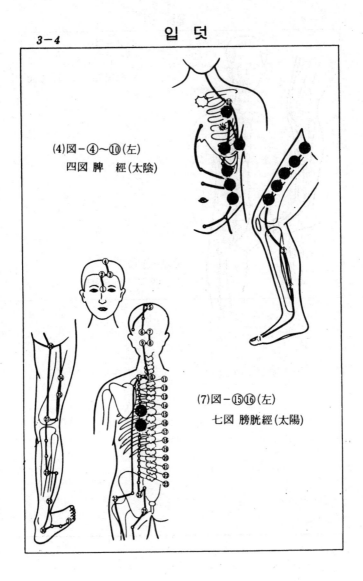

(4)図 – ④～⑩(左)

四図 脾 經(太陰)

(7)図 – ⑮⑯(左)

七図 膀胱經(太陽)

4. 神經系疾患 (신경계질환)

1. 坐骨神經痛

2. 肋間神經痛

3. 上膊神經痛

4. 顔面神經麻痺

5. 偏頭痛

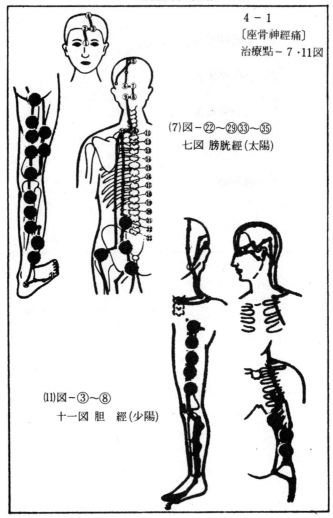

4 - 1
〔座骨神經痛〕
治療點 - 7・11図

(7)図 - ㉒～㉙㉝～㉟
七図 膀胱經(太陽)

(11)図 - ③～⑧
十一図 胆 經(少陽)

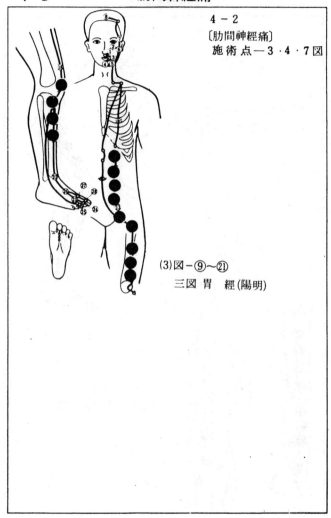

4 - 2

〔肋間神經痛〕

施術点―3・4・7図

(3)図―⑨～㉑

三図　胃　經(陽明)

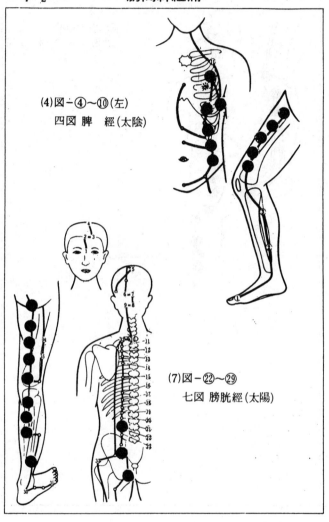

(4)図-④~⑩(左)

四図　脾　經(太陰)

(7)図-㉒~㉙

七図　膀胱經(太陽)

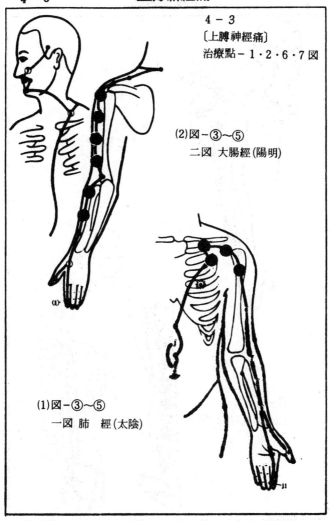

4－3
〔上膊神經痛〕
治療點－1・2・6・7図

(2)図－③〜⑤
二図　大腸經(陽明)

(1)図－③〜⑤
一図　肺　經(太陰)

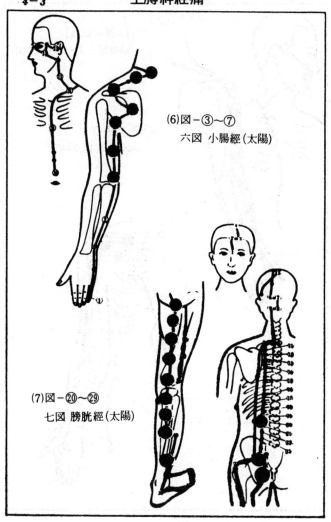

(6)図—③〜⑦

六図　小腸經(太陽)

(7)図—⑳〜㉙

七図　膀胱經(太陽)

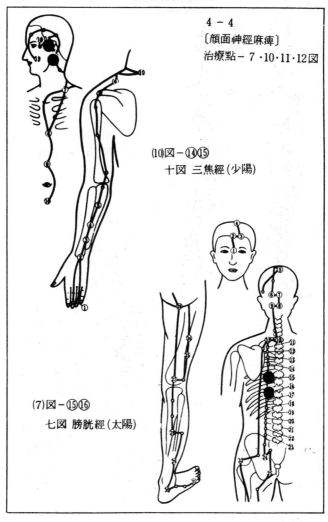

4 – 4
〔顔面神經麻痺〕
治療點 – 7 ·10·11·12図

(10)図 – ⑭⑮
十図　三焦經 (少陽)

(7)図 – ⑮⑯
七図　膀胱經 (太陽)

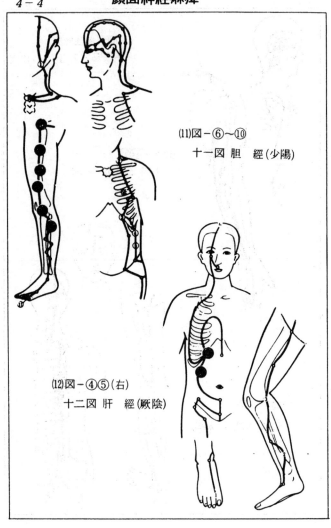

(11)図ー⑥～⑩

十一図　胆　經(少陽)

(12)図ー④⑤(右)

十二図　肝　經(厥陰)

偏頭痛

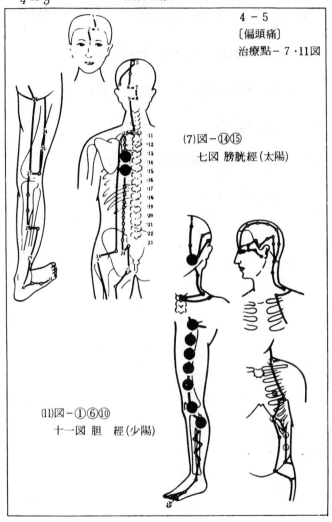

〔偏頭痛〕

治療點 - 7 ·11図

(7)図 - ⑭⑮

七図 膀胱經 (太陽)

⑾図 - ①⑥⑩

十一図 胆 經 (少陽)

5. 呼吸器疾患 (호흡기질환)

1. 肺結核, 肺浸潤, 肺炎카다르

2. 肺門淋巴腺炎, 肋膜炎, 瘰癧

3. 喘 息

4. 感冒, 扁桃腺炎, 咽喉카다르

5. 喀 血

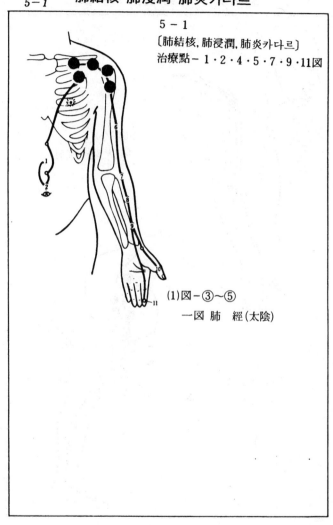

5 - 1
〔肺結核, 肺浸潤, 肺炎카다르〕
治療點 - 1 · 2 · 4 · 5 · 7 · 9 · 11図

(1)図 - ③~⑤

一図 肺 經(太陰)

5-1　肺結核·肺浸潤·肺炎카다르

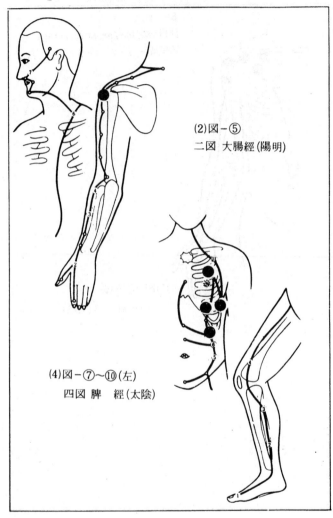

(2)図-⑤

二図　大腸經(陽明)

(4)図-⑦〜⑩(左)

四図　脾　經(太陰)

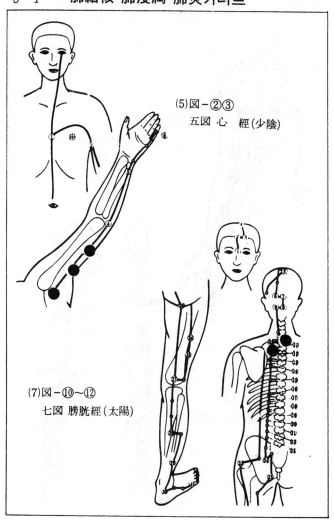

(5)図-②③
　五図　心　經(少陰)

(7)図-⑩～⑫
　七図　膀胱經(太陽)

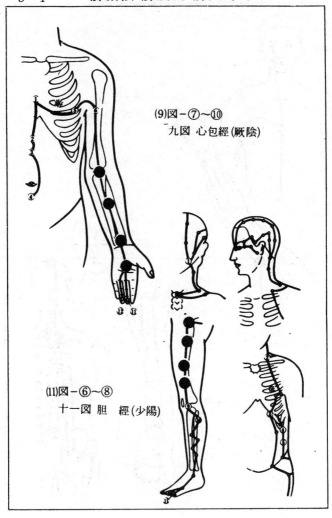

(9)図-⑦〜⑩
九図 心包經(厥陰)

(11)図-⑥〜⑧
十一図 胆 經(少陽)

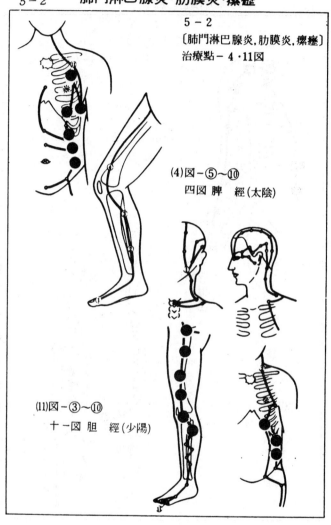

5 - 2

〔肺門淋巴腺炎, 肋膜炎, 瘰癧〕

治療點－ 4 ・11図

(4)図－⑤～⑩

四図 脾　經(太陰)

(11)図－③～⑩

十一図 胆　經(少陽)

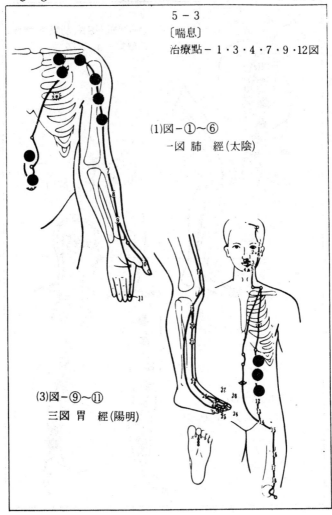

5 - 3
〔喘息〕
治療點－1・3・4・7・9・12図

(1)図－①～⑥
　　一図　肺　經(太陰)

(3)図－⑨～⑪
　　三図　胃　經(陽明)

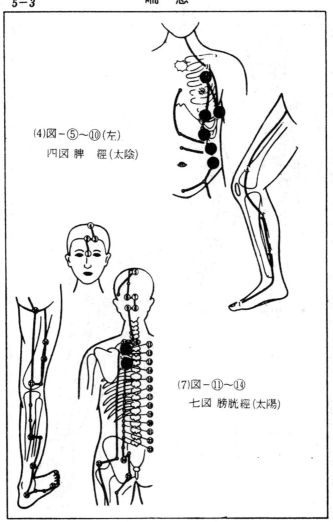

(4)図－⑤～⑩(左)

四図　脾　經(太陰)

(7)図－⑪～⑭

七図　膀胱經(太陽)

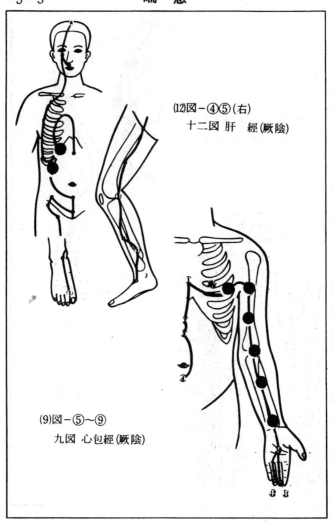

⑿図－④⑤(右)

十二図　肝　經(厥陰)

(9)図－⑤～⑨

九図　心包經(厥陰)

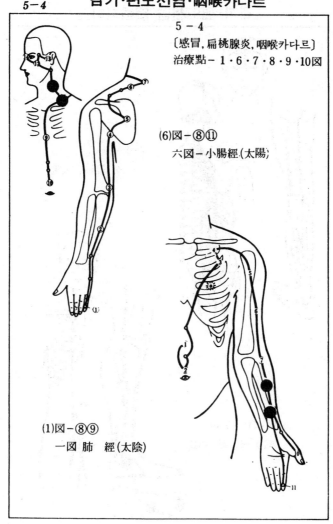

5 - 4

〔感冒, 扁桃腺炎, 咽喉카다르〕

治療點 - 1·6·7·8·9·10図

(6)図 - ⑧⑪

六図 - 小腸經(太陽)

(1)図 - ⑧⑨

一図 肺 經(太陰)

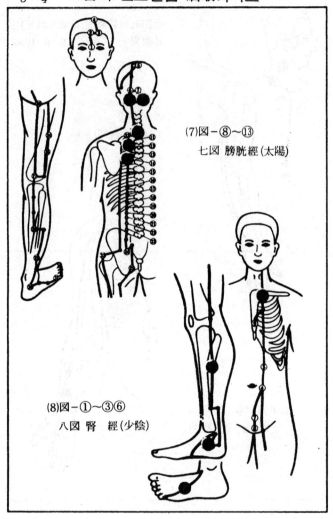

(7)図－⑧～⑬

七図　膀胱經(太陽)

(8)図－①～③⑥

八図　腎　經(少陰)

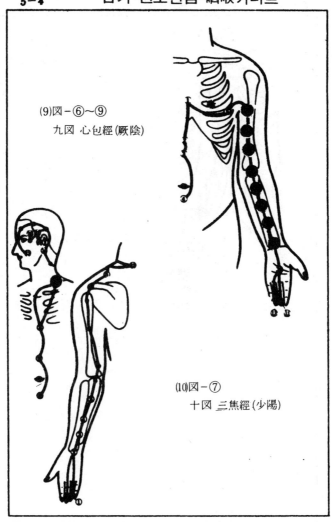

(9)図-⑥～⑨

九図　心包經(厥陰)

(10)図-⑦

十図　三焦經(少陽)

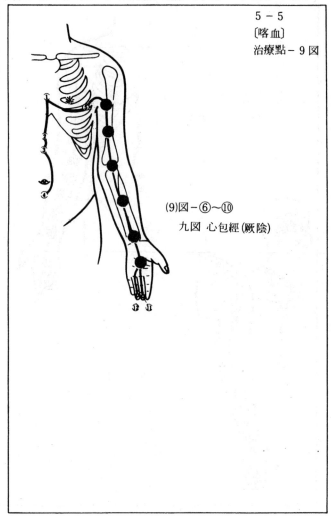

5 - 5
〔喀血〕
治療點－9図

(9)図－⑥～⑩

九図 心包經(厥陰)

6. 泌尿生殖器疾患 (비뇨생식기질환)

1. 腎臟病, 腎臟結核, 腎盂炎, 萎縮腎

2. 膀胱카다르, 尿道카다르

3. 夜尿症, 遺尿症

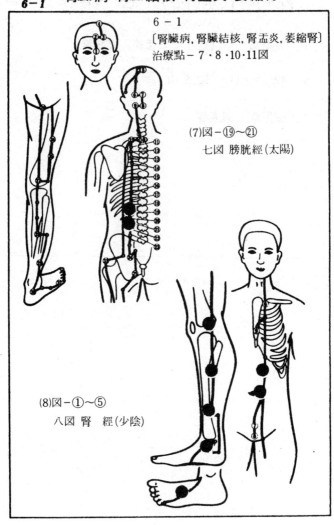

6 - 1

〔腎臟病, 腎臟結核, 腎盂炎, 萎縮腎〕

治療點 - 7·8·10·11図

(7)図 - ⑲〜㉑

　七図　膀胱經(太陽)

(8)図 - ①〜⑤

　八図　腎　經(少陰)

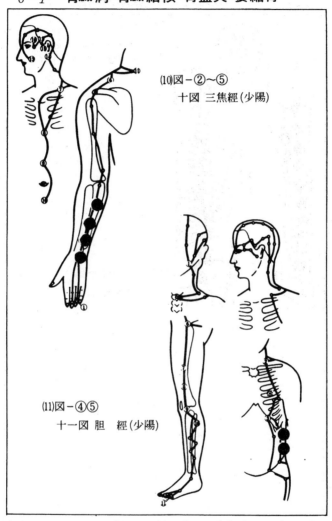

(10)図−②〜⑤

十図　三焦經(少陽)

(11)図−④⑤

十一図　胆　經(少陽)

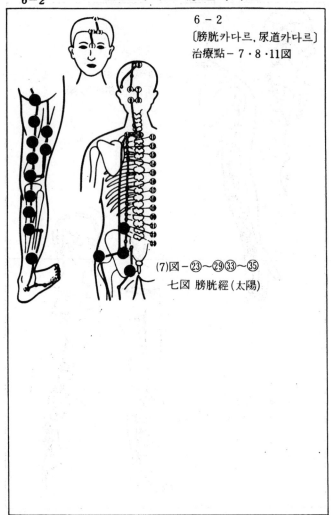

6 - 2

〔膀胱카다르, 尿道카다르〕

治療點 - 7・8・11図

(7)図 - ㉓〜㉙㉝〜㉟

七図 膀胱經(太陽)

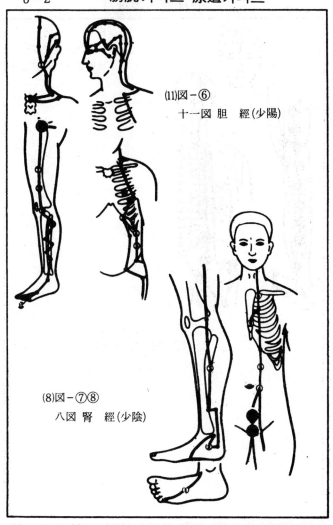

(11)図－⑥

十一図 胆　經(少陽)

(8)図－⑦⑧

八図 腎　經(少陰)

夜尿症・遺尿症

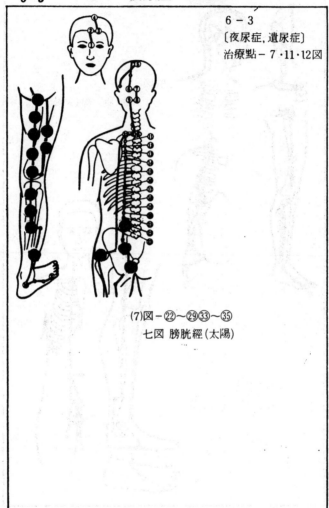

6 - 3
〔夜尿症,遺尿症〕
治療點 - 7・11・12図

(7)図 - ㉒〜㉙㉝〜㉟
七図 膀胱經(太陽)

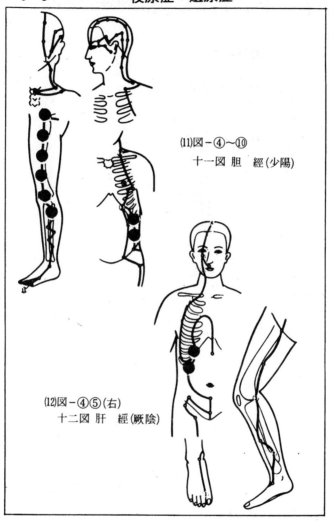

(11)図－④～⑩
十一図　胆　經(少陽)

(12)図－④⑤(右)
十二図　肝　經(厥陰)

7. 内分泌疾患 (내분비질환)

1. 糖尿病

2. 바세도우氏病

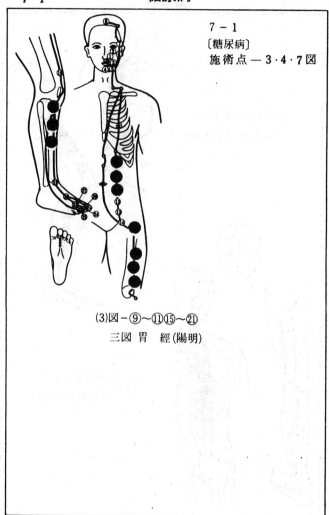

(3)図 ― ⑨〜⑪⑮〜㉑

三図 胃　經(陽明)

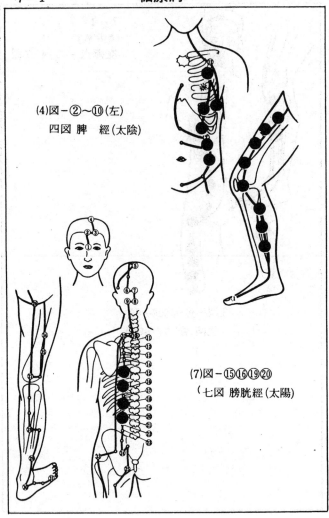

(4)図－②～⑩(左)

　四図 脾　經(太陰)

(7)図－⑮⑯⑲⑳

　(七図 膀胱經(太陽)

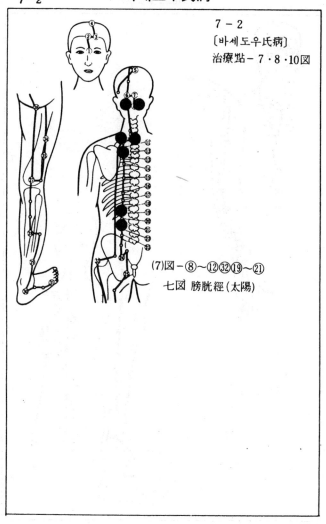

7 - 2
〔바세도우氏病〕
治療點 - 7·8·10図

(7)図 - ⑧～⑫㉜⑲～㉑

七図　膀胱經(太陽)

바세도우氏病

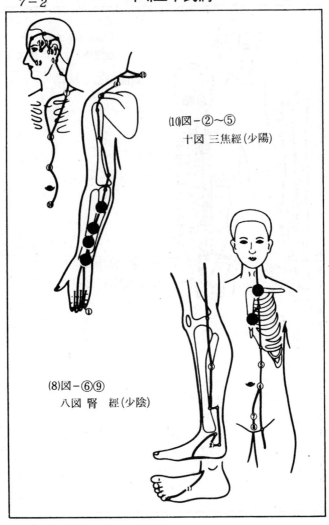

(10)図 − ②〜⑤
十図 三焦經(少陽)

(8)図 − ⑥⑨
八図 腎 經(少陰)

8. 眼科疾患 (안과질환)

1. 도라훔, 眼瞼炎

2. 結膜炎, 虹彩炎, 眼底出血, 網膜炎

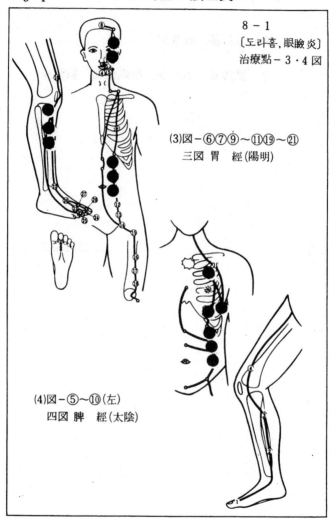

8 - 1
〔도라홈, 眼瞼炎〕
治療點 - 3 · 4 図

(3)図 - ⑥⑦⑨〜⑪⑲〜㉑
三図 胃 經(陽明)

(4)図 - ⑤〜⑩(左)
四図 脾 經(太陰)

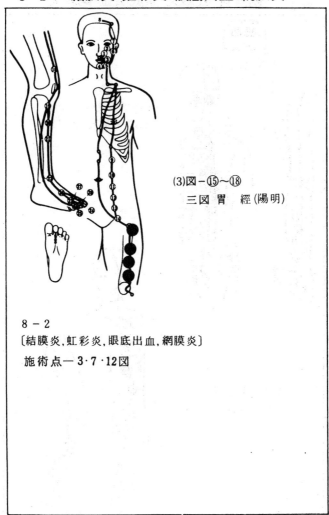

(3)図—⑮～⑱

三図　胃　經(陽明)

8 — 2

〔結膜炎, 虹彩炎, 眼底出血, 網膜炎〕

施術点— 3・7・12図

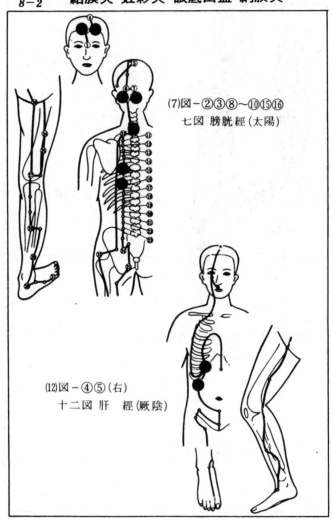

(7)図 － ②③⑧～⑩⑮⑯
七図　膀胱經（太陽）

(12)図 － ④⑤（右）
十二図 肝　經（厥陰）

9. 耳鼻咽喉科疾患 (이비인후과질환)

1. 鼻카다르, 肥厚性鼻炎, 蓄膿症

2. 中耳炎, 귀울림

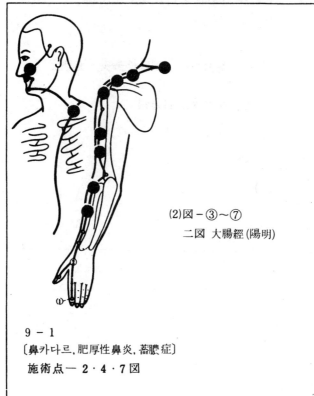

(2)図 - ③～⑦

二図　大腸經 (陽明)

9 - 1

〔鼻카다르, 肥厚性鼻炎, 蓄膿症〕

施術点— 2·4·7図

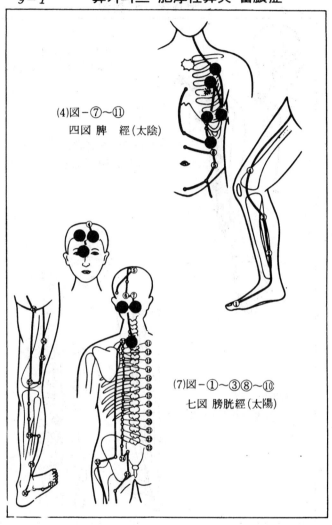

(4)図－⑦～⑪
四図　脾　經(太陰)

(7)図－①～③⑧～⑩
七図　膀胱經(太陽)

中耳炎 · 귀울림

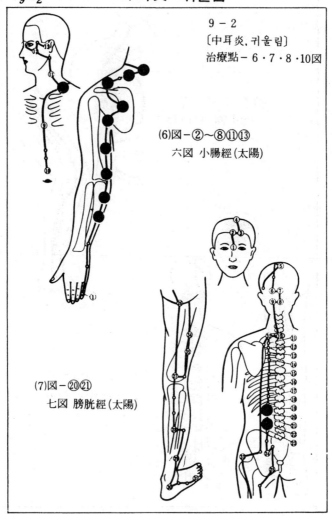

9 - 2
〔中耳炎, 귀울림〕
治療點 - 6 · 7 · 8 · 10図

(6)図 - ②〜⑧⑪⑬

六図 小腸經(太陽)

(7)図 - ⑳㉑

七図 膀胱經(太陽)

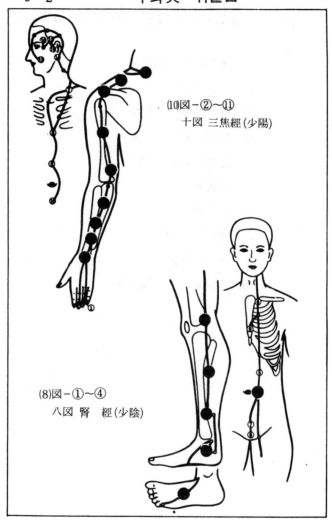

(10)図 - ②~⑪

十図 三焦經(少陽)

(8)図 - ①~④

八図 腎 經(少陰)

10. 其他疾患 (기타의 질환)

1. 류머티즘, 關節炎
2. 카리에스
3. 神經衰弱, 不眠症, 히스테리
4. 발의 凍傷, 무좀
5. 손의 凍傷, 무좀
6. 蕁麻疹
7. 失 神
8. 癎疾, 경련
9. 肩痛, 腰痛
10. 保建强壯, 体質改善

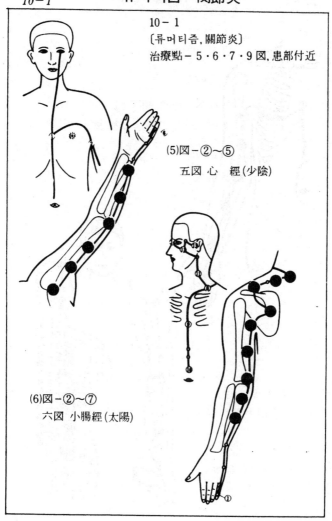

10-1
〔류머티즘, 關節炎〕
治療點－5·6·7·9図, 患部付近

(5)図－②～⑤
　五図 心　經(少陰)

(6)図－②～⑦
　六図 小腸經(太陽)

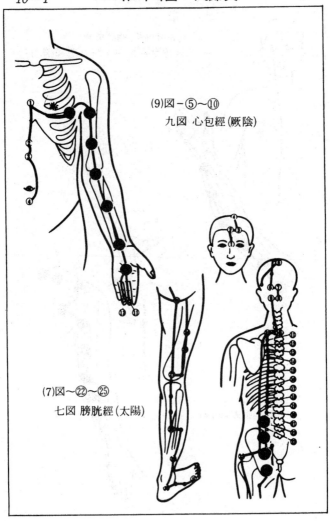

(9)図 — ⑤〜⑩
九図 心包經(厥陰)

(7)図〜㉒〜㉕
七図 膀胱經(太陽)

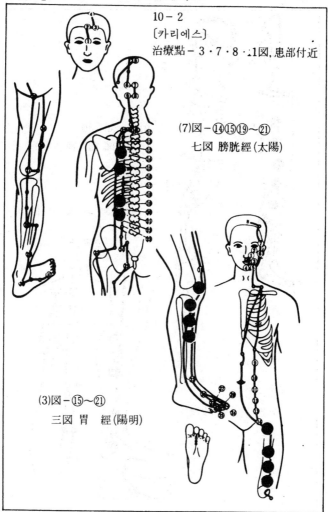

10 - 2

〔카리에스〕

治療點 - 3 · 7 · 8 · 11図, 患部付近

(7)図 - ⑭⑮⑲〜㉑

七図 膀胱經(太陽)

(3)図 - ⑮〜㉑

三図 胃 經(陽明)

카리에스

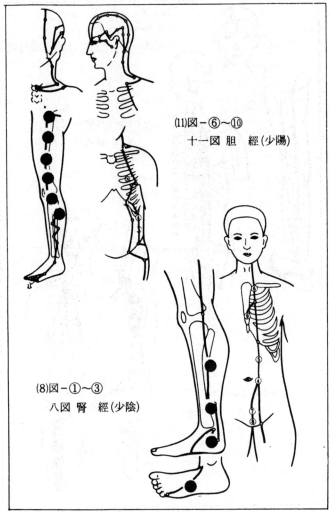

(11)図 - ⑥～⑩
十一図 胆 經(少陽)

(8)図 - ①～③
八図 腎 經(少陰)

神經衰弱 · 不眠症 · 히스테리

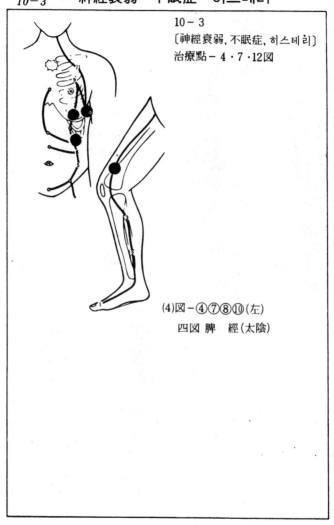

10 - 3
〔神經衰弱, 不眠症, 히스테리〕
治療點 － 4 · 7 · 12図

(4)図 － ④⑦⑧⑩ (左)

四図 脾 經 (太陰)

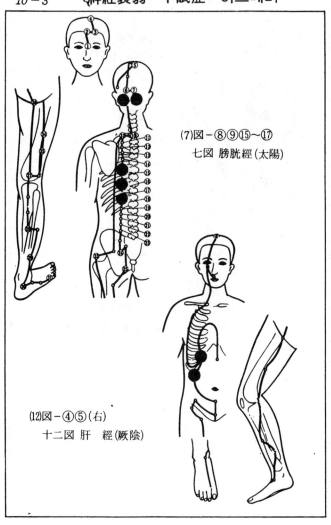

(7)図 - ⑧⑨⑮～⑰

七図 膀胱經(太陽)

(12)図 - ④⑤(右)

十二図 肝 經(厥陰)

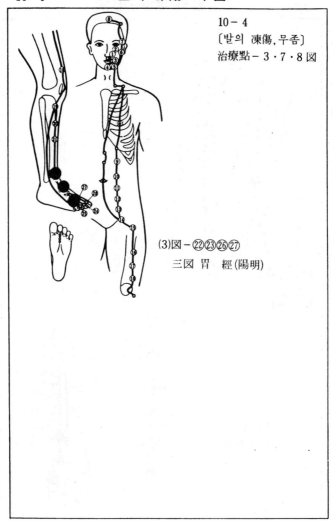

10－4
〔발의 凍傷, 무좀〕
治療點－3·7·8図

(3)図－㉒㉓㉖㉗

三図 胃 經(陽明)

발의 凍傷·무좀

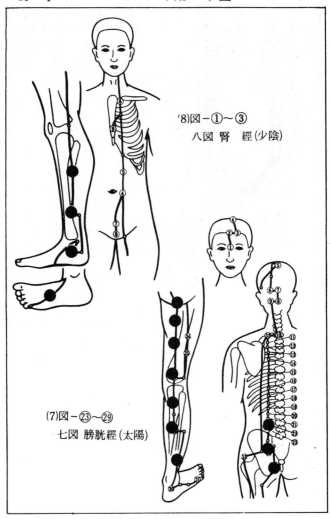

'8)図 - ① ～ ③
八図 腎 經(少陰)

(7)図 - ㉓ ～ ㉙
七図 膀胱經(太陽)

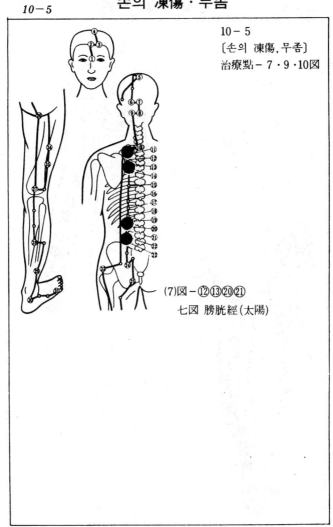

10-5
〔손의 凍傷,무좀〕
治療點 – 7·9·10図

(7)図 – ⑫⑬⑳㉑

七図 膀胱經(太陽)

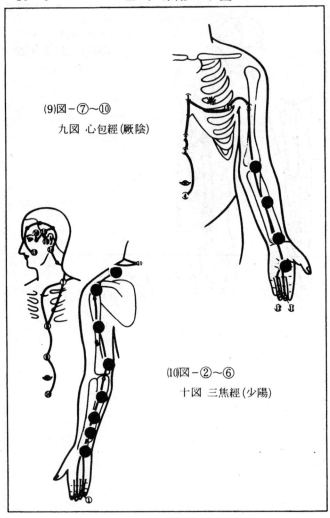

(9)図 - ⑦~⑩

九図 心包經(厥陰)

(10)図 - ②~⑥

十図 三焦經(少陽)

蕁麻疹

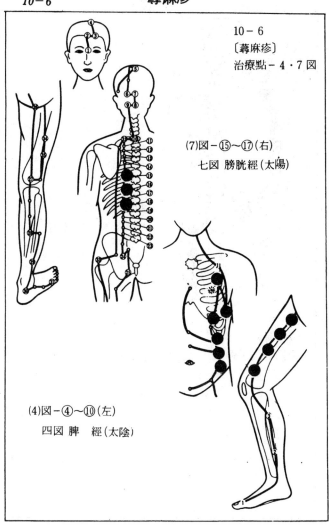

10-6

〔蕁麻疹〕

治療點－4・7図

(7)図－⑮～⑰（右）

七図 膀胱經（太陽）

(4)図－④～⑩（左）

四図 脾 經（太陰）

失 神

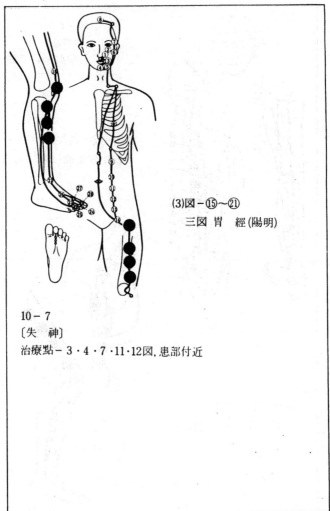

(3)図－⑮～㉑

三図 胃 經(陽明)

10－7

〔失 神〕

治療點－3・4・7・11・12図,患部付近

失　神

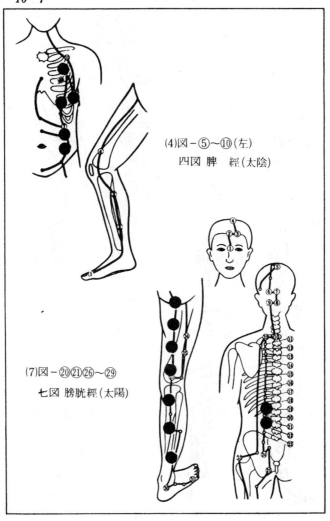

(4)図 – ⑤～⑩ (左)
　四図 脾　經(太陰)

(7)図 – ⑳㉑㉖～㉙
　七図 膀胱經(太陽)

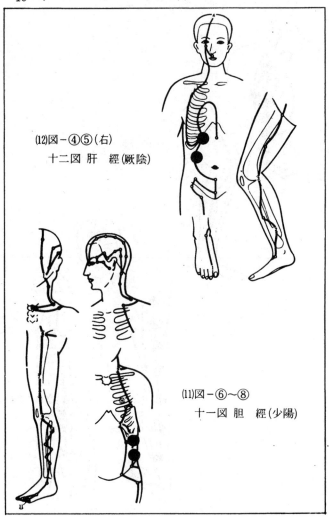

(12)図 — ④⑤（右）

　十二図　肝　經(厥陰)

(11)図 — ⑥〜⑧

　十一図　胆　經(少陽)

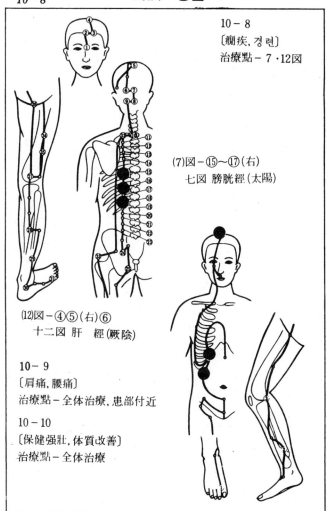

10 − 8
〔癎疾, 경련〕
治療點 − 7 ·12図

(7)図 − ⑮～⑰(右)
七図 膀胱經(太陽)

(12)図 − ④⑤(右)⑥
十二図 肝　經(厥陰)

10 − 9
〔肩痛, 腰痛〕
治療點 − 全体治療, 患部付近

10 − 10
〔保健强壯, 体質改善〕
治療點 − 全体治療

編輯後記 (편집 후기)

　이　책은　王鳳儀 (왕봉의) 의 「火罐療法 (화관요법)」과　任煥朝 (임환조) 씨의 「藥罐療法 (약관요법)」 및 「中醫雜誌 (중의잡지)」, 「中國針灸 (중국침구)」 등에 개재되었던 吸玉관계의 임상자료를 譯出 (역출) 한 것이다.　다시 참고자료로서 吸玉요법과 瀉血 (사혈) 眞空淨血 요법을 論한 「中華醫史雜誌 (중화의사잡지)의 「角法小論 (각법소론)」과 「針刺方血源流述要 (침자방혈원류요)를 끝에 소개하였다.

　이 책에 등장하는 王鳳儀氏는　현재　中國　의과대학　부속의원 침구과에　근무하고 있다.　　　任煥朝氏는　일찌기　靑年路醫院 (청년로의원)에 근무하고 있었으나 1983년 11월 심장질환으로 逝去 (서거)　하였다.

　이 책은 중국 일본둥지에서 吸角淨血 요법을 거의 網羅한 것이니 이 책을 한번 읽은 讀者 여러분은 吸玉淨血요법의 대강의 요점을 把握 (파악)하여 자신의 임상치료 중에서 그것을 效用性 (효용성) 있게 활용하리라고 확신한다.

　여기에서 吸玉淨血요법의 특징에 대하여 내 나름대로의 견해를 들어 보기로 한다.

　(1) 吸玉淨血요법의 臟腑經絡弁證 (장부경락변증)에 바탕을 두고 치료할 곳을 결정하는 弁證施治 (변증시치)가 그의 根幹 (근간)이다.

　(2) 吸玉淨血요법은 瀉血이나 刺針·藥物 (약물)과의 병행

이 압도적으로 많으며 吸玉만으로 치료하는 일은 적다.

(3) 火를 이용한 吸玉이 많으면 排氣法 (배기법)은 주사약의 빈 병 등을 이용하는 점에서도 그다지 盛(성) 하지 않다는 것이 想像 (상상) 된다.

臟腑經絡弁證 (장부경락변증)은 한방의학의 기둥의 하나이므로 病을 어떠한 형태로 잡아서 어떠한 방식의 치료방침을 樹立(수립) 하는가를 밝히는 것이다.

예를 든다면, 기침이 나면 어느 부위를 자극할 것인가 라고 한 症狀(증상)에 바탕을 둔 取穴 (취혈)이 아니고, 그 기침이 肺實 (폐실)에 의하는 것인가, 肺穴(폐혈)인가, 肺虛 (폐허) 인가, - 혹 은 腎虛 (신허)에 뿌리 박고 있는가, 痰濁 (담탁)에 의하든가 등 을 분석하여, 그 근본을 치료하기 위해서는 어느 부위에 자극을 어느 정도로 加(가) 하지 않으면 안될 것인가를 症狀配穴 (증상 배혈)과 동시에 考慮(고려) 하여 가는 것이다. 이런 點은 우리 들도 吸玉요법이나, 刺針요법을 시행하는 면에서 크게 참고 삼아 야 할 가치를 지니고 있다고 할 수 있으리라.

그러나 吸玉淨血요법은· 대부분의 경우에 刺絡이나 刺針·약물 등 과 병행되어 있으며, 吸玉 만으로 치료하는 일이 적은 것은 이 책에 서도 분명하게 밝히고 있다. 吸玉요법을 다른 치료법과 병행한다는 것은 틀림없이 치료효과를 높이는 면에서 뜻이 있겠으나, 반대로 생각하면, 吸玉淨血요법은 그 자체 만으로는 치료효과를 충분 히 발휘하지 못한다는 것이 되지 않을까? 그렇게 된다면 이것 은 무엇을 의미하는 것일까? 앞에서 記述 (기술)한 것 처럼 火罐 (화관)이라는 「불」을 이용한 吸玉은 吸着力(흡착력)의 조정이 그다지 잘 되지 않다는 것을 들 수 있을 것이다. 만약에 크고 작은 여러가지의 口經(구경)으로 흡착력과 흡착시간을 자유로이 변화하여 그기에 吸着力 등을 數値(수치)로 나타나게 되는 排氣(배기)법의 기구가 보급되어 있으면, 아마도 한국의 吸玉진공요법은 그 자체가 독자적인 치료부분을 形成(형성)할 수 있을 정도의 내용을 보일 수 있게 되지 않을까.

한국에 있어서의 吸角요법은 그것에 附隨(부수)된 瀉血이나, 淨血을 中心하여 家庭의 常備기구로서 普及이 많이되어 一般人들이 여기에 知識을 갖게 하고 부항 미-터에 의해 흡착의 改度(강도)를 수치로 나타낼 수 있게 되고, 다시 吸引(흡인)을 기계화한 것 등 부항기구 자체의 개량에 의해 독자적인 치료법을 개척하게 되었을 때를 想像(상상)했을 때는, 弁證施治(변증시치)와 火罐을 중심으로 한 중국의 吸玉요법과 排氣法(배기법)을 중심으로 한 한국의 부항요법이 각각의 優位成(우위성) 나타내면서, 앞으로 더욱 적극적으로 서로 交流(교류)해 간다는 것은 큰 뜻이 있는 일일 것이다. 이 책의 번역 刊行(간행)이 그 길잡이의 契機(계기)가 되었으면 더 없는 多幸스러움일 것이다.

더우기 卷末(권말)에 참고 자료로서 吸玉치료의 변천사 및 吸玉요법과 관련이 깊은 刺針瀉血療法의 역사를 論한 「中華醫史雜誌(중화의사잡지)」의 두 가지 論文(논문)을 소개하였으나, 刺針瀉血요법의 한국이나, 日本, 유럽에로의 전파에 대해서의 부분에서는 多小(다소) 사실 인식의 差異(차이)도 있으므로, 만일 이 點에 대하여 흥미가 있는 사람은 더욱 眞空吸角요법에 관한 일반적인 참고도서를 읽어 줄 것을 권장하는 바이다.

1987年　6月　　日

編譯者識

著者略歴 (著者紹介)

⊙ 出生：慶尚南道(現本籍 大邱直轄市)
⊙ 住所：大邱直轄市 中區 鍾路2街 92

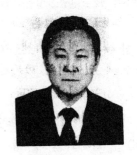

1) 大邱啓聖中學校 4 學年修了
2) 大邱大學 初級大學部 修了
3) 友石大學校 卒業
4) 全衡檢定 中等學校 教師資格證受領 (본) 3807號
5) 中等學校 教師資格證受領 (사) 2701號
6) 中等學校 校長資格證受領 (본) 1961號
7) 求智中學校 教師 및 數個校
8) 中央幼稚園 設立者兼 院長
9) 中央考試學院 設立院長
10) 世安自動車學院 設立院長
11) 中央高等公民學校 設立者兼 校長
12) 善容商業高等學校 設立者兼 校長
13) 大邱 新岩國民學校 育成會長
14) 大邱 五成中學校 育成會長
15) 協成商業高等學校 育成會長
16) 社團法人 大韓針灸士協會 顧問
17) 社會團体 韓國活法協會 顧問
18) 全國東醫同窓聯合會 首席 顧問
19) 大韓佛教 淨土宗 首席顧問
20) 社團法人 大韓궁술協會 諮問委員
   및 選手團長
21) 韓國奇經針學會 最高顧問
22) 韓國地理學 研究學會 最高顧問
23) 韓國易理師 福祉會 最高顧問
24) 法定登錄 韓國活力仙道協會最高
   10號
   顧問
25) 大邱 東區廳 名譽區廳長
26) 大邱北區廳 名譽區廳長
27) 大邱 東部北部 警察署諮問委員長
28) 社團法人 社會教育協議會 理事
29) 未進學兒童獎學會 總裁
30) 大韓体育會氷上聯盟 副會長
31) 大韓氣道會 副會長
32) 東洋綜合 通信教育院出版部 代表(現)
33) 圖書出版 韓林院 代表(現)
34) 月刊 漢方春秋社 發行人
35) 著書 合氣道技法外 50余種
36) 統一主体國民會議 代議員
37) 國際機構 國際人權聯盟常任指導委員
38) 善容農園 經營
39) 教育學博士學位取得(社會教育에 對한
40) 漢方佛教書院 經營、現) 今後의 方向)
41) 東南亞視察(日中香等)
42) 歐羅巴視察(仏、英、獨、伊、스위스 等)
43) 文教部選定 社會教育 有功者
44) 韓林檢定考試 研究會 總載
45) 韓林公務員考試 研究會 總載

◉ 參考文献 ◎

吸 玉 療 法 ……………… 王鳳儀 任煥朝 著

人 間 開 眼 ……………… 李 春 齊 著

眞空淨血療法 ……………… 黑岩東五 著

吸 角 療 法 ……………… 目黑章布 著

吸 壓 療 法 ……………… 浜田章太郎 著

大健附缸敎本 ……………… 松山出版社

眞空淨血療法 ……………… 白允基 譯 高文社

最后의 健康法 ……………… 富土村壽 著

五術判斷全書 ……………… 韓 林 院

人体스포츠秘法 ……………… 佐藤久三 著

◆ 편　저 ◆

박 종 갑

· 대한한방침구정통연구소 이사장(전)

만병의 치료 근원은 정혈에서

현대적	부항치료 실제와 실무	정가 28,000원

2014年 7月 10日 인쇄
2014年 7月 15日 발행

편　저 : 박 종 갑
발행인 : 김 현 호
발행처 : 법문 북스
　　　　〈한림원 판〉
공급처 : 법률미디어

1 5 2 - 0 5 0
서울 구로구 경인로 54길 4
TEL : (대표) 2636-2911, FAX : 2636~3012
등록 : 1979년 8월 27일 제5-22호
Home : www.lawb.co.kr

▌ISBN 978-89-7535-291-1 (93510)